GESTÃO DO CUIDADO
PARA O ALCANCE DE UM
MODELO ASSISTENCIAL DE EXCELÊNCIA
NA ÁREA HOSPITALAR

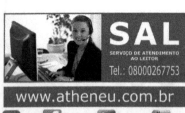

GESTÃO DO CUIDADO
PARA O ALCANCE DE UM MODELO ASSISTENCIAL DE EXCELÊNCIA NA ÁREA HOSPITALAR

Coordenação
Fátima Silvana Furtado Gerolin

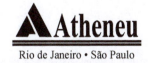

Rio de Janeiro • São Paulo

2022

EDITORA ATHENEU

| São Paulo | — | Rua Maria Paula, 123 - 18º andar
Tel.: (11) 2858-8750
E-mail: atheneu@atheneu.com.br |
| Rio de Janeiro | — | Rua Bambina, 74
Tel.: (21) 3094-1295
E-mail: atheneu@atheneu.com.br |

REVISÃO: Cláudia Gouvêa

CAPA: Azul Publicidade & Equipe Hospital Alemão Oswaldo Cruz

PRODUÇÃO EDITORIAL: Editora Atheneu

CIP-BRASIL. CATALOGAÇÃO NA PUBLICAÇÃO
SINDICATO NACIONAL DOS EDITORES DE LIVROS, RJ

G333

Gestão do cuidado para o alcance de um modelo assistencial de excelência na área hospitalar / coordenação Fátima Silvana Furtado Gerolin. - 1. ed. - Rio de Janeiro : Atheneu, 2022.
21 cm.

Inclui bibliografia e índice
ISBN 978-65-5586-595-0

1. Hospital Alemão Oswaldo Cruz (São Paulo, SP) - História. 2. Hospitais - Administração. 3. Administração dos serviços de saúde. I. Gerolin, Fátima Silvana Furtado.

| | CDD: 362.11098161 |
| 22-79164 | CDU: 614.21(816.5) |

Meri Gleice Rodrigues de Souza - Bibliotecária - CRB-7/6439

28/07/2022   02/08/2022

Gerolin, F.S.F.

Gestão do Cuidado para o Alcance de um Modelo Assistencial de Excelência na Área Hospitalar

© Direitos reservados à EDITORA ATHENEU — Rio de Janeiro, São Paulo, 2022.

Coordenadora

Fátima Silvana Furtado Gerolin
Graduada em Enfermagem pela Escola de Enfermagem da Universidade de São Paulo (USP). Mestrado em Saúde do Adulto pela Escola de Enfermagem da USP (EEUSP). Doutorado em Ciências pela Universidade Federal de São Paulo (UNIFESP). Diretora Executiva Assistencial do Hospital Alemão Oswaldo Cruz (HAOC).

Colaboradores

Adriane Batista Gil

Graduada em Nutrição pela Universidade Anhembi Morumbi. Pós-Graduação em Nutrição Hospitalar pela Universidade Anhembi Morumbi. *Lato sensu* em Gestão de Unidades de Alimentação e Nutrição pela Faculdade Integrada da Grande Fortaleza. Coordenadora do Serviço de Nutrição do Hospital Vergueiro.

Alessandra Pineda do Amaral Gurgel

Graduada em Farmácia e Bioquímica pela Universidade Paulista (UNIP). Pós-Graduada em Administração de Empresas pela Escola de Administração de Empresas de São Paulo da Fundação Getulio Vargas (FGV-EASP). MBA em Economia e Avaliação de Tecnologias de Saúde pela Universidade de São Paulo (USP). Gerente de Assistência Farmacêutica do Hospital Alemão Oswaldo Cruz (HAOC).

Ana Flávia Rodrigues

Graduada em Administração de Empresa, especialização em Gestão de Recursos Humanos pela Universidade Nove de Julho. MBA em Gestão de Pessoas e Liderança pela Fundação Getulio Vargas (FGV). Gerente de Desenvolvimento Organizacional.

Andréa Diogo Sala

Graduada em Fisioterapia pela Faculdade de Medicina da Universidade de São Paulo (FMUSP). Mestre em Ciências pela FMUSP. Especialista em Administração Hospitalar, em Fisioterapia em Terapia Intensiva e em Fisiologia do Exercício pelo Hospital das Clínicas (HC) da FMUSP. MBA em Economia e Avaliação de Tecnologias em Saúde pela Fundação Instituto de Pesquisas Econômicas (Fipe). Formação Básica em Instrutora de Yoga pela Universidade de Yoga – DeRose Method. Supervisora da Fisioterapia das UTIs do Hospital Alemão Oswaldo Cruz (HAOC).

Andrea Martinez

Graduada em Nutrição pela Universidade de Mogi das Cruzes (UMC). Pós-Graduada em Gestão de Serviços de Saúde pela Universidade Cruzeiro do Sul (UNICSUL). Pós-Graduada em Nutrição Clínica pelo GANEP Nutrição Humana. Especialista em Nutrição Parenteral e Enteral pela Sociedade Brasileira de Nutrição Parenteral e Enteral (SBNPE). Gerente do Serviço de Nutrição e Dietética do Hospital Alemão Oswaldo Cruz (HAOC).

Camila Cristina Pires Nascimento

Graduada em Enfermagem pela Escola de Enfermagem da Universidade de São Paulo (EEUSP). Especialização em Gerenciamento de Serviços de Enfermagem pela Universidade Federal de São Paulo (UNIFESP). MBA – Executivo em Saúde pela Fundação Getulio Vargas (FGV). MBA – *Strategic Business Leadership* – Ohio University e FGV. Gerente Assistencial Hospital Vergueiro – Oswaldo Cruz.

Cristiane Schmitt

Graduada em Enfermagem pela Escola de Enfermagem da Universidade Federal do Rio Grande do Sul (UFRGS). Mestre em Ciências pela Escola de Enfermagem da Universidade de São Paulo (EEUSP). Doutora em Ciências pela EEUSP. MBA em Administração Hospitalar e Gestão em Saúde pela Faculdade de Educação em Ciências da Saúde do Hospital Alemão Oswaldo Cruz (FECS-HAOC). Gerente do Pronto Atendimento, Ambulatórios e Diagnóstico do HAOC.

Dayane Vilanova

Graduada em Enfermagem pelo Centro Universitário Adventista de São Paulo. MBA em Gestão da Inovação em Saúde pelo Instituto Butantan. Gerente Operacional de Pesquisa Clínica do Hospital Alemão Oswaldo Cruz (HAOC).

Edna Kinue Nishimura Onoe

Graduada em Enfermagem pela Escola de Enfermagem da Universidade de São Paulo (EEUSP). Pós-Graduação em Administração Hospitalar pelo Instituto Brasileiro de Desenvolvimento e de Pesquisas Hospitalares (IPH). Pós-Graduação em Saúde Mental e Psiquiátrica pela Universidade Federal de São Paulo (UNIFESP). MBA em Gestão Empresarial pela Universidade Paulista (UNIP). Mestrado em Ciências pela UNIFESP. Supervisora de Assessoria Assistencial e Fluxo de Pacientes Internados.

Elisa Nobuko Habiro

Graduada em Enfermagem pelo Centro Universitário São Camilo. Especialista em Centro Cirúrgico pelo Centro Universitário São Camilo. MBA Executivo em Administração: Gestão de Clínicas e Hospitais.

Eduardo Baptista de Almeida

Graduado em Fisioterapia pela Universidade Federal de São Carlos (UFSCAR). Especialista em Fisioterapia em Pneumologia do Departamento de Medicina da Escola Paulista de Medicina da Universidade de São Paulo (EPM/UNIFESP). MBA em Administração Hospitalar e Gestão em Saúde. Fisioterapeuta Coordenador do Serviço de Fisioterapia das Unidades de Internação do Hospital Alemão Oswaldo Cruz (HAOC).

Ellen Maria Hagopian

Graduada em Enfermagem pela Faculdade de Enfermagem do Hospital Israelita Albert Einstein (HIAE). Pós-Doutora do Programa de Pós-Graduação em Gerenciamento em Enfermagem. Doutora e Mestre em Ciências, área Fundamentos e Práticas de Gerenciamento em Enfermagem e em Saúde pela Escola de Enfermagem da Universidade de São Paulo (EEUSP). Coordenadora de Enfermagem da Unidade de Terapia Intensiva do Hospital Alemão Oswaldo Cruz (HAOC).

Fabio Gomes da Conceição

Graduação em Medicina pela Universidade São Francisco. Residência Médica em Clínica Médica – Irmandade da Santa Casa de Misericórdia de São Paulo (ISCSP). Residência Médica em Cardiologia pela Escola Paulista de Medicina da Universidade Federal de São Paulo (EPM/UNIFESP). Médico Coordenador da UTI do Hospital Vergueiro (Oswaldo Cruz).

Fátima Silvana Furtado Gerolin

Graduada em Enfermagem pela Escola de Enfermagem da Universidade de São Paulo (EEUSP). Mestrado em Saúde do Adulto pela EEUSP. Doutorado em Ciências pela Universidade Federal de São Paulo (UNIFESP). Diretora Executiva Assistencial do Hospital Alemão Oswaldo Cruz (HAOC).

Fernanda Torquato Salles Bucione

Graduada em Enfermagem pela Escola de Enfermagem da Universidade de São Paulo (EEUSP). Mestre em Saúde pela Escola de Economia de São Paulo da Fundação Getulio Vargas (EESP-FGV). MBA em Gestão Executiva em Saúde pela FGV. Especialização em Gestão da Qualidade pelo Hospital Israelita Albert Einstein (HIAE). Gerente do Bloco Operatório e Procedimentos Invasivos do Hospital Alemão Oswaldo Cruz (HAOC).

Guilherme dos Santos Zimmermann

Graduado em Enfermagem pela Universidade Federal de São Paulo (UNIFESP). Especialista em Gestão e Engenharia da Qualidade pela Escola Politécnica da Universidade de São Paulo (Poli-USP). Mestre em Ciências pela UNIFESP. Doutorando em Ciências pela UNIFESP. Coordenador de Produtos e Precificação no Hospital Alemão Oswaldo Cruz (HAOC).

Ingrid de Almeida Barbosa

Graduada em Enfermagem pela Escola de Enfermagem da Universidade de São Paulo (EEUSP). Mestrado em Saúde do Adulto pela EEUSP. MBA em Saúde pela Faculdade de Educação em Ciências da Saúde do Hospital Alemão Oswaldo Cruz (FECS-HAOC). Coordenadora de Enfermagem no Hospital Alemão Oswaldo Cruz (HAOC).

Jaci Jociane Barbosa de Oliveira

Graduada em Fisioterapeuta pela Universidade de São Paulo (UNIP). Pós-Graduação em Fisioterapeuta Intensivista pela Sociedade Brasileira de Terapia Intensiva (SOBRATI). Aromaterapeuta pelo SENAC.

Juliana Santos Amaral da Rocha

Graduada em Enfermagem pela Faculdade Santa Marcelina (FASM). Especialista em Oncologia pela Fundação Antônio Prudente – A.C. Camargo. Mestrado em Gerenciamento de Enfermagem pela Escola de Enfermagem da Universidade de São Paulo (EEUSP). Supervisora de Práticas Assistenciais no Hospital Alemão Oswaldo Cruz (HAOC).

Lara Cristina Viana de A. Bueno

Graduada em Farmácia e Bioquímica pela Universidade Bandeirante de São Paulo (UNIBAN). Especialista em Farmácia Clínica e Atenção Farmacêutica pela Universidade Gama Filho (UGF). MBA em Gestão de Saúde e Administração Hospitalar pela Faculdade de Educação em Ciências da Saúde do Hospital Alemão Oswaldo Cruz (FECS-HAOC). Coordenadora de Assistência Farmacêutica do HAOC.

Leticia Faria Serpa

Graduada em Enfermagem pela Escola de Enfermagem Wenceslau Brás, Itajubá/MG. Mestre e Doutora em Saúde do Adulto pela Escola de Enfermagem da Universidade de São Paulo (EEUSP). *Coaching* em Saúde e Bem-Estar.

Luciana Mendes Berlofi

Graduada em Enfermagem pela Universidade Federal de São Paulo (UNIFESP). Mestre em Ciências pela UNIFESP. MBA Gestão Executiva em Saúde pela Fundação Getulio Vargas (FGV). MBA em Administração, Finanças e Geração de Valor pela Pontifícia Universidade Católica do Rio Grande do Sul (PUCRS). Gerente de Enfermagem e Práticas Assistenciais no Hospital Alemão Oswaldo Cruz (HAOC). Coordenadora da Pós-Graduação em Gestão em Serviços e Práticas Assistenciais em Enfermagem na Faculdade de Educação em Ciências da Saúde (FECS-HAOC).

Luciene Cristine da Silva Ferrari

Graduada em Enfermagem pela Escola de Enfermagem da Universidade de São Paulo (EEUSP). Especialista em Oncologia pela Universidade Paulista (UNIP). Especialista em Transplante de Órgãos e Tecidos pela Universidade Federal de São Paulo (UNIFESP). MBA em Administração Hospitalar e Gestão de Saúde pela Faculdade de Educação em Ciências da Saúde do Hospital Alemão Oswaldo Cruz (FECS-HAOC). Gerente dos Pacientes Internados do HAOC.

Luisa Blanco Fechio

Graduada em Arquitetura e Urbanismo na Universidade Presbiteriana Mackenzie. Especialização em gestão de projetos na Fundação Getulio Vargas (FGV). Pós-Graduada em Engenharia e Manutenção Hospitalar no Centro Universitário Fundação Educacional Inaciana (FEI). Pós-Graduada em Gestão de Serviços Hospitalar no Instituto Israelita de Ensino e Pesquisa Albert Einstein (IIEP).

Luisa Fleury Donatelli

Graduada em Comunicação Social com ênfase em Marketing pela Escola Superior de Propaganda e Marketing (ESPM). Pós-Graduada em Gestão Financeira pelo Instituto de Ensino e Pesquisa (Insper). Gerente de Desenvolvimento Corporativo do Hospital Alemão Oswaldo Cruz (HAOC).

Maria Lúcia Alves Pereira Cardoso

Graduada em Enfermagem pela Universidade Cidade de São Paulo (UNICID). Doutora e Mestre em Ciências pela Universidade Federal de São Paulo (UNIFESP). Docente e Coordenadora Acâdemica do Curso de MBA em Gestão e Inovação em Saúde da Faculdade do Hospital Alemão Oswaldo Cruz (HAOC).

Marielly Simoneti Soares

Graduada em Enfermagem pelo Centro Universitário São Camilo. Especialista em Terapia Intensiva pela Faculdades Metropolitanas Unidas (FMU). Especialista em Educação Corporativa e Negócios pelo SENAC. Coordenadora da Unidade de Terapia Intensiva do Hospital Vergueiro.

Natalia Novaes Pavani Soler

Graduada em Psicologia pela Universidade Federal de São Paulo (UNIFESP). Pós--Graduação em Psico-Oncologia pelo A.C. Camargo Cancer Center. Pós-Graduação em Cuidados Paliativos pela Casa do Cuidar. Mestranda em Psicologia Clínica pelo Instituto de Psicologia da Universidade de São Paulo (IPUSP). Psicóloga Sênior do Hospital Alemão Oswaldo Cruz (HAOC).

Natália Sarracceni Tedesco

Graduada em Enfermagem pela Faculdade de Ciências Médicas da Santa Casa de São Paulo (FCMSCSP). Mestre em Ciências da Saúde pelo Instituto Israelita Sírio--Libanês de Ensino e Pesquisa (IIEP). Especialista em Terapia Intensiva e Educação Corporativa.

Paula Cazzonatto Zerwes

Graduada em Farmácia pela Universidade Estadual de Campinas (UNICAMP). Residência em Farmácia Clínica e Assistência Farmacêutica pelo Hospital Universitário da Universidade de São Paulo (HU-USP). Farmacêutica Clínica da UTI do Hospital Alemão Oswaldo Cruz (HAOC).

Priscila Cruzatti

Graduada em Enfermagem pela Escola de Enfermagem da Universidade de São Paulo (EEUSP). Especialista em Administração em Saúde pelo Hospital das Clínicas (HC) da Faculdade de Medicina da USP. MBA em Administração Hospitalar e de Sistemas de Saúde pela Escola de Administração de Empresas de São Paulo da Fundação Getulio Vargas (EAESP-FGV).. Mestranda em Inovação e Empreendedorismo pela Faculdade de Economia, Administração, Contabilidade e Atuária (FEA) da USP. Gerente de Inovação e Saúde Digital do Hospital Alemão Oswaldo Cruz.

Protasio Campina de Oliveira Junior

Tecnólogo em Segurança da Informação pela Faculdade de Tecnologia (FATEC). MBA em Segurança da Informaçao pela FIAP. Coordenador de Segurança da Informação do Hospital Alemão Oswaldo Cruz (HAOC).

Renan Minin de Mori

Graduado em Ciências Biomédicas pela Universidade Estadual Paulista "Júlio de Mesquita Filho" (UNESP). Mestre em Ciências Farmacêuticas pela Universidade de São Paulo (USP). MBA em Gestão de Projetos pela USP. Especialista de Inovação do Hospital Alemão Oswaldo Cruz (HAOC).

Sandra Cristine Silva

Graduada em Enfermagem pela Escola de Enfermagem da Universidade de São Paulo (EEUSP). Mestrado em Saúde do Adulto pela EEUSP. Doutorado em Ciências da Saúde pela EEUSP. Especialista em Qualidade e Produtividade pela Escola Politécnica da USP. MBA em Gestão da Saúde pela Fundação Dom Cabral. Especialista em Ciências da Melhoria pelo Institute for Healthcare Improvement (IHI). Gerente Assistencial e Qualidade Corporativa do Instituto Social do Hospital Alemão Oswaldo Cruz (HAOC).

Saskia Iasana Pontes Fleury

Graduada em Enfermagem pela Universidade Federal de São Paulo (UNIFESP). Especialista em Cardiologia e Hemodinâmica pelo Hospital Israelita Albert Einstein (HIAE). Especialista em Estomaterapia pela Faculdade São Camilo. Mestranda no Programa de Saúde do Adulto da Escola de Enfermagem da Universidade de São Paulo (EEUSP). Coordenadora de Unidade de Internação do Hospital Alemão Oswaldo Cruz (HAOC).

Tarcisio Marques

Graduado em Engenharia pela Universidade São Judas Tadeu. Pós-Graduando em Gestão de Facilities pela Faculdade Senai. Pós-Graduado em Gestão de Manutenção e Ativos pela Fundação Educacional Inaciana (FEI). Gerente de Engenharia Clínica, Manutenção e Obras do Hospital Alemão Oswaldo Cruz (HAOC).

Tuigi Reis Burlina

Graduada em Enfermagem pela Universidade Federal de São Paulo (UNIFESP). Pós-Graduada em Gestão da Qualidade em Saúde pelo Hospital Israelita Albert Einstein (HIAE). Pós-Graduanda em Gestão de Serviços e Práticas Assistenciais em Enfermagem pela Faculdade de Educação em Ciências da Saúde do Hospital Alemão Oswaldo Cruz (FECS-HAOC).

Vanessa Santos Batista

Graduada em Psicologia, pela Universidade Guarulhos. Pós-Graduação em Gestão Estratégica de Negócios pela Universidade Presbiteriana Mackenzie. Pós-Graduação em Gestão Estratégica de Pessoas pela Universidade Presbiteriana Mackenzie.

Apresentação

O Hospital Alemão Oswaldo Cruz (HAOC), que neste ano completa 125 anos de existência, de forma consistente e perseverante, contém em sua história e sua essência a qualidade do cuidado entregue às pessoas que confiam suas vidas a esta organização. Sua marca carrega o reconhecimento de mais de um século de credibilidade pelos resultados entregues por profissionais de diferentes categorias da área da saúde, desde o seu corpo clínico até o corpo funcional composto por profissionais das áreas de Enfermagem, Fisioterapia, Nutrição, Farmácia, Psicologia, Serviço Social, entre outros.

Estamos certos de que muito se caminhou ao longo da história do HAOC e de que, num contexto político, social e econômico, muitos desafios foram enfrentados e muitas barreiras foram ultrapassadas, o que nos impulsionou à realização de mudanças para buscar a perenidade ao longo de tantos anos. Sendo assim, fornecer subsídios ao público leitor por intermédio do conhecimento adquirido pela prática e pela consolidação de conceitos de gestão assistencial de uma instituição de sucesso também é nosso dever enquanto organização de saúde.

O HAOC é uma instituição filantrópica e tem na sua essência a colaboração com instituições públicas de diversas regiões do Brasil. Nesse sentido, contribui para a reestruturação dessas instituições com projetos diretamente voltados para a gestão do cuidado, tendo sido esse mais um fator de motivação para a elaboração deste livro, que traz a teoria para a aplicação prática também neste contexto.

A publicação deste livro representa, de forma simbólica, mais um marco na história do HAOC. Nele, os profissionais envolvidos na gestão do cuidado descrevem de forma detalhada a maneira como a instituição se organiza para ter um processo assistencial de excelência, marcado pelo Modelo Assistencial Hospital Alemão Oswaldo Cruz, único e pioneiro, que, a partir desta obra, dissemina mais uma vez o conhecimento obtido pela experiência exitosa.

E foi nesse contexto de busca pela divulgação de seu reconhecimento ao longo dos anos que o livro **Gestão do Cuidado para o Alcance de um Modelo Assistencial de Excelência na Área Hospitalar** foi idealizado e elaborado durante um ano por diversos profissionais, incluindo aqueles não diretamente relacionados com a assistência ao paciente, como engenheiros, arquitetos e profissionais das áreas de Recursos Humanos, Planejamento Estratégico, Educação, Inovação, entre outras. Esta construção demonstra um dos valores dessa organização, que é o "protagonismo colaborativo", entendendo que o trabalho de cada um é que compõe o todo para a entrega do cuidado individualizado, preciso e humano.

Sabemos que as organizações de saúde têm propósitos e funções especializados, em que experiências humanas profundas acontecem todos os dias. Além disso, as organizações são compostas por culturas e pressões únicas, com base nos contextos e nas exigências de seus ambientes particulares. Como Diretor-Presidente do HAOC, portanto, destaco que esta é mais uma realização para perpetuar aquilo que sustenta em grande parte o reconhecimento deste hospital e a manutenção da qualidade de nossas entregas. Apoiar e incentivar a busca por melhores práticas assistenciais e de gestão é uma pauta executiva de grande peso nas organizações de saúde, e isso não é diferente nesta instituição. Nesse sentido, temos o dever de divulgar e contribuir com as instituições de saúde que buscam o alcance de melhores práticas, em que o paciente e sua família são integrantes dessa construção.

José Marcelo de Oliveira
Diretor-Presidente
Hospital Alemão Oswaldo Cruz

Introdução

Fátima Silvana Furtado Gerolin

O Hospital Alemão Oswaldo Cruz (HAOC) tem em sua história muitos aspectos que merecem destaque e que vale a pena deixar um marco como a publicação de um livro voltado para a gestão do cuidado neste ano em que esta instituição comemora 125 anos de existência. A equipe de profissionais desta organização se orgulha muito do seu trabalho e tem a consciência de que o que colhemos hoje é fruto do trabalho de muitas pessoas que, desde sua fundação até hoje, dedicam-se a um propósito nobre, que é cuidar de pessoas. Esta, por si só, já é uma razão muito importante para justificar a construção desta obra, que agrega conteúdos da literatura e da experiência local, trazendo aspectos teóricos e práticos para nortear a excelência da prática assistencial e de gestão.

Para a construção desta obra, que foi idealizada após cinco anos do lançamento do livro *A Assistência como Essência da Trajetória do Hospital Alemão Oswaldo Cruz*, tivemos como principal objetivo oferecer aos leitores recursos para estabelecer um conjunto de informações que vão desde referenciais teóricos até experiência prática de como estabelecer uma gestão de modo a resultar num modelo assistencial de excelência. Na publicação anterior, tivemos como objetivo principal divulgar como o cuidado é entendido e entregue aos pacientes e seus familiares no HAOC mediante a descrição do que denominamos Modelo Assistencial Hospital Alemão Oswaldo Cruz. Um modelo que respeita a cultura, os valores e os processos já estabelecidos, porém buscando inovação e excelência no cuidado, sempre levando em consideração os aspectos da evolução da ciência, do conhecimento técnico e os que envolvem as relações humanas, principalmente em momentos de vulnerabilidade, como é o caso da experiência no momento da internação hospitalar.

Nossa proposta neste novo livro é oferecer informações tanto para quem está iniciando um hospital quanto para aqueles que estão em processo de revisão de modelos já em andamento. Convidamos profissionais que atuam no HAOC, não só com formação na área da saúde, como médico, enfermeiro, nutricionista, farmacêutico, psicólogo, fisioterapeuta, como também engenheiro, arquiteto e equipe das áreas de Recursos Humanos, Planejamento e Educação.

Discorrer sobre gestão do cuidado também requer uma abordagem sobre a experiência do paciente. Ela abarca todos os temas que serão abordados neste livro e nos leva à reflexão de como devemos articular competências, habilidades, conhecimento, modelo assistencial, modelo de gestão, aspectos relacionados com recursos humanos, cultura organizacional, interdisciplinaridade, inovação, pesquisa, entre outros.

Importante destacar que os aspectos técnicos do cuidado à saúde ocorrem no contexto das relações humanas. Todas as tarefas técnicas subjacentes à entrega do cuidado funcionam melhor quando estamos atentos e dedicados aos relacionamentos. Além disso, percebemos que o discernimento e as decisões, diante da complexidade e da incerteza, melhoram quando os profissionais da equipe de saúde interagem e tomam decisões juntos. E é nesse contexto que nós, profissionais do HAOC, atuamos e acreditamos que esses conceitos fazem conexão com a busca pela excelência.

Estamos numa era em que o acesso à informação por redes sociais, aplicativos, entre outros meio digitais, trouxe a possibilidade aos usuários de serviços de saúde de buscar e compreender muito mais como podem obter informações e tomar decisões antes mesmo de procurar atendimento hospitalar. Estamos mais informados e engajados na busca de melhores soluções para o que nos acomete nas questões de saúde. Isso, sem dúvida, também trouxe ampliação do acesso e maior consciência à importância do autocuidado. Portanto, hoje, as decisões são muito mais compartilhadas, partindo-se do pressuposto de que estamos vivendo um período no qual aceita-se e percebe-se muito mais a participação do paciente e da sua família nas tomadas de decisão. Esta, sem dúvida, é uma visão positiva a respeito do que estamos vivendo na saúde, porém, quando olhamos para o tamanho do nosso país, sabemos que nem toda população tem, ainda, essa mesma possibilidade. Cabe a nós, no entanto, profissionais da área hospitalar, tornar a saúde mais acessível e mais inclusiva.

Em 1960, Carl Rogers já discorria sobre a relação empática e considerava a perspectiva do paciente. Em 1970, George Engel promoveu o modelo biopsicossocial de saúde, que é um modelo interdisciplinar que analisa a interconexão entre Biologia, Psicologia e fatores socioambientais. Em 2001, o Institute of Medicine apontava o paciente como foco de uma das seis dimensões da qualidade no cuidado de saúde. Em 2008, Darzi of Denham publicou o relatório *High quality care for all*, no qual descreveu as mudanças nas expectativas do público diante dos serviços, incluindo a importância de as pessoas se envolverem nas decisões sobre seus cuidados. Em 2012, o Health and Social Care Act estabeleceu que pacientes e seus familiares seriam envolvidos em todas as decisões sobre seu cuidado e tratamento. "Nenhuma decisão sobre mim sem a minha participação."[1-3]

A transparência das instituições de saúde é outro aspecto importante que interfere diretamente no compartilhamento de dados para que as pessoas que procuram os hospitais tenham clareza acerca de qual perfil de instituição estão procurando. Nesse sentido, a qualidade e a segurança do paciente não podem ser apenas um discurso, precisam ser um fato, e os seus desfechos devem refletir práticas que agreguem valor ao resultado da entrega de cuidados, de tratamento, entre outros. E não se pode esquecer de que, em saúde, resultado não é apenas o "sucesso" de um tratamento ou de uma intervenção: é, também, o resultado percebido pelo paciente.

Tudo o que fazemos na gestão de uma instituição hospitalar se reflete diretamente na percepção dos pacientes e no resultado do que fazemos. Conhecemos os desafios da atualidade nos aspectos social, econômico e político, estando esses diretamente relacionados com o nosso desempenho, o que é mais uma razão para buscarmos uma prática custo-eficiente e centrada na pessoa.

Por essa razão, torna-se importante também destacar a experiência do paciente, que é definida como a "soma de todas as interações, moldadas pela cultura da organização, que influenciam a percepção do paciente em toda continuidade do cuidado".[4]

O conceito de experiência do paciente não é tema novo. Outros nomes são utilizados para essa abordagem, como cuidado centrado na pessoa, cuidado centrado no cliente, cuidado centrado no paciente e na família, e cuidado humanizado.

Encontramos diversas vantagens em buscar o cuidado centrado na pessoa para levar uma experiência favorável e menos traumática, o que vai ao encontro das necessidades e expectativas daqueles que usam os sistemas de saúde, como aumento da probabilidade de cumprimento dos planos de tratamento, chance mais elevada de fortalecer a relação entre médicos, profissionais da saúde e pacientes e seus familiares, bem como melhorar a satisfação de todos os envolvidos no cuidado.

Em vários capítulos deste livro serão abordados com profundidade temas que também buscam alcançar a excelência e a satisfação dos pacientes, como é o caso da manutenção de uma relação de confiança, as teorias do Cuidado Baseado no Relacionamento e as estratégias de gestão para favorecer o ato de colocar paciente e família no centro do cuidado.

Referências Bibliográficas

1. Fontgalland RC, Moreira V. Da empatia à compreensão empática: evolução do conceito no pensamento de Carl Rogers. *Memorandum*. 2012;23:32-56. Disponível em: deseer.ufmg.br/index.php/memorandum/article/view/9341.
2. Borrell-Carrió F, Suchman A, Epstein R. O modelo biopsicossocial 25 anos depois: princípios, prática e investigação científica. *Ann Fam Med*. 2004;2(6):576-582. Doi: 10.1370 / afm.245.
3. Bates DW, Cohen M, Leape LL, Overhage JM, Shabot MM, Sheridan T. Reducing the Frequency of Errors in Medicine Using Information Technology *JAMIA*. 2001;8(4):299-308. Disponível em: https://doi.org/10.1136/jamia.2001.0080299.
4. Defining Patient Experience. *Patient Experience Journal*. 2014;1(1):7-19. Doi: 10.35680/2372-0247.1004.

Sumário

CAPÍTULO 1
Premissas Básicas de Gestão que Apoiam a Implantação e a Manutenção do Modelo Assistencial Hospital Alemão Oswaldo Cruz, 1
Camila Cristina Pires Nascimento
Fátima Silvana Furtado Gerolin
Fernanda Torquato Salles Bucione
Luciana Mendes Berlofi

CAPÍTULO 2
Como as Teorias que Norteiam o Modelo Assistencial Podem Ser Aplicadas à Rotina do Dia a Dia Assistencial na Área Hospitalar, 23
Cristiane Schmitt
Fátima Silvana Furtado Gerolin
Luciana Mendes Berlofi

CAPÍTULO 3
Competências Necessárias aos Profissionais da Saúde do Futuro para a Plena Aplicação de um Modelo Assistencial de Excelência, 47
Alessandra Pineda do Amaral Gurgel
Ana Flávia Rodrigues
Leticia Faria Serpa
Maria Lúcia Alves Pereira Cardoso
Natália Sarracceni Tedesco

CAPÍTULO 4
Como Criar uma Cultura Institucional que Coloca o Paciente e Sua Família no Centro do Cuidado, 73

Eduardo Baptista de Almeida
Edna Kinue Nishimura Onoe
Lara Cristina Viana de A. Bueno
Luciene Cristine da Silva Ferrari

CAPÍTULO 5
Instrumentos para Promover a Comunicação Efetiva na Assistência, 87

Andréa Diogo Sala
Ellen Maria Hagopian
Ingrid de Almeida Barbosa
Natalia Novaes Pavani Soler
Protasio Campina de Oliveira Junior

CAPÍTULO 6
Atuação Interdisciplinar como Essência na Busca por Melhores Resultados Assistenciais, 109

Andréa Diogo Sala
Adriane Batista Gil
Fabio Gomes da Conceição
Marielly Simoneti Soares

CAPÍTULO 7
Elaboração do Planejamento Estratégico Assistencial, 131

Fernanda Torquato Salles Bucione
Luisa Fleury Donatelli

CAPÍTULO 8
Gestão de Indicadores: Qualidade e Segurança na Entrega do Cuidado, 145

Camila Nascimento
Cristiane Schmitt
Guilherme dos Santos Zimmermann
Sandra Cristine Silva

CAPÍTULO 9
Autocuidado – Processos Educacionais Voltados a Pacientes e Familiares, 163

Andrea Martinez
Juliana Santos Amaral da Rocha
Paula Cazzonatto Zerwes
Saskia Iasana Pontes Fleury
Tuigi Reis Burlina

CAPÍTULO 10
Saúde e Conforto no Ambiente Construído, 175

Andréa Diogo Sala
Camila Cristina Pires Nascimento
Jaci Jociane Barbosa de Oliveira
Luisa Blanco Fechio
Tarcisio Marques

CAPÍTULO 11
Criando um Clima Organizacional Motivador e Dirigido pela Educação, Pesquisa e Inovação, 199

Dayane Vilanova
Elisa Nobuko Habiro
Leticia Faria Serpa
Natália Sarraceni Tedesco
Priscila Cruzatti
Renan Minin de Mori
Vanessa Santos Batista

Índice Remissivo, 221

1 Premissas Básicas de Gestão que Apoiam a Implantação e a Manutenção do Modelo Assistencial Hospital Alemão Oswaldo Cruz

Camila Cristina Pires Nascimento
Fátima Silvana Furtado Gerolin
Fernanda Torquato Salles Bucione
Luciana Mendes Berlofi

Modelos Tradicionais de Gestão

Em uma era de volatilidade em que mudanças ocorrem a cada segundo e manter-se atualizado é essencial na gestão do dia a dia tanto no âmbito pessoal quanto profissional, conhecer e entender o passado nos proporciona conhecimentos para que possamos fazer a leitura do presente e traçar melhores estratégias para o futuro.

A administração em si tem seus primeiros relatos na Antiguidade, onde se iniciou uma organização de trabalho que era regida e/ou gerenciada por um líder, geralmente de posição religiosa.[1]

Com o advento da Revolução Industrial surgiram as primeiras descrições de modelos de gestão. O fundador da Administração Científica foi Frederick Winslow Taylor (1856-1915), nascido na Filadélfia. Ele iniciou a carreira como operário em uma empresa siderúrgica, formou-se em Engenharia pelo Stevens Institute e alcançou, posteriormente, a posição de engenheiro-chefe na organização. Taylor iniciou os estudos dos processos de produção a fim de melhorar os resultados tanto para os empresários quanto para os operários.[2]

O taylorismo, ou Teoria da Administração Científica, como Taylor o denominou, foi publicado em 1911 e se concentrou em melhorar a eficiência de cada indivíduo dentro da organização. Tratava-se de um método científico criado com o objetivo de aumentar a produção dentro das organizações e aprimorar a eficiência dos trabalhadores.

Na sequência, e em consonância com o taylorismo, Henry Ford (1863-1947) idealizou a linha de montagem, racionalizando a produção e propiciando o ambiente para produção em série.[3] Ford determinou princípios que permitiriam eliminar a maioria dos movimentos desnecessários das ações dos trabalhadores, organizando os trabalhos com divisão de tarefas e exigindo o mínimo de consumo de força de vontade e esforço mental, destacando a quantidade e a produção em massa e não permitindo inovações. Os princípios básicos do fordismo são a intensificação, a economicidade e a produtividade.[4]

O fordismo utiliza a tecnologia da linha de montagem na fabricação de automóveis, aplicando os mesmos princípios desenvolvidos pelo taylorismo, porém inovando na utilização da mecanização especializada e da crescente divisão das atividades dos trabalhadores. O modelo taylorista/fordista difundiu-se no mundo e influenciou fortemente todos os ramos da produção. Há décadas essa forma de organização do trabalho vem sendo questionada e repensada devido a extrema mecanização do trabalho, alienação dos trabalhadores, hierarquia rígida e controladora, que segregam toda a concepção intelectual e a execução do trabalho.[5]

O engenheiro francês Henry Fayol (1841-1925) complementou e aprimorou os trabalhos destacados anteriormente com a Teoria Clássica da Administração, sendo conhecido por ser o pioneiro na divulgação do que é administrar: planejar, organizar, liderar, executar e controlar. Além disso, disseminou que a administração é uma atividade comum a todos os empreendimentos humanos, como negócios, estudos, governo e família.[2]

Fayol enfatiza as atribuições da direção da empresa, ademais de sugerir que essa é uma das atividades mais importantes dentro das instituições. Previamente às suas publicações, acreditava-se que a habilidade de administrar era nata, ou seja, os administradores nasciam prontos. Henri Fayol, entretanto, trouxe o processo de ensino e aprendizado para as questões administrativas como habilidade a ser desenvolvida e aprimorada com a utilização de seus princípios básicos; para ele, a administração podia ser ensinada e aprendida, sendo uma competência a ser elaborada a partir da compreensão de seus princípios básicos.[6]

Além das teorias já citadas, no decorrer das décadas surgiram outras na área da Administração, como:[2,7]

- teoria das relações humanas (1932): evidencia como principais características do ser humano não possuir comportamento mecânico, ser guiado pelo sistema social e ter necessidades de segurança, afeto etc.;
- teoria estruturalista (1947): tenta conciliar a teoria clássica, a teoria burocrática e a teoria das relações humanas, fazendo a interface entre a organização e as instituições externas;
- teoria dos sistemas (1951): demonstra a relação e a interface das atividades dentro de um sistema com os mesmo objetivos e função;
- abordagem sociotécnica (1953): abordagem que apresenta a relação entre a tecnologia e as pessoas, com quatro pontos centrais – a autonomia responsável, a adaptabilidade, as tarefas inteiras e o significado de tarefa;
- teoria neoclássica (1954): retoma alguns conceitos das abordagens clássicas, como a ênfase na prática administrativa, na gestão, nos objetivos e nos resultados;

Capítulo 1

- teoria comportamental (1957): surge como uma crítica aos princípios da teoria clássica e das relações humanas, apresentando como principais características a preocupação com o comportamento organizacional, os processos de trabalho e o estudo sobre motivação humana;
- desenvolvimento organizacional (1962): partindo para uma abordagem sistêmica, engloba o estudo da estrutura e do comportamento e concentra-se em processos grupais, orientação sistêmica abrangente, orientação contingencial, retroação de dados, solução de problemas e interação;
- teoria da contingência (1972): enfatiza a relatividade, na qual nada existe de absoluto nas organizações e nos processos de administração;
- novas abordagens – era da informação (1990): demonstra atualização em toda a história das teorias administrativas, em consonância com todo o movimento de avanço tecnológico e a concorrência global, além da implementação de novos recursos, novos modelos de produção, conceitos de qualidade total, sistemas de programação, novas filosofias e atualizações constantes dos processos administrativos.[2,7]

Cabe ressaltar que, no campo da Administração, nada é absoluto e estático, pois, quanto mais dinâmico e competitivo o cenário em que a organização se encontra, maior é a necessidade de se fundamentar em conceitos, ideias, modelos, teorias e valores que lhe permitam a orientação e o balizamento do seu comportamento

Modelos Tradicionais de Gestão na Área Hospitalar

A história nos mostra que os ambientes hospitalares tiveram sua administração coordenada por religiosos, enfermeiros, médicos ou pessoas da comunidade e que eram, nos seus primórdios, reconhecidos como instituições de caridade, onde os profissionais responsáveis pela sua administração não necessitavam de qualificações técnicas, adquirindo a prática de coordenação com as rotinas de trabalho.[8]

Quando abordamos a administração de serviços hospitalares, não podemos deixar de citar o trabalho de Florence Nightingale, que mostrou uma visão da Enfermagem não somente no cuidado direto ao paciente, mas uma atuação ampla que organiza os sistemas e serviços dentro do ambiente hospitalar, supervisionando e organizando a hierarquia dos serviços do profissional da saúde.[9]

A gestão dos serviços de saúde, assim como de outras organizações, foi influenciada pelo modelo de gestão das indústrias. Florence, ao utilizar as funções administrativas durante seu trabalho, instituindo processos e organizando posições e setores dentro do hospital, foi reconhecida como pioneira da gestão administrativa hospitalar.[10]

Assim, as instituições de saúde organizaram sua estrutura com base nas premissas da teoria clássica da Administração, na qual as pessoas eram consideradas recursos de produção, juntamente com máquinas, equipamentos, capital, e inseridas em uma estrutura extremamente hierarquizada, com coordenação centralizada e pouco aberta a inovação e mudanças. Com a organização das instituições de saúde como local de tratamento/cura, o profissional da saúde, preferencialmente médico e enfermeiro, viu-se inserido na administração dessas organizações.[10,12]

No decorrer do tempo, a gestão dos serviços de saúde no Brasil não divergiu daquela da história, em que o maior número dos gestores hospitalares era da área da saúde, com pouco ou nenhum conhecimento acerca das atividades administrativas, e a coordenação do hospital surgiu a partir das experiências vividas.[11]

Com o surgimento de novos estudos sobre a administração, pôs-se em discussão o modelo burocrático, funcional, centralizador e piramidal, além de questionar-se se existe a real necessidade de o gestor em saúde ser um médico ou outro profissional da saúde. Afinal, sua formação não é específica em Administração, o que pode gerar riscos à organização de saúde, que não será gerida por um profissional qualificado, pois apenas conhecimento técnico não é mais suficiente. Atualmente, com a informatização e as novas tecnologias, as informações transitam de forma rápida e os gestores precisam estar preparados e atualizados para garantir a perpetuidade das instituições.[12,13]

O gestor de serviços de saúde precisa de competências para o perfeito entendimento dos processos de trabalho na área da saúde, com uma visão sistêmica de todos os serviços ofertados, autonomia e iniciativa para decidir, sempre apoiado nos princípios éticos, comprometido com a empresa, sendo imprescindível trabalhar com equipe multiprofissional e estar disposto a aprender diariamente.[11]

Para se adequar às mudanças e às necessidades da administração contemporânea, as organizações devem estar estruturadas para alcançar eficiência e eficácia, tarefa difícil e complexa para qual é necessário se remodelar e buscar talentos que garantam a excelência do serviço.[11,13]

Gestão Matricial da Assistência

De forma a aumentar a eficiência, descentralizar a autoridade e a responsabilidade e trazer o controle das empresas para mais próximo dos responsáveis pela sua realização, os especialistas em administração desenvolveram várias maneiras de dispor a estrutura organizacional, que é a forma pela qual as atividades de uma organização são divididas e coordenadas, às quais se convencionou chamar de departamentos. O processo de divisão da estrutura organizacional em departamentos recebe o nome de departamentalização e surge como parte integral do processo de delegação do poder e sua respectiva autoridade.[14,15]

A estrutura matricial desenvolvida com base na teoria neoclássica busca dar mais flexibilidade às organizações, tendo uma capacidade razoável para mudança e inovação. A abordagem matricial visa a conjugar a antiga departamentalização funcional com um esquema lateral de produtos/serviços/atividades a fim de proporcionar características adicionais de inovação e dinamismo.[16]

A maioria das empresas é organizada por meio de estruturas departamentais verticalizadas, em que ficam bem claros e delimitados os níveis de hierarquia. A estrutura organizacional matricial evoluiu essencialmente como uma rede de interações entre as equipes e o projeto ou processos e os elementos funcionais tradicionais. Especificamente, a departamentalização matricial caracteriza-se pela fusão entre as departamentalizações funcional e de projeto ou processo.[15]

Um dos artigos encontrados na literatura faz referência ao apoio matricial como uma metodologia para a gestão do trabalho interdisciplinar em saúde. Nesse artigo, os autores apontam que o apoio matricial e a equipe de referência são, ao mesmo tempo, arranjos organizacionais e uma metodologia para a gestão do trabalho em saúde, objetivando ampliar as possibilidades de realizar-se clínica ampliada e integração dialógica entre distintas especialidades e profissões. Sua utilização como instrumento concreto e cotidiano pressupõe certo grau de reforma ou de transformação do modo como se organizam e funcionam serviços e sistemas de saúde. Isso indica a existência de dificuldades e obstáculos para a reorganização do trabalho em saúde a partir dessas diretrizes.[17]

Os autores destacam ainda que a equipe de referência é um rearranjo organizacional que busca deslocar o poder das profissões e corporações de especialistas, reforçando o poder de gestão da equipe interdisciplinar. Ressaltam que há obstáculos na própria maneira como as organizações vêm se estruturando, que conspiram contra esse modo interdisciplinar e dialógico de operar-se. Esses obstáculos precisam ser conhecidos, analisados e, quando possível, removidos ou enfraquecidos para que seja possível trabalhar-se com base em equipe interdisciplinar e sistemas de cogestão.[17]

Em hospitais, ambulatórios e outros serviços de saúde, tem predominado uma lógica que leva ao extremo a fragmentação do cuidado. Verifica-se, na área da saúde, que a construção de unidade de gestão obedece, antes de tudo, à lógica corporativa e das profissões. Esse fato é marcante em áreas voltadas para a assistência ao usuário, que se organizam em departamentos, diretorias ou coordenações recortadas segundo profissões ou especialidades médicas.[18]

No Hospital Alemão Oswaldo Cruz (HAOC), em meados de 2019, foi estabelecida uma nova proposta para a estrutura organizacional. A gestão institucional se dava no nível de superintendentes, e, a partir dessa nova proposta, o nível executivo passou à denominação de Diretoria Executiva, sendo o principal cargo o de diretor-presidente. Especificamente na área assistencial, na função de Diretoria Executiva Assistencial, esse papel é representado por uma enfermeira gestora, responsável pela prática profissional das áreas de Enfermagem, Fisioterapia, Nutrição, Farmácia, Psicologia e Serviço Social. Foram propostas, na época, e assim executadas em 2020, novas funções matriciais na área de Enfermagem, compostas por três enfermeiras que atuaram nas áreas de: gestão do paciente internado, gestão do paciente em atendimento de urgência e ambulatorial e gestão do paciente em procedimento invasivo e diagnóstico. Essas três gerentes tinham responsabilidade sobre a atuação da equipe de enfermagem nas três unidades pertencentes ao HAOC (Unidade Paulista, Unidade Vergueiro e Unidade Campo Belo).

Nesse conceito, essas gestoras só poderiam atuar na gestão da entrega do cuidado, não interferindo na operação de cada unidade ou departamento. Muitos desafios foram enfrentados, visto que a experiência e expertise dessas três profissionais estavam até então baseadas em gestão de pessoas, gestão do negócio e entrega do cuidado. Fazer gestão da prática profissional sem interferir na operação tem sido experimentado como uma barreira em aspectos relevantes da prática profissional. Para as demais categorias profissionais, essa experiência foi um pouco mais satisfatória, já que a organização da prática profissional se dá de forma um pouco diferente da que ocorre com a enfermagem. Nessa estrutura podemos observar algumas vantagens, como maior integração e uniformização da prática profissional, bem como melhor organização das equipes de trabalho, principalmente nas duas unidades hospitalares, resultando ainda em economia de recursos financeiros por ter uma estrutura de gestão mais enxuta.

Modelo Assistencial

Após discorrermos sobre os modelos de gestão, cabe agora entrarmos no universo do conceito do que é modelo de gestão da assistência, levando ao conhecimento do leitor o histórico de como se desenvolveu o Modelo Assistencial Hospital Alemão Oswaldo Cruz.

Todo sistema de saúde se desenvolve ou adota um método próprio a fim de organizar e articular os diversos recursos (físicos, tecnológicos e humanos) para prestar o cuidado e a assistência a seus pacientes e clientes. Pode-se afirmar que esse método de organização diz respeito ao modelo assistencial de cada organização. Quando, intencionalmente, deseja-se construir e implantar um determinado modelo assistencial, alguns aspectos intrínsecos da instituição devem ser considerados.[19]

Quando investigamos modelos assistenciais na literatura, encontramos um maior número de publicações na área de Enfermagem.

Historicamente, são encontrados na literatura americana cinco modelos assistenciais na área de Enfermagem.

1. *Total Patient Care Nursing* – Cuidado Integral ao Paciente: cuidado fortemente domiciliar (século XIX). Todos os cuidados necessários, como arrumar a casa, fazer a comida, dar banho, administrar medicamento. Neste modelo, o enfermeiro é responsável por todos os aspectos do cuidado de um ou mais pacientes. A meta é ter um enfermeiro prestando cuidados ao(s) mesmo(s) paciente(s) durante um mesmo turno.[20]

2. *Functional Method* – Modelo Funcional: Pós-guerra: baseado em tarefas (verificar sinais vitais, administrar medicamentos, dar banho etc.), o enfermeiro basicamente atuava na gestão e quase não assistia o paciente. Neste modelo, a equipe é organizada com diferentes níveis de profissionais.[20]

3. *Team and Modular Nursing* – Modelo de Equipes: 1950: foi criado um grupo de pessoas auxiliares para fazer parte dos cuidados sob o comando do enfermeiro. Ainda fragmentava o cuidado, havendo grande possibilidade de erros.[20]

4. *Primary Nursing* – 1970: o enfermeiro retorna para o cuidado direto ao paciente e é responsável pelo planejamento do cuidado.[20]

5. *Case Management* – Gerenciamento de Caso: o enfermeiro avalia, planeja, implementa, coordena e monitora os serviços e as opções em relação às necessidades de saúde do indivíduo.[20]

A construção e a implementação de um modelo assistencial interdisciplinar centrado no paciente e na família, que considere princípios e valores institucionais e da equipe assistencial, podem contribuir para o fortalecimento do vínculo entre equipe, paciente e familiares, bem como para o atingimento de melhores resultados e, também, para a sustentabilidade institucional. Sendo assim, fica evidente que a escolha de um determinado modelo assistencial a ser seguido e implantado impactará significativamente os processos gerenciais e assistenciais.

Parte deste capítulo se propõe a descrever a jornada de construção do Modelo Assistencial Hospital Alemão Oswaldo Cruz, no entanto, como já destacado nos parágrafos anteriores, como base para a compreensão desse movimento de construção, é importante compartilhar alguns marcos representativos da história do HAOC e de sua equipe assistencial em sua trajetória.

Fundado em 1897 pelas comunidades paulistas de imigrantes alemães, suíços e austríacos, o Hospital Alemão Oswaldo Cruz teve como principais propósitos de sua fundação a aproximação cultural e a oferta de um serviço de saúde que se aproximasse do modelo europeu cujo padrão aquela comunidade seguia. A alta expectativa daqueles imigrantes por atenção e cuidado de saúde qualificado e eficiente foi o ponto chave para a fundação de um hospital que pudesse ser considerado modelo quanto ao preparo dos profissionais, à infraestrutura e ao conhecimento científico. Na primeira metade do século XX, poucos profissionais atuantes na saúde atendiam a essas expectativas, o que impulsionou o HAOC a buscar profissionais com esse perfil na própria comunidade de imigrantes ou mesmo recrutá-los em países europeus. Tal fato é exemplificado na parceria firmada entre o HAOC e a Sociedade Cruz Vermelha Ultramar de Berlim, em 1929, para a contratação de serviços de enfermagem especializados. Esse impacto é ainda hoje percebido no hospital, quando esse reconhece marcas e marcos dessas pioneiras que ajudaram no estabelecimento e reconhecimento da instituição.[21]

Com relação à organização da equipe de enfermagem, alguns registros históricos indicam que, desde o início da década de 1940, já existia no HAOC o cargo de "enfermeiro-chefe", ocupado por um enfermeiro com atuação em posições de liderança tática ("chefe de sala operatória" e "chefe de enfermagem"). Ainda nesses registros, destacou-se o cargo de "gerente", nomenclatura administrativa e pouco usual na assistência, que designava a Edith Key, uma enfermeira alemã, a mais alta posição estratégica e decisória. Ela foi a primeira enfermeira a ocupar esse cargo, o segundo mais bem remunerado na instituição. Edith Key ocupou essa posição até 1954.[22]

Anterior a esse período, o mais alto cargo assistencial, ainda muito influenciado pelas questões culturais, era o de "irmã superiora", exercido por Gertrude Ziefer. Gerda, como era chamada, foi a maior referência assistencial da instituição naquela época e exercia, por meio de sua liderança, forte influência política na instituição. Para o cargo de "enfermeira-chefe" ou "irmã superiora" eram exigidos conhecimentos administrativos, uma vez que essas posições também estavam à frente dos departamentos de compras, pessoal, contabilidade, faturamento e cobrança. Além de esse ser um marco nas representações hierárquicas do hospital, também destaca o HAOC no contexto da gestão hospitalar daquela época.[22]

Outro aspecto que reforça o hospital como modelo/referência é a prática do Curso de Enfermagem, datado de março de 1942. Tratava-se de um curso com duração de dois meses direcionado a pequeno grupo formado por práticos, auxiliares e discentes de Enfermagem. Apresentava fortes aspectos técnico e prático e era oferecido dentro do próprio hospital, mais precisamente nos próprios postos de trabalho dos alunos/funcionários. Acredita-se que o principal objetivo do curso era capacitar e formar colaboradores da instituição para progressões profissionais e aproveitamento interno. Tal fato reforça o constante incentivo, até hoje sustentado, para a busca de atualização, conhecimento e contínuo desenvolvimento pessoal e profissional.[22]

Apesar de se acreditar que os profissionais citados compunham o corpo funcional do hospital, consta, em janeiro de 1941, o primeiro registro da atuação de uma farmacêutica e de uma parteira. As atividades do profissional farmacêutico, na época, estavam voltadas para o controle rigoroso de substâncias entorpecentes e de seus devidos registros, de acordo com a utilização nos procedimentos cirúrgicos.[22]

Em 1970, foram contratados os primeiros dietistas do hospital, sendo dois responsáveis pela nutrição e um pelas dietas. A assistência nutricional nessa época, entretanto, resumia-se à coleta das prescrições feitas nas unidades de internação e de terapia intensiva (UTI) e a seu encaminhamento para a cozinha. Em 1999 registrou-se a primeira reunião da Equipe Multiprofissional de Terapia Nutricional (EMTN) do HAOC.

Ainda na década de 1970 iniciou-se também um programa de estágio extracurricular remunerado para graduandos de Enfermagem que estavam no último ano da formação. Na época, a maioria dos estagiários era oriunda da Escola de Enfermagem da Universidade de São Paulo (EEUSP), da Escola Paulista de Enfermagem da Universidade Federal de São Paulo (EPE/UNIFESPE) e da Escola de Enfermagem da Faculdade de Ciências Médicas da Santa Casa de São Paulo (FCMSCSP). Esse programa contribuiu e tem contribuído para a transmissão do conhecimento e da cultura do HAOC, considerando-se as mudanças nos cenários econômico, social e político, principalmente na área da saúde, mantendo a tradição no sentido de sustentação da qualidade assistencial reconhecida historicamente nessa instituição. O programa também auxilia na formação dos alunos de graduação em Enfermagem para a consolidação, na prática, dos conhecimentos adquiridos durante a faculdade.

O estudo de Rocha (2018), intitulado "Vivência dos egressos do programa de estágio extracurricular em Enfermagem", o qual teve como campo de estudo o Hospital Alemão Oswaldo Cruz e cujos objetivos foram caracterizar o estágio extracurricular sob a perspectiva dos estagiários e descrever e analisar as experiências vividas pelos egressos do programa de estágio extracurricular a partir de pressupostos de Pierre Bourdieu, permitiu caracterizar os sujeitos de tal forma, que foi possível correlacionar alguns resultados e reforçar determinados pontos importantes da discussão. Entre os achados principais destaca-se a influência que o estágio extracurricular pode exercer sobre o desenvolvimento de competências comportamentais que são projetadas pela instituição e que podem definir a obtenção de um dos troféus desse campo social, que é a contratação profissional do estagiário ao término do programa.[23]

Outro ponto importante destacado pelas estagiárias foi a distância que havia entre a formação acadêmica (grade curricular), à época dos estudos de graduação, e o que era vivenciado na prática do estágio, o que mostra que ainda existiam (e existem) muitas oportunidades de revisão do ensino da Enfermagem no Brasil. Foi possível observar também que, em muitos discursos, as egressas relataram a busca pelo desenvolvimento de habilidades técnicas e comportamentais com foco no relacionamento com a equipe multiprofissional, o paciente e as famílias. A possibilidade de inserção profissional e a influência do estágio extracurricular para a trajetória profissional são outros tópicos que se destacaram nos resultados, pois ficou evidente o quanto o estágio pode facilitar a transição entre a escola e a vida profissional dos alunos de graduação em Enfermagem.[23]

Foi em abril de 1980 que se contratou a primeira fisioterapeuta do hospital, com carga horária de 20 horas semanais, realizando, em média, três atendimentos por dia. Os primeiros pacientes atendidos foram os da neurocirurgia e aqueles em pós-operatório, para os quais era realizada, principalmente, fisioterapia respiratória.[24]

Para o HAOC, o final do século XX e início do XXI foram marcados por importantes ampliações estruturais, fortalecimento da marca e crescimento de serviços. Uma das preocupações nesses movimentos de expansão era equilibrar a ampliação e a modernização, com a preservação das características primárias, o verde e os jardins da estrutura hospitalar. Tal preocupação valoriza a história da instituição e corrobora a premissa de que o ambiente interfere na qualidade de vida e na recuperação dos pacientes.

Como forma de acompanhar as mudanças do cenário assistencial, na década de 1980 houve um primeiro movimento para a definição das teorias de Enfermagem que sustentariam a prática assistencial do hospital. Um grupo de estudos sobre o assunto foi organizado e, a partir dele, adotaram-se a Teoria do Autocuidado, de Dorothea Oren, e a Teoria das Necessidades Humanas Básicas, de Wanda Horta, como bases da nossa prática. No início da década de 1990, mais um grande passo foi dado na assistência do HAOC. Nessa época passamos a adotar o cuidado integral no processo de trabalho assistencial. Dessa forma, o cuidado deixou de ser fragmentado e baseado em tarefas e passou a ser prestado por um único membro da equipe de Enfermagem de cada plantão. Tal inovação, além de atender às necessidades do paciente de forma mais holística, trouxe mais segurança à assistência e fortaleceu o vínculo entre o paciente e a equipe de cuidado. O modelo de cuidado adotado se diferenciava no mercado, pois contava com enfermeiras à beira do leito responsáveis pelo cuidado direto ao paciente e se sustenta até hoje no Modelo Assistencial Hospital Alemão Oswaldo Cruz.

Em meados de 2009, o HAOC, por meio da Superintendência Assistencial, estabeleceu uma nova forma de organização do modelo de trabalho de sua equipe assistencial, consolidando o modelo de referência de cuidado denominado Primary Nursing (PN), no qual o profissional que presta cuidados a um determinado paciente passa a ser reconhecido como referência para o seu cuidado durante o período de internação. Esse formato de organização fortalece a segurança, a qualidade e o vínculo firmado com a equipe assistencial. Esse modelo de referência de cuidado foi implementado no HAOC com a característica de ser estendido aos membros da equipe assistencial – farmacêuticos, nutricionistas, fisioterapeutas – e com a premissa assistencial de ser fundamental para o vínculo entre paciente, família e profissional da saúde.[24]

Em 2012, acrescentamos ao modelo PN os princípios do modelo Relationship Based Care (RBC), que utiliza os conceitos do relacionamento terapêutico para auxiliar o processo de conexão e de fortalecimento desses vínculos. Os conceitos do RBC passaram a compor a organização do cuidado no HAOC e fortaleceram um modelo de Cuidado Centrado no Paciente e na Família, agregando o Cuidado Integral e o Primary Nursing.[24]

Todo esse contexto histórico e assistencial abordado nos parágrafos anteriores, reforçado pelo reconhecimento da excelência da assistência do HAOC, inspirou o hospital a declarar para toda a população qual é o modelo de cuidado adotado nesta instituição. A organização, os ritos e as práticas assistenciais já estavam bem estabelecidos, no entanto a revisão do arcabouço teórico e a pactuação desse modelo com toda a equipe assistencial eram etapas que reforçariam a sustentação e a adesão do modelo.

Com o objetivo de repensar a assistência e trazer melhores resultados, fluidez nas relações entre os profissionais e agilidade na resolução de problemas, o HAOC decidiu adotar o RBC – Cuidado Baseado no Relacionamento e o PN como alguns dos pilares de sustentação do modelo assistencial da instituição. A decisão de seguir as diretrizes do RBC e do PN se deu pelo fato de o hospital já ter em sua história uma cultura estabelecida com diversos aspectos que estavam em consonância com o que se prevê nesses dois modelos, bem como ser reconhecido por aspectos marcantes relacionados com a valorização das relações humanas no processo assistencial.[25]

Essas diretrizes começaram a ser delineadas em 2009, quando foram iniciadas experiências com a organização do cuidado nos princípios do PN. Em seguida, iniciaram-se os estudos relacionados com o RBC, quando, então, profissionais da equipe multiprofissional da instituição participaram de capacitações com a precursora dos conceitos do RBC, Mary Koloroutis. Após essa capacitação, os mesmos a disseminaram de forma sistematizada a todos os profissionais, incluindo os administrativos e de apoio.[25]

A meta era adotar uma gestão que garantisse o estreitamento da confiança entre os profissionais e os pacientes do hospital, ou seja, os primeiros passariam a constituir uma equipe fixa para atender às necessidades e expectativas dos pacientes e de seus familiares de maneira pontual e individualizada, sobretudo nas unidades de internação que abrigam um grande número de profissionais. Daí surgiu a ideia de um "profissional referência", que deveria representar um elo no relacionamento entre paciente, família e equipe assistencial.[25]

Foi então que, em 2014, constituiu-se um grupo multiprofissional assistencial para discussão, revisão e construção de um modelo assistencial próprio que refletisse os princípios, valores e vocação da instituição. Todos os profissionais da equipe assistencial foram convidados a participar dessa construção por meio de uma divulgação institucional em correio eletrônico, com a proposta de compor uma equipe de trabalho. Vinte profissionais manifestaram interesse, compondo a formação inicial enfermeiros, farmacêuticos, fisioterapeutas e nutricionistas. O cronograma de reuniões semanais foi estabelecido e as primeiras temáticas a serem discutidas foram o processo de cuidar e entrega do cuidado sob a ótica dos diversos profissionais.

A reflexão sobre as teorias de Enfermagem que mais se conectavam com o modelo de cuidado do HAOC foi pauta das reuniões subsequentes, culminando na escolha de quatro teorias para sustentar o modelo assistencial a ser desenhado: Necessidades Humanas Básicas, de Wanda Horta; Autocuidado, de Dorothea Orem; Cuidado Humano, de Jean Watson; e a Teoria dos Cuidados; de Kristen Swanson. Compreendeu-se que os conceitos referenciados por essas quatro teoristas traduziam as crenças da instituição e direcionavam as ações de cuidado multiprofissional centrado nas necessidades do paciente e da família, buscando alcançar os melhores resultados possíveis. Tais referenciais teóricos foram compreendidos como permeáveis a todos os profissionais envolvidos no processo de cuidar.

A equipe de trabalho entendeu que a próxima etapa dessa construção seria organizar o modelo assistencial em fases para sua melhor compreensão e estruturação. O modelo foi então estruturado nas seis fases descritas a seguir: avaliação e investigação, planejamento, implementação, monitoramento, avaliação dos resultados e reintegração e readaptação.[24]

Na fase de avaliação e investigação, busca-se a compreensão dos fatores relacionados e dos problemas que afetam a saúde dos pacientes, bem como suas necessidades, crenças e valores culturais. Essa compreensão é a base para a entrega de um cuidado individualizado e integral.[24]

A fase dois, determinada pelo planejamento, é o momento em que são definidas as metas do plano de cuidado, com base nos dados e nas condições levantadas na fase 1. O processo de planejamento é colaborativo, multiprofissional e recorre aos dados da avaliação inicial e de reavaliações periódicas para identificar e priorizar os tratamentos, procedimentos e cuidados que atendam às necessidades do paciente.[24]

A implementação, que é a fase três, compreende a execução em si do plano de cuidados anteriormente estabelecido. Essa etapa se estabelece ao se cumprirem o plano de cuidados e as metas estabelecidas na fase anterior. As intervenções implementadas devem ser pertinentes ao diagnóstico estabelecido e baseadas na troca de informações entre a equipe multidisciplinar e o paciente/família. As prioridades de cuidado devem ser reavaliadas diariamente, ou quando se fizerem necessárias, e alterações de intervenções, ações e cuidados devem ser direcionadas.[24]

O monitoramento, contemplado na quarta fase, concretiza-se na forma sistematizada e contínua do plano de cuidado. Ponto relevante dessa etapa é o compromisso de todos de garantir informações claras e disponíveis a toda a equipe assistencial. A avaliação e a coleta de informações são realizadas diariamente pela equipe assistencial, assegurando o monitoramento e o compromisso com o bem-estar do paciente.[24]

A fase cinco é determinada pela avaliação dos resultados, que pode sofrer influência de estrutura, processos de trabalho, recursos e meio ambiente. É nessa etapa que se avalia a resposta do paciente ao plano de cuidado mediante o alcance ou não das metas que foram estabelecidas pela equipe multidisciplinar. É nesse momento que se prorrogam ou alteram as intervenções e até mesmo as metas a serem alcançadas.[24]

Na fase de reintegração e readaptação trabalham-se principalmente os processos de alta e autocuidado do paciente. No momento da desospitalização e retomada das atividades do paciente, a equipe assistencial deve se atentar para as dúvidas e inseguranças do paciente e seu familiar em relação ao seguimento assistencial quando da retomada de sua rotina. Esse processo entre a internação e a alta pode eventualmente exigir flexibilidade e capacidade de adaptações por parte do paciente, da família e das instalações na residência em decorrência de perdas funcionais ainda não experimentadas. Os pacientes e seus familiares, portanto, devem ser orientados e engajados em seus cuidados e tratamento o mais precocemente possível.[24]

Finalizada a estruturação das fases do modelo, percebeu-se que alguns componentes, denominados pilares, permeavam e davam sustentação para que as seis etapas pudessem acontecer. Entendeu-se, assim, que o processo de cuidar é estruturado por pilares que, além de permear todas as fases do cuidado, refletem os valores da assistência e, consequentemente, da instituição. Os pilares são: comunicação, gerenciamento do cuidado, orientação do paciente e sua família, qualidade e segurança e desenvolvimento profissional e pessoal.[24]

O primeiro pilar, a comunicação, contempla a informação e o domínio sobre o que se quer comunicar e a consciência do que se pretende quando da interlocução com paciente e seus familiares. A informação transmitida nesse processo precisa ser clara, concreta, uniforme e validada se foi compreendida na sua primária intenção.[24]

O gerenciamento do cuidado tem como principal objetivo conectar e cadenciar todas as seis fases do modelo, entendendo que as fases não acontecem, necessariamente, de forma ordenada e estanque. Antes, elas se interligam e algumas podem ocorrer simultaneamente. Neste pilar destaca-se o importante papel dos profissionais de referência, que apoiam e conduzem o gerenciamento de todas as fases do cuidado dos pacientes sob sua responsabilidade. Destaque-se a atuação do enfermeiro referência, que é o profissional que promove o alinhamento da comunicação sobre os resultados e as novas necessidades do paciente entre todos os profissionais envolvidos no processo de cuidar.[24]

No pilar orientação do paciente e sua família, o profissional da equipe multidisciplinar identifica a capacidade e a ação para o autocuidado de cada indivíduo, instrumentalizando-o para realizá-lo caso esse tenha condições de saúde para isso. Não sendo possível, cabe ao profissional identificar e capacitar algum membro da família ou um cuidador para assumir os cuidados.[24]

Qualidade e segurança, além de formarem um pilar no modelo assistencial, também são valores da instituição. Trata-se de atributos que permeiam todas as atividades da equipe multidisciplinar ao posicionar o paciente e a família no centro do cuidado. Destacam premissas que visam a evitar, prevenir, identificar, avaliar, gerenciar e monitorar os riscos reais e potenciais à segurança do paciente, colaborador, ambiente assistencial e meio ambiente.[24]

O desenvolvimento profissional e pessoal evidencia que o desenvolvimento do capital humano é uma estratégia fundamental para o sucesso da instituição, pois o investimento direcionado para esse fim é o diferencial necessário para promover o engajamento do colaborador e a qualidade na assistência ao paciente e à sua família. As ações relacionadas com o desenvolvimento e a aprendizagem dos colaboradores do HAOC têm um direcionamento estratégico que atende às demandas da organização dos pontos de vista técnico e comportamental, entendendo que essas duas esferas não se dissociam.[3]

Retornando à discussão sobre a estruturação do Modelo Assistencial Hospital Alemão Oswaldo Cruz, após a estruturação das fases e dos pilares do modelo, a equipe discutiu a necessidade da concepção de um símbolo esquemático que traduzisse os principais conceitos. Esse seria um passo fundamental para a finalização dessa construção. A **Figura 1.1** apresenta o símbolo esquemático que representa o Modelo Assistencial Hospital Alemão Oswaldo Cruz.

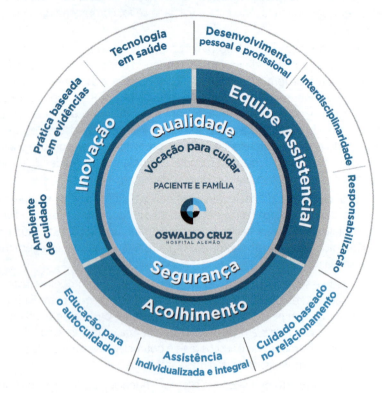

Figura 1.1 – Modelo Assistencial Hospital Alemão Oswaldo Cruz.

Nesse símbolo, paciente e família são o centro do modelo, envoltos pelo pilar qualidade e segurança, que sustenta a equipe assistencial, o acolhimento e a inovação. O destaque da equipe assistencial é sustentado por desenvolvimento profissional e pessoal, interdisciplinaridade e responsabilização. Já o acolhimento, também um valor da instituição, dá ênfase à educação para o autocuidado, à assistência individualizada e integral e ao cuidado baseado no relacionamento. O destaque da inovação sustenta o ambiente de cuidado, a prática baseada em evidência e a tecnologia em saúde.

A elaboração do símbolo foi um marco que concretizou a finalização da elaboração do Modelo Assistencial Hospital Alemão Oswaldo Cruz. O próximo passo seria a declaração desse conceito para toda a equipe assistencial. A 39º Semana de Enfermagem do HAOC, que aconteceu em maio de 2015, foi escolhida para a divulgação oficial a todos os colaboradores da instituição, e, após esse momento, todo o material escrito foi disponibilizado para consulta pública na Intranet. As sugestões e observações feitas pelos profissionais foram discutidas, e aquelas aceitas foram inseridas no texto global do modelo. Toda a construção colegiada resultou na elaboração de um livro denominado *Assistência como Essência da Trajetória do Hospital Alemão Oswaldo Cruz*, lançado em agosto de 2017. Essa produção acadêmica não só valida o modelo como uma referência científica, como também se faz um importante meio de divulgação e disseminação desse conteúdo para dentro e fora do HAOC.[24]

A construção do Modelo Assistencial Hospital Alemão Oswaldo Cruz permitiu registrar a forma como o processo de cuidar acontece no HAOC ao refletir conceitos, valores e propósitos dos profissionais que o realizam na instituição. As discussões e reflexões sobre "como cuidamos" permitiu a todos os profissionais que participaram do processo não apenas o amadurecimento de sua prática profissional, mas, sobretudo, uma visão sistêmica sobre como o cuidado deve acontecer em um modelo considerado ideal, abrangendo todas as fases, os profissionais e a sustentação necessária para tal. A busca incessante por uma assistência de excelência coloca o HAOC no papel de uma instituição modelo-referência e o destaca no cenário da saúde.[26]

Principais Lideranças Assistenciais do HAOC

- Marga Kasig (Alemanha) – 1923 a 1937: primeira Enfermeira Chefe.
- Gerda Ziefer (Alemanha) – 1937 a 1944: Enfermeira Chefe/Irmã Superiora.
- Edith Key (Alemanha) – 1944 a 1955: primeira gerente do HAOC.
- Ursula Heinrich (Santa Catarina – Brasil) – 1955 a 1971: Gerente de Enfermagem.
- Lore Cecília Marx (Rio Grande do Sul – Brasil) – 1972 a 1996: Gerente do Serviço de Enfermagem, Assistencial e Apoio.

- Comissão de Gerenciamento do Serviço de Enfermagem – 1997 a 2003: composta por gerentes assistenciais.
- Joana Lech (Rio Grande do Sul – Brasil) – 2003 a 2013: Diretora de Enfermagem/Superintendente Assistencial a partir de 2007.
- Fátima Silvana Furtado Gerolin (São Paulo – Brasil) – desde 2013: Superintendente Assistencial e Diretora Executiva Assistencial a partir de 2020.

Participação na Jornada MAGNET

Em 2020, a Diretoria Executiva Assistencial, em conjunto com as Gerentes Corporativas Assistenciais do HAOC e a Gestora de Práticas e Modelo Assistencial, decidiu ingressar na Jornada MAGNET após ter sido aprovado pelo principal executivo da instituição.

O Magnet Recognition Program é um programa de acreditação organizado pela American Nurses Credentialing Center (ANCC) que objetiva reconhecer organizações de saúde que alcançaram excelência nos serviços de enfermagem mediante práticas assistenciais de qualidade, segurança do paciente e experiência do paciente (no que se refere ao atendimento). Além disso, aspectos como o reconhecimento do profissional de Enfermagem, liderança e tomada de decisão também são valorizados.[27]

Em 1994 foi certificado, nos EUA, o primeiro hospital americano. A partir de 2000 iniciaram-se os trabalhos para cerificar hospitais de outros países.[28] Até o presente momento nenhum hospital brasileiro conseguiu esse reconhecimento.

Um dos estudos encontrados na literatura apresenta dados que apontam na direção de um ambiente de prática profissional equilibrado com a melhor percepção de qualidade por parte da equipe de Enfermagem. O estudo demonstra que os profissionais de hospitais MAGNET apresentam relatos de qualidade do atendimento prestado 10% maior do que os de hospitais não-MAGNET, sendo 63% dos resultados relacionados com o ambiente de prática profissional, dentro do qual podem-se verificar a presença de um enfermeiro-chefe visível e acessível, encorajamento e inclusão de enfermeiros na tomada de decisão dentro da instituição e apoio à prática da Enfermagem e ao trabalho multidisciplinar, sendo essas últimas características de mais fácil modificação.[29]

O objetivo principal dessa participação é estar em contínuo esforço pela excelência assistencial. Desde então temos trabalhado para entender o *Manual MAGNET*, que é um documento disponibilizado pela ANCC, e temos buscado realizar as iniciativas nele apontadas, entre as quais destacamos:

- em 2022, iniciamos nossa participação no banco de indicadores internacional National Database of Nursing Quality Indicators (NDNQI), que avalia três quesitos: indicadores clínicos sensíveis à enfermagem, satisfação de enfermagem e satisfação do paciente. Este banco foi criado em 1998 com o objetivo de estabelecer a coleta, o armazenamento e a divulgação dos indicadores em nível nacional e, posteriormente, internacional;

- elaboração do planejamento estratégico assistencial, que está em alinhamento com o planejamento estratégico institucional (2022-2026). Esse planejamento está sendo desenvolvido de forma colaborativa com as lideranças assistenciais multiprofissionais;
- projetos que ampliem o percentual de profissionais da equipe multiprofissional com especialização *stricto sensu* e *lato sensu* nas áreas de interesse da instituição;
- estreitamento da organização hospitalar com a área da Educação (escola técnica e faculdade), objetivando levar o conhecimento e a experiência já adquirida dentro da instituição para os alunos.

Modelo de Gestão *vs.* Modelo Assistencial

Entende-se por valor em saúde algo muito mais amplo do que o conceito econômico existente. Segundo Porter, o desfecho clínico com qualidade é considerado para definir valor na perspectiva do paciente, levando em consideração os custos para atingir esse objetivo. Nesse contexto, o atendimento com precisão diagnóstica, com resultados que permitam os melhores desfechos ao menor custo, proporciona a ampliação do conceito de valor em saúde.[30]

Qual é o melhor desfecho para o paciente em sua própria perspectiva? Estar inserido novamente no trabalho, conseguir realizar atividades diárias, ter qualidade de vida, não necessitar de novas internações para a continuidade do tratamento.

O modelo de remuneração no Brasil entre operadoras e prestadores de serviço, porém, não leva em consideração o melhor desfecho para o paciente e a sua qualidade de vida pelo custo existente. A relação está pautada na remuneração do *fee for service*, modelo pautado no pagamento por procedimento e por materiais utilizados; o pagamento é feito por quantidade. A qualidade não é avaliada.

Modelos de remuneração americanos já trabalham com desfecho por qualidade, desempenho médico da instituição. Para que esses modelos sejam implantados efetivamente no cenário nacional, faz-se necessária uma mudança da cultura de remuneração.

Na atualidade, os gastos em saúde têm uma tendência de crescimento ano a ano. A inflação dos custos médicos no mundo aumenta a patamares maiores que a inflação em muitos países. No Brasil, por exemplo, esse índice foi superior a 17% em 2019 contra um valor do Índice Nacional de Preços ao Consumidor Amplo (IPCA) de 3,9% ao longo do ano, o que propiciou o reajuste médio de 17% dos planos de saúde coletivos.[31]

Alguns fatores, como os avanços tecnológicos, a judicialização e a má gestão, somados ao envelhecimento da população, colaboram para os maiores gastos em saúde.

Tomemos como exemplos desse cenário o avanço e o aprimoramento das tecnologias cada vez mais crescentes no mercado de materiais e medicamentos utilizados no tratamento de patologias, o cuidado ao paciente torna-se mais sofisticado.

Essas novas tecnologias, especialmente quando utilizadas de maneira desordenada, são as grandes vilãs no aumento dos gastos em saúde. E isso é fortemente influenciado pelo modelo de remuneração hoje existente entre operadoras e prestadoras de serviço.

No Brasil, há muitos anos o modelo de remuneração entre operadora e prestadora de serviço é o *fee for service*, pautado no pagamento por procedimento e por materiais utilizados; o pagamento é feito por quantidade.[3] Nos EUA, há vários modelos de remuneração. O Captation, por exemplo, não leva em consideração a qualidade; o pagamento é feito por vida. Dessa maneira, existe a necessidade de um amplo estudo epidemiológico da população a ser atendida.[32] Modelos como o Bundled Services e o Disease Related Groups (DRG) permitem o pagamento não apenas por procedimento, mas, sim, por desempenho; o prestador de serviço obriga-se a diminuir os custos operacionais e trabalhar diretamente com as equipes para entendimento dos processos, sendo necessária a criação de protocolos clínicos assistenciais.[32]

Em um local em que os hospitais possuem corpo clínico aberto, a padronização da assistência torna-se muito mais complexa, pois a adesão das equipes médicas a protocolos e padronizações institucionais muitas vezes não é tão boa. Aquilo, no entanto, que estiver ao alcance da equipe assistencial deverá ser pensado se será custo-efetivo para o cuidado prestado ao paciente.

Pensando nessas ocorrências e oportunidades de mercado, o Hospital Alemão Oswaldo Cruz busca cada vez mais, em conjunto com as equipes assistenciais e médicas e as operadoras, realizar as melhores práticas, com custo acessível e melhores desfechos. Pensando em ser disruptivo e entendendo o futuro da saúde como algo sustentável, o HAOC, em 2017, inaugurou uma unidade hospitalar a 1 km de distância da sede inicial com a prerrogativa de realizar os atendimentos aos pacientes por *bundles*, sendo custo-eficiente sem perder a qualidade e a essência do modelo assistencial.

Por se tratar de um novo modelo no cenário da saúde no Brasil, onde o ganha-ganha é uma prática comum nesse mercado, o alinhamento dos riscos, dos custos envolvidos e uma equipe assistencial/médica em sintonia com esse modelo têm sido primordiais para o sucesso da instituição.

No Brasil, a mudança da remuneração entre operadora e prestadora de serviço necessita ser repensada na saúde. Em um modelo tradicional, as operadoras buscam cada vez mais pagar menos pelos materiais e medicamentos utilizados e o prestador, por sua vez, quer repassar o maior valor para a operadora os custos com materiais e medicamentos.

Com essa situação desgastada, as operadoras têm tentado, no caso de alguns materiais e medicamentos, realizar a compra direta com o fornecedor e pagar ao hospital uma taxa de comercialização. Trata-se de uma tentativa de moderar o ganho do prestador de serviço e propiciar a revisão dos processos para uma redução de margem.

O modelo atual de *fee for service*, entretanto, não será sustentável em longo prazo, sendo provável a necessidade de mudança do modelo de remuneração entre fonte pagadora e prestador de serviço. O risco deverá ser compartilhado. Deverá ser criado um modelo com regras claras, engajamento das equipes e criação de protocolos assistenciais.

A solução está entre a união de todos os atores envolvidos no processo. Enquanto houver um ambiente de desconfiança, e não de esforços em conjunto para buscar a solução, não haverá mudança.

Recomendações

1. Identificar ou definir o modelo de gestão institucional.
2. Estabelecer e conhecer o planejamento estratégico institucional.
3. Estabelecer o modelo assistencial institucional em consonância com o modelo de gestão aplicado.
4. Participar de certificações na área da saúde como recurso para a busca constante de aprimoramento na gestão e na entrega do cuidado.

Referências Bibliográficas

1. Foucault M. História da Loucura. 9. ed. São Paulo: Perspectiva; 2010.
2. Chiavenato I. Introdução à Teoria Geral da Administração. 7. ed. Rio de Janeiro: Editora Campus; 2004.
3. Souza JCL, Tonon I, Junges SS. A influência de Henry Ford para a atualidade. Uniuv em Revista. 2015;15(1):87-95. Disponível em: https://periodicos.uniuv.edu.br/uniuvemrevista/article/view/373.
4. Motta FCP, Vasconcelos IG. Teoria Geral da Administração. 3. ed. São Paulo: Thomson Learning; 2006.
5. Matos E, Pires D. Teorias Administrativas e Organização do Trabalho: de Taylor aos Dias Atuais, Influências no Setor Saúde e na Enfermagem. Disponível em: https://doi.org/10.1590/S0104-07072006000300017.
6. Sobral F, Peci A. Administração: Teoria e Prática no Contexto Brasileiro. São Paulo: Pearson Prentice Hall; 2008.
7. Maximiano A. Teoria Geral da Administração. Rio de Janeiro: Atlas; 2012.

8. Fonseca AD, et al. A Evolução da Gestão Hospitalar e suas Intervenções no Mercado Atual. Revista Científica da Faculdade Laboro. 2015;1:26-32.

9. Formiga JMM, Germano RM. Por dentro da História: o Ensino de Administração em Enfermagem. Rev Bras Enferm. 2005 mar-abr; 58(2):222-6.

10. Fernandes JD, Sadigursky D, Silva RMO, Amorim AB, Teixeira GAS, Araújo MCF. Ensino da Enfermagem Psiquiátrica/Saúde Mental: Sua Interface com a Reforma Psiquiátrica e Diretrizes Curriculares Nacionais. Rev da Esc Enferm da USP. 2009;43(4):962-8.

11. Seixas E, Melo E. Desafios do Administrador Hospitalar. Rev Gestão e Planejamento. 2004;5(9):16-20.

12. Borba VR. Administração Hospitalar: Princípios Básicos. 3 ed. São Paulo: CEDAS; 1991.

13. Chiavenato I. Teoria Geral da Administração. 8. Ed. São Paulo: Campus; 2011.

14. Stoner JAF, Freeman RE. Administração. 5. ed. Rio de Janeiro: PHB; 1992.

15. Chiavenato I. Comportamento Organizacional. São Paulo: Campus, 2005.

16. Organização Pan-Americana da Saúde/Organização Mundial da Saúde. A Transformação da Gestão de Hospitais na América Latina e Caribe. Brasília: Organização Pan-Americana da Saúde/Organização Mundial da Saúde; 2004.

17. Sordi JO. Gestão por Processos: Uma Abordagem da Moderna Administração. 2. ed. São Paulo: Saraiva; 2008.

18. Campos GWS, Domitti AC. Apoio Matricial e Equipe de Referência: Uma Metodologia para Gestão do Trabalho Interdisciplinar em Saúde. Cad Saúde. 2007;23(2). Disponível em: https://www.scielo.br/j/csp/a/VkBG59Yh4g3t6n8ydjMRCQj/?lang=pt.

19. Cleland DL, Ireland, LR. Project Management: Strategic Design and Implementation. 4. ed. New York: McGraw-Hill Professional, 2002. 656 p.

20. Morosini MVGC, Corbo ADA, organizadores. Modelos de Atenção e a Saúde da Família [Internet]. Rio de Janeiro: Fiocruz; 2007 [citado em 26 mar 2011]. 240 p. Disponível em: https://www.arca.fiocruz.br/handle/icict/26576?locale=pt_BR.

21. Marquis BL, Huston CJ. Leadership Roles and Management Functions in Nursing: Theory and Application. 6. ed. Hong Kong: Lippincott Williams & Wilkins; 2009. p. 315-34.

22. Lipkau EG. Hospital Alemão Oswaldo Cruz: 1897-1997. São Paulo: DBA Artes Gráficas; 1997.

23. Berlofi LM, Sanna MC. Caracterização e Organização da Enfermagem do Hospital Alemão Oswaldo Cruz no Contexto da II Guerra. Ciência, Cuidado e Saúde. 2015;14(4):1581-1588.

24. Rocha JSA. Vivência dos Egressos do Programa de Estágio Extracurricular em Enfermagem [dissertação]. São Paulo: Escola de Enfermagem da Universidade de São Paulo; 2018. 150 p.

25. Gerolin FSF. A Assistência como Essência da Trajetória do Hospital Alemão Oswaldo Cruz. São Paulo: Ateneu; 2017.

26. Gerolin FSF. Modelo Assistencial do Hospital Alemão Oswaldo Cruz: Um Estudo de Caso / Fátima Silvana Furtado Gerolin [tese]. São Paulo: Escola Paulista de Enfermagem, Universidade Federal de São Paulo; 2016. 199 f.

27. Rocha JSA, et al. Relato de Experiência: Construção do Modelo Assistencial Hospital Alemão Oswaldo Cruz. Revista Acreditação. 2016;6(11):72-85.

28. Parisi TCH. MPR: Revisão Integrativa de Literatura [dissertação]. São Paulo: Escola de Enfermagem, Universidade de São Paulo; 2015. Disponível em: https://www.ncbi.nlm.nih.gov/pubmed/2241519.
29. American Nurses Credentialing Center. NEW 2020 Magnet Mission and Vision Statement. Silver Spring: 2020. Disponível em: AboutMagnet (nursingworld.org). Acessado em: 26 de maios de 2022. 30.
30. Stimpfel AW, Rosen JE, McHugh MD. Understanding the Role of the Professional Practice Environment on Quality of Care in Magnet and non Magnet Hospital. JONA. 2014;44(1):10-16.
31. Porter ME, Kaplan RS. Como Pagar Pelos Serviços de Saúde. Harvard Business Review. 2016;8:32-45.
32. Aon Plc. Brasil: AON [cited 2019 Apr 20]. Disponível em: http://www.aon.com/default.jsp.
33. Bichuetti JL, Mere YAJr. Modelos de Remuneração na Saúde. Harv Bus Rev Brasil. 2016;91(10):58-62.

2 Como as Teorias que Norteiam o Modelo Assistencial Podem Ser Aplicadas à Rotina do Dia a Dia Assistencial na Área Hospitalar

Cristiane Schmitt
Fátima Silvana Furtado Gerolin
Luciana Mendes Berlofi

Descrição do Modelo Assistencial Hospital Alemão Oswaldo Cruz

O Hospital Alemão Oswaldo Cruz (HAOC) é uma instituição privada, filantrópica, fundada em 1897 e possui, na sua essência e construção histórica, renomada tradição e reconhecimento pela qualidade assistencial e pela forte transmissão, ao longo dos anos, de um cuidado humano e centrado na pessoa.

Neste capítulo abordamos as quatro Teorias de Cuidado (Teoria das Necessidades Humanas Básicas, de Wanda Horta; Teoria do Autocuidado, de Dorothea Orem; Teoria do Cuidado Transpessoal, de Jean Watson; e Teoria do Cuidado, de Kristen Swanson) e os dois referenciais teóricos (Primary Nursing [PN] e Relationship-Based Care [RBC] ou Cuidado Baseado no Relacionamento), que embasam a prática profissional no HAOC e sustentam o Modelo Assistencial Hospital Alemão Oswaldo Cruz.

Tornar clara a razão pela qual um hospital apresenta melhores resultados que outro é desafiador e demanda análises profundas, porém é indispensável que cada hospital, público ou privado, tenha conhecimento de suas ações e consiga enxergar e compreender os caminhos percorridos, os resultados obtidos e onde quer chegar diante da realidade brasileira e mundial.

O HAOC, consoante suas reconhecidas cultura e história de qualidade assistencial, percebeu a necessidade de, em decorrência dos novos desafios vivenciados pelas mudanças sociais, econômicas e políticas dos últimos tempos, rever sua prática e buscar novos modelos de cuidado para enfrentar a nova realidade.

Modelo assistencial diz respeito ao modo como são organizadas, em uma dada sociedade, as ações de atenção à saúde, envolvendo os aspectos tecnológicos e assistenciais. Ou seja, é uma forma de organização e articulação entre os diversos recursos físicos, tecnológicos e humanos disponíveis para confrontar e resolver os problemas de saúde de uma coletividade.[1]

Nesse sentido, é necessário detalhar o modelo assistencial na estrutura do HAOC para compreendermos o que esperamos como resultado dessa organização da prática assistencial.

O modelo assistencial se faz pelo resultado da cultura da organização, a qual é a consequência das crenças e dos valores que orientam as decisões dos líderes em todos os níveis da instituição, direcionando o caminho a ser seguido diante de várias alternativas de ação.[2]

Para construir os aspectos básicos que sustentam o Modelo Assistencial Hospital Alemão Oswaldo Cruz, utilizamos como principais recursos os conceitos do RBC e do PN. Esta busca começou a ser delineada em 2009, quando foram iniciadas experiências com a organização do cuidado nos princípios do PN. Em seguida, instauraram-se os estudos relacionados com o RBC, quando então profissionais da equipe multiprofissional da instituição participaram de capacitações com a precursora do conceito do RBC, a enfermeira americana Mary Koloroutis. Após isso, esses mesmos profissionais disseminaram os conceitos do RBC de forma sistematizada a todos os colaboradores, incluindo não apenas os profissionais da área assistencial, mas também os das áreas administrativas e de apoio.[3]

O RBC tem como princípio a atuação multiprofissional na área da saúde. Para essa atuação, é necessário romper paradigmas em relação a prestar a assistência de fato, de modo conjunto com ações de profissionais de diversas áreas de atuação, com o estabelecimento de metas para o cuidado, possibilitando que todos executem o planejamento do cuidado seguindo o mesmo objetivo. Outra base teórica citada anteriormente e que fundamentou o modelo assistencial estabelecido foi o PN. Ele representa um sistema de entrega e organização assistencial no qual é privilegiada a continuidade do cuidado por um mesmo profissional, desde a admissão até a alta do paciente, salvo algumas exceções, como folgas e licenças. Assim, reduziu-se a possibilidade de fragmentação da assistência, respeitando-se as devidas competências por categoria profissional. Trata-se de um modelo também possível de ser seguido não só pela enfermagem, mas também por fisioterapeutas, nutricionistas, farmacêuticos, entre outros.[1]

Também nesse modelo, a interdisciplinaridade precisa ser estabelecida. Os nutricionistas, farmacêuticos, fisioterapeutas, enfermeiros e técnicos de enfermagem fazem parte de cada uma das equipes das unidades de internação, portanto não só o período de internação, mas também todo o processo de planejamento da assistência e o plano de alta são definidos, entre os diversos profissionais, em conjunto com o médico responsável pelo paciente.

Em 2015, no período de formação das novas unidades de internação para ocupar um dos prédios que havia acabado de ser construído no mesmo terreno do hospital, utilizamos a estratégia de um treinamento intensivo e extenso para os novos colaboradores, contemplando aspectos técnicos e comportamentais, em que o novo modelo foi reforçado em diversos momentos. A contratação de aproximadamente 300 novos colaboradores foi a oportunidade ideal para o início de uma nova fase da assistência no HAOC. Nesse conceito, todos os fatores, desde a estrutura, a condução dos processos e a análise dos resultados, foram medidos para possibilitar correções e melhorias contínuas nesta fase de mudança do modelo. A ideia nesse modelo é dar suporte e condições para a equipe assistencial se fixar em cada área de atendimento, fortalecendo o vínculo com os pacientes e familiares, viabilizando o estabelecimento de uma relação de confiança e respeito, o que pressupõe o estreitamento e o melhor entendimento das atribuições de cada um dos profissionais. Essa relação coloca o paciente e a família como participantes na tomada de decisão para o acompanhamento de tratamentos e plano de alta, o que consolida também o vínculo do paciente com seus familiares.

Com a permanência dos profissionais numa mesma equipe, esperamos maior estabelecimento de vínculo e maior compromisso entre eles, reduzindo ausências não programadas e atrasos, problemas que afetam o dia a dia da rotina assistencial.

Para que essa trilha seja percorrida, precisamos contar sempre com colaboradores comprometidos e engajados, sendo necessário, portanto, compreender que o resultado dessa prática leva tempo para apresentar resultados. Não é algo que se perceba ou que melhore os indicadores em curto prazo, portanto é essencial ter constância nesse propósito, principalmente entre os líderes das equipes assistenciais, que são os que sustentarão as mudanças. O desenvolvimento desses líderes é fator fundamental para o sucesso da implantação desde modelo.

A manutenção do modelo assistencial e a persistência para que todos conheçam os princípios estabelecidos requer acompanhamento e avaliação, além de aprimoramento contínuo. Por esta razão, na realidade do HAOC, os profissionais atuantes no setor de Práticas e Modelo Assistencial são os "guardiões" do modelo, atuando junto às lideranças assistenciais e a toda a equipe multiprofissional. Percebemos também que a implantação e a manutenção desse modelo interferem diretamente na satisfação dos profissionais, bem como na dos pacientes e familiares, sendo, portanto, indicadores fundamentais a serem acompanhados.

Teoria das Necessidades Humanas Básicas de Wanda Horta

Wanda Cardoso de Aguiar Horta nasceu em Belém em 11 de agosto de 1926. Em 1936, mudou-se para Ponta Grossa, no Paraná, onde terminou o ensino fundamental e inscreveu-se em um curso chamado "pré-médico". Naquele período, o Brasil preparava a população para possíveis ataques aéreos e a Cruz Vermelha Brasileira abriu um curso para voluntários socorristas, no qual Horta se inscreveu aos 16 anos.[4]

Em 1944, mudou-se para Curitiba, onde atuou no Posto de Puericultura da Legião Brasileira de Assistência, realizando atividades de Enfermagem. Em 1945, recebeu bolsa de estudos e ingressou na Escola de Enfermagem da Universidade de São Paulo (EEUSP). Entre 1948 e 1949, quando atuava em Santarém, identificou a perspectiva da Enfermagem como um todo indivisível, bem como do trabalho de equipe em favor da saúde da população.[4]

Em 1949, Horta retornou ao Paraná, onde chefiou o Serviço de Enfermagem do Sanatório Médico-Cirúrgico do Portão. Naquela época, iniciou sua produção bibliográfica voltada à prática científica e filosófica da Enfermagem com o artigo "Conceito de Enfermagem" publicado em 1951. Em 1954, voltou a São Paulo e trabalhou no Hospital Central Sorocabano (1954-55), no Sanatório do Mandaqui (1955) e no Pronto-Socorro da Carteira de Acidentes do Trabalho do Instituto de Aposentadoria e Pensões dos Industriários (1955-58).[4]

Finalmente, em 1959, retornou à EEUSP como docente, onde desenvolveu ampla fundamentação teórica para a Enfermagem, culminando na publicação da *Teoria das Necessidades Humanas Básicas* em 1974. Faleceu em 1981, mesmo ano em que foi proclamada Professora Emérita pela Egrégia Congregação da Escola de Enfermagem da USP – merecido reconhecimento, considerando-se a dimensão de sua contribuição para a prática da Enfermagem. Ministrou diversas conferências no Brasil e no exterior, atuou na organização de cursos de graduação e pós-graduação e participou da elaboração do Documento Básico sobre o Ensino de Fundamentos de Enfermagem, publicado pela Organização Pan-americana de Saúde e pela Organização Mundial de Saúde, que passou a ser usado como referencial teórico para a disciplina Fundamentos de Enfermagem nas escolas de Enfermagem da América Latina.[4]

A seguir, um poema escrito por Horta em 1974.

VIGÍLIA

A madrugada está chegando,
o plantão terminando.
A noite foi comprida
como os corredores,
onde as pernas cansadas
agora se arrastam,
atendendo a luzes
que se acendem e apagam,
a gemidos,
gritos abafados,
sorrisos fatigados.
Muito obrigado,
olhares agradecidos,
mãos que buscam a outra
num apertar silencioso, mas tão eloquente.
O primeiro choro do recém-nascido,
o último estertor daquele que parte
em paz para a eternidade.

E as pernas se arrastam, num ir e vir,
sem cessar
ainda há tanto para fazer,
atender, escrever!
O sol surge de leve
e pouco a pouco
o dia se anuncia.
Ao longe, no corredor, surge,
de branco, impecável, serena e segura
irradiando
saber, ternura,
confiança,
esperança,
a enfermeira do dia.
O plantão terminou![4]

A leitura desse poema nos leva à essência do que são a prática e o cotidiano dos enfermeiros. Suave e, ao mesmo tempo, profundo, o poema nos remete aos sentimentos despertados pela relação humana, pelo momento vivido por quem está abalado e necessitado de cuidados, bem como pelos sentidos e sensações dos profissionais da Enfermagem. Situações claramente vivenciadas por aqueles que experimentam o cuidar. Essa reflexão, portanto, demonstra o alto grau de percepção da Wanda Horta quanto às relações que permeiam o cuidar.

Para entendermos a teoria proposta por Wanda Horta, é importante conhecer a teoria do psicólogo americano Abraham Maslow, utilizada por Horta como ponto de partida. Para Maslow, o ser humano é impelido a alcançar certas necessidades. A primeira delas é a sobrevivência, a partir da qual outras vão sendo alcançadas, algumas com precedência sobre outras e cada uma motivando o atendimento da subsequente. A partir desse conceito o autor construiu a famosa pirâmide, a qual compreende cinco níveis.[5]

No primeiro nível estão as necessidades fisiológicas, requisitos imprescindíveis para a sobrevivência humana (alimento, abrigo, sono). No segundo nível encontram-se as necessidades relacionadas com segurança, lei, ordem e estabilidade. Quando os dois níveis iniciais são atingidos, surgem, no terceiro nível, as demandas sociais, que envolvem sentimento de pertencimento e estão associadas aos relacionamentos interpessoais, como amizade, e sentimento de confiança e aceitação, necessidade de receber e dar afeto, amor, de afiliar-se e fazer parte de um grupo (família, amigos, trabalho).[5]

No quarto nível figuram as necessidades de estima, as quais foram classificadas em duas categorias. A primeira corresponde à autoestima, que está relacionada com dignidade, realização, domínio e independência. Na segunda categoria encontra-se a necessidade de reputação ou respeito de outros, sendo ela a mais premente entre crianças e adolescentes, precedendo a verdadeira autoestima ou dignidade. No quinto nível estão a autorrealização e a busca pelo crescimento pessoal. Posteriormente, Maslow expandiu o modelo inicial, incluindo necessidades cognitivas, estéticas e de transcendência.[5]

Horta desenvolveu sua teoria com o objetivo de explicar a natureza da Enfermagem, seu campo específico e sua metodologia de trabalho. Partiu do pressuposto de que a Enfermagem é um serviço prestado ao ser humano, o qual é parte do universo e está sujeito às leis que o regem no tempo e no espaço.[6]

A dinâmica do universo promove mudanças que geram estados de equilíbrio e desequilíbrio no tempo e no espaço. O ser humano tem a capacidade de reflexão, imaginação, simbolização e união de presente, passado e futuro. Tais características tornam cada indivíduo único, autêntico e individual, assim como promotor de mudanças no universo, no tempo e no espaço, sendo também um causador de situações de equilíbrio e desequilíbrio.[6]

Situações de desequilíbrio acarretam necessidades caracterizadas por estados de tensão conscientes ou inconscientes que levam o indivíduo a buscar satisfação de tais necessidades para manter seu equilíbrio. Necessidades não atendidas ou atendidas inadequadamente provocam desconforto que, se prolongado, pode levar a doenças.[6]

O conhecimento do ser humano acerca do atendimento às suas necessidades é limitado por seu próprio saber. A partir desse pressuposto surge a inevitabilidade de auxílio profissional. Para Horta, a Enfermagem se propõe a manter o equilíbrio e previne e reverte desequilíbrios, tornando necessária a assistência diante de estados de desequilíbrio.[6]

A assistência de Enfermagem está pautada no atendimento das necessidades humanas básicas, embasando-se em conhecimentos e princípios científicos das ciências físico-químicas, biológicas e psicossociais, buscando tornar o indivíduo independente dessa assistência, quando possível, por meio do ensino do autocuidado. Para Horta, assistir em Enfermagem é: fazer pelo ser humano tudo aquilo que ele não pode fazer por si mesmo; ajudar ou auxiliar quando parcialmente impossibilitado de se autocuidar; orientar ou ensinar, supervisionar e encaminhar a outros profissionais.[6]

Assim, as funções do enfermeiro envolvem três áreas: a específica relacionada com a assistência para o atendimento das necessidades básicas do indivíduo, buscando transformá-lo por meio do ensino do autocuidado; a área de interdependência ou de colaboração junto à equipe de saúde; e a área social, que está a serviço da sociedade e atua nos campos de ensino, pesquisa, responsabilidade legal e de participação na associação de classe.[6]

Horta propõe os seguintes princípios: respeito e manutenção da unicidade, autenticidade e individualidade do ser humano; a enfermagem assiste o indivíduo, e não a sua doença ou desequilíbrio; todo o cuidado de enfermagem é pre-

Capítulo 2

ventivo, curativo e de reabilitação; a enfermagem reconhece o indivíduo como membro de uma família e de uma comunidade e como participante ativo no seu autocuidado.[6]

A atuação eficiente da enfermagem necessita de metodologia de trabalho fundamentada no método científico, denominado processo de enfermagem, que se caracteriza pelo inter-relacionamento e dinamismo de suas fases:[6]

- histórico de enfermagem – roteiro sistematizado para o levantamento de dados;
- diagnóstico de enfermagem – a identificação das necessidades que precisam de atendimento e do grau de dependência desse atendimento;
- plano assistencial – definição da assistência a ser prestada diante dos diagnósticos estabelecidos, envolvendo encaminhamentos, supervisão, orientação, ajuda e a execução de cuidados propriamente dita;
- plano de cuidados – implementação do plano assistencial por meio do roteiro diário que coordena a execução da assistência da equipe de enfermagem;
- evolução de enfermagem – relato diário das alterações que ocorrem no indivíduo, permitindo avaliar a resposta da assistência de enfermagem implementada;
- prognóstico de enfermagem – estimativa da capacidade do indivíduo em atender às suas necessidades básicas após a implementação do plano assistencial.

Para que a assistência de enfermagem seja possível, são necessárias habilidades, conhecimentos e atitudes quanto a observação, comunicação, aplicação de métodos e princípios científicos, destreza manual, planejamento, avaliação, criatividade, trabalho em equipe, utilização dos recursos da comunidade.[6]

Teoria do Autocuidado de Dorothea Orem

Dorethea Oren nasceu em Baltimore em 1914. Estudou Enfermagem em Washington, no Providence Hospital School of Nursing, formando-se aos 16 anos. Em 1939, tornou-se bacharela em Ciências da Educação de Enfermagem e, em 1945, mestra em Ciências em Educação de Enfermagem pela Catholic University of America. Em 1976 e 1980, foi titulada doutora em Ciências pela Georgetown University e pela Incamat Word College, e, em 1988, em *Humane Letters* pela Western Illinois University. Em 1992, foi nomeada membro honorário da American Academy of Nursing.[7]

Teve uma carreira profissional de destaque, ocupando cargos como o de diretora da Escola de Enfermagem e do Departamento de Enfermagem do Providence Hospital em Detroit (1940-1949). Na Catholic University of America, foi professora assistente (1959-1964), professora associada (1964-1970) e reitora da

Escola de Enfermagem (1965-1966). Atuou também no Conselho de Saúde do estado de Indiana (1949-1957) e como consultora na Secretaria de Educação do Departamento de Saúde, Educação e Bem-estar em um projeto com o objetivo de melhorar o treinamento de enfermagem prática (1957-1959). Além disso, foi Diretora de Enfermagem da Wilmer Medical Clinic e do The Johns Hopkins Hospital (1975-1976).[7]

Ela publicou muitos artigos e participou de diversas conferências. Aposentou-se em 1984, mas continuou a trabalhar ativamente no desenvolvimento de teorias. Faleceu na cidade de Savannah, em 2007, às vésperas de completar 93 anos.[7]

A Teoria do Déficit de Autocuidado de Enfermagem (TDAE), de Dorothea Orem, foi desenvolvida por volta de 1959 e é uma das mais citadas.[8]

Antes de iniciarmos a descrição da teoria propriamente dita, é importante compreender o conceito de autocuidado sob a perspectiva de Orem, o qual ela entende como sendo a prática de atividades desenvolvidas em favor do aperfeiçoamento e amadurecimento e que são realizadas com a finalidade de preservar a vida, a saúde e o bem-estar.[8]

Os requisitos de autocuidado apresentados por Orem são os universais, comuns a todos os seres humanos durante a existência, e estão associados à vida e à manutenção da integridade da estrutura e do funcionamento humano (ingestão suficiente de água, ar e alimentos e preservação do equilíbrio entre a atividade e o descanso); os de desenvolvimento correspondem à especialização, ou seja, estão associados à promoção dos processos de vida e maturação (adaptação a um novo trabalho, casamento ou a mudanças físicas); o de desvio de saúde está associado a condições de doença, ferimento ou decorrentes de intervenções médicas necessárias para o diagnóstico e/ou a correção de determinada condição clínica.[9]

Para Orem, o principal conceito de sua teoria baseia-se na capacidade de manter o autocuidado em quantidade e qualidade terapêuticas na manutenção da vida e da saúde, assim como na convalescença e no enfrentamento de eventuais sequelas.[10]

A teoria de Orem é composta por três teorias inter-relacionadas: a do autocuidado, relacionada com o porquê e o como as pessoas cuidam de si mesmas; a do déficit de autocuidado, que explica por que as pessoas podem ser beneficiadas pela assistência de enfermagem; e a dos sistemas de enfermagem, que descreve relações necessária para que se produza enfermagem.[9]

A **Teoria do Autocuidado** é composta por: autocuidado, atividade de autocuidado e exigência terapêutica de autocuidado. O autocuidado compreende a realização de atividades desenvolvidas em favor do aperfeiçoamento e amadurecimento com o objetivo de preservar a vida, a saúde e o bem-estar. A atividade de autocuidado é a atuação consciente, controlada, intencional e efetiva (Queirós et al., 2014). A exigência terapêutica de autocuidado corresponde às ações de autocuidado por meio do uso de métodos válidos e conjuntos relacionados de operações e ações.[8]

A **Teoria do Déficit de Autocuidado** está pautada nas limitações que levam os indivíduos a tornarem-se completa ou parcialmente incapazes de cuidar de si próprios, determinando a necessidade da intervenção de enfermagem.[8]

O déficit de autocuidado demanda cinco métodos de ajuda: agir ou fazer para o outro; guiar o outro; proporcionar cuidados físico e psicológico; promover um ambiente que possibilite o desenvolvimento pessoal quanto a se tornar capaz de satisfazer demandas futuras ou atuais de ação e ensinar o outro.

A partir desses métodos de ajuda surgem cinco áreas de atividades em relação à prática de enfermagem: desenvolver um relacionamento com o paciente até que ele possa ser liberado dos cuidados; definir se e como os pacientes podem ser auxiliados pela enfermagem; atender às necessidades do paciente em relação ao contato e à assistência de enfermagem; prescrever, proporcionar e regular a ajuda direta aos pacientes em forma de enfermagem; coordenar e integrar a enfermagem na vida diária do paciente em outro atendimento de saúde, serviços sociais e educacionais, se necessário.[10]

A **Teoria dos Sistemas de Enfermagem** está pautada nas necessidades de autocuidado e na capacidade do paciente para a execução de atividades de autocuidado. Os sistemas de enfermagem são classificados por Orem em: sistema totalmente compensatório, quando a enfermagem substitui o indivíduo no autocuidado; sistema parcialmente compensatório, quando o indivíduo necessita da enfermagem para auxiliá-lo no que não é capaz de realizar sozinho; e apoio educativo, quando o indivíduo é capaz de realizar o autocuidado, mas necessita da enfermagem para orientá-lo e supervisioná-lo nas ações, ou seja, por meio da enfermagem o indivíduo se tornará capaz de se autocuidar.[9]

O processo de enfermagem é definido como um método aplicado para determinar deficiências de autocuidado e definir o papel da pessoa ou do enfermeiro para satisfazer às exigências de autocuidado, contemplando três passos:

- passo 1: corresponde à fase de diagnóstico e prescrição, determinando a necessidade ou não de cuidados de enfermagem. O enfermeiro realiza a coleta dos dados e os classifica segundo as áreas das necessidades de autocuidado, de desenvolvimento e de desvio de saúde;

- passo 2: é a fase do planejamento dos sistemas de enfermagem e da execução, totalmente compensatória, parcialmente compensatória ou de apoio-educação. Entre as ações envolvidas estão a organização dos componentes das exigências terapêuticas de autocuidado e a seleção da combinação dos tipos de auxílio para compensar ou sobrepujar os déficits de autocuidado com o objetivo de capacitar o paciente para que se torne um agente de autocuidados;

- passo 3: compreende a produção e a execução do sistema de enfermagem, em que o enfermeiro pode auxiliar o indivíduo ou família no que se refere ao autocuidado e realiza em conjunto a avaliação e a evolução da assistência de enfermagem.

Teoria do Cuidado Transpessoal de Jean Watson

A teoria de Jean Watson, também conhecida como Teoria do Cuidado Transpessoal, defende o cuidado como uma ciência humana desenvolvida a partir de fundamentos filosóficos e sistemas de valores humanistas. Tal perspectiva é baseada em uma relação ontológica por estar atrelada a uma visão mundial de unidade.

No livro de Jean Watson, intitulado *Caring Science as Sacred Science*, a autora cita que, no seu primeiro livro, datado de 1985:

> a capacidade da ciência do cuidar aborda problemas de ambas as direções (e talvez hoje, todas as direções), combinando ciência com humanidades. A ciência do cuidar não pode permanecer separada ou indiferente às emoções humanas, como dor, alegria, sofrimento, medo e raiva. Ao mesmo tempo, como o próprio nome indica, a ciência do cuidar é guiada por conhecimentos científicos, métodos e previsões.[11]

Importante destacar que "a ciência do cuidar não pode permanecer separada ou indiferente às emoções humanas". Compreende-se que os profissionais que atuam na prática assistencial necessitam prestar cuidados não só com base na ciência e nas habilidades técnicas, mas também nas relacionais. Quando um indivíduo é acometido por uma doença e precisa de atendimento hospitalar com internação, sua vida é momentaneamente "interrompida" para dar lugar a um ambiente totalmente diferente daquele ao qual estava habituado. É nesse momento que se faz ainda mais imperativa a compreensão daqueles que irão assistir o paciente, no sentido de que ele tem uma história de vida, preferências, valores, aspectos culturais, sociais, entre outros, que precisam ser respeitados. E isso só será possível por meio de profissionais habilitados nas competências relacionais, que serão requeridas e muito possivelmente aplicadas.

E o que vem a ser a aplicação desses conceitos?

A teoria de Jean Watson aponta 10 fatores relacionados como cuidar:[11]

1. a formação de um sistema de valores humanísticos e altruísticos;
2. a introdução da fé e da esperança;
3. o cultivo da sensibilidade para consigo mesmo e para com os outros;
4. o desenvolvimento ou uma relação de ajuda e confiança;

Capítulo 2   33

5. a promoção e a aceitação da expressão de sentimentos positivos e negativos;

6. o uso sistemático do método de resolução de problemas com a utilização da ciência para a tomada de decisão (posteriormente modificada para suavizar a linguagem áspera do processo linear, permitindo a criatividade, e aberta para todas as formas de conhecimento);

7. a promoção do ensino-aprendizagem interpessoal (posteriormente definido como ensino-aprendizagem transpessoal);

8. a provisão para um ambiente mental, físico, sociocultural e espiritual de apoio, protetor e/ou corretivo;

9. assistência com a satisfação das necessidades humanas;

10. insumos para dimensões existencial-fenomenológicas.

O cuidado transpessoal é comunicado mediante padrões energéticos do praticante de consciência, intencionalidade e presença autêntica na relação de cuidado. As modalidades de "cura", aqui entendida como sendo o percurso do período do cuidado, são, frequentemente, do campo ambiental não invasivo, humano, natural e energético. O cuidado transpessoal promove o autoconhecimento, o autocontrole e os padrões e possibilidades de "autocura". As modalidades de cuidado transpessoal avançadas baseiam-se em múltiplas maneiras de conhecer e ser; elas abrangem o cuidado ético e relacional, junto com aquelas modalidades de consciência intencional, que são de natureza energética, forma, cor, luz, conforto, equilíbrio, harmonia e bem-estar.[11]

A arte de cuidar torna-se mais do que uma simples reprodução de atividades, traduzindo-se num complexo trabalho que busca atender às necessidades das pessoas por intermédio de uma ação. A legítima intencionalidade de desenvolver esse cuidado possibilita uma empatia entre profissional e cliente, na qual as demandas e prioridades estabelecidas tornam-se as mesmas para ambos.[12]

Importante, portanto, refletir quais são as contribuições da Teoria do Cuidado Transpessoal e da Teoria do Cuidado Humano, de Jean Watson, para a prática do cuidado.

Entende-se a teoria de Jean Watson como sendo um reforço para a importância da promoção da conexão do paciente com o ambiente do cuidado. Apesar de Jean Watson ser uma teorista voltada para a Enfermagem, conhecendo com mais profundidade todos os princípios, sua teoria pode ser aplicada a todos os profissionais da saúde. Watson defende o retorno a uma visão humanitária e metafísica com relação à vida e às experiências humanas, principalmente em situações como a hospitalização.

Segundo a teoria de Jean Watson, para que o processo de cuidar aconteça, é fundamental o envolvimento do cuidador e do ser cuidado, pois é necessário que o cuidador, além de conhecer o sujeito a ser cuidado, conheça a si mesmo. Favorecer a visualização da singularidade e da complexidade do ser cuidado: segundo Watson, o cuidado humano tem início quando o enfermeiro (podendo este processo ser estendido para os demais profissionais da saúde) se dispõe a cuidar, entra no espaço e na vida de outras pessoas, atuando como facilitador, ensinando, sabendo ouvir e ver o que é visível e o que está implícito em cada ser, singular e complexo, cuidando e buscando o enfrentamento das situações vividas.[13]

As experiências vivenciadas na relação do cuidar, conforme a própria teoria de Jean Watson retrata, podem ser exemplificadas no livro, também publicado pelo HAOC, intitulado *O que aprendi cuidando de você*, que discorre sobre realidades profundas e de impacto tanto para pacientes como para familiares e para os próprios profissionais, inclusive impactando suas vidas.

O livro citado representa, em sua essência, o que nós, profissionais da saúde, aprendemos e vivenciamos durante o cuidar. Assistir ou cuidar de alguém significa também conectar-se com ele. E essa condição humana de estabelecimento de vínculos de confiança ao longo de nossa vida também nos traz a oportunidade de influenciar pessoas no sentido de tornar experiências difíceis, muitas vezes de grande vulnerabilidade, em momentos de crescimento e de paz.[14]

O "transitar" pelo mundo do cuidar a partir do que preconiza a Teoria do Cuidado Transpessoal de Jean Watson favorece o fortalecimento de vínculos, possibilitando aceitar o sentir e o pensar do outro. E este é o esforço para diminuir a despersonalização que muitas vezes ocorre no ambiente do cuidado.

Nesse sentido, também fica evidente a importância, já na graduação ou em cursos técnicos das diversas profissões da área da saúde, da abrangência curricular sobre as teorias de cuidado que embasam filosoficamente o cuidar para que haja cada vez mais profissionais preparados não só nos aspectos técnico-científicos, mas também naqueles que envolvem as relações humanas, favorecendo o desenvolvimento de competências relacionais ainda mais necessárias no contexto do cuidar.

Teoria do Cuidado de Kristen Swanson

A quarta teoria que sustenta o Modelo Assistencial Hospital Alemão Oswaldo Cruz é a Teoria do Cuidado de Kristen Swanson. Kristen, enfermeira e pesquisadora norte-americana, tem vasta carreira acadêmica em diversas universidades renomadas e hoje ocupa a cadeira de reitora da Faculdade de Enfermagem da Universidade de Seattle. Sua teoria de cuidado foi descrita com base nas descobertas empíricas de sua pesquisa sobre gravidez e perda fetal precoce, um dos seus trabalhos de maior relevância. Publicou mais de 100 artigos e capítulos de livros e seus trabalhos têm grande contribuição para o avanço da ciência e a qualidade da prática da Enfermagem em todos os ambientes clínicos. Sua teoria teve grande influência dos preceitos da Teoria do Cuidado Transpessoal de Jean Watson, que considera o cuidado um meio de comunicação de sentimentos, com o objetivo de harmonizar a mente, o corpo e a alma da pessoa que é cuidada, como citado anteriormente.[15]

A Teoria do Cuidado de Swanson baseia-se na ideia de que a atenção direcionada para as preocupações e apreensões dos pacientes é tão importante quanto a dada às questões clínicas. Ela considera que o olhar amplo para as necessidades clínicas e emocionais de cada indivíduo é a base para o processo de cuidado e cura. Para melhor compreensão dessa teoria, entende-se necessário apresentar a visão conceitual de Swanson sobre pessoas, espiritualidade, saúde, ambiente e cuidado.

Segundo Swanson, as pessoas são seres espirituais, dinâmicos, em evolução, capazes de autorreflexão e desejosas da relação com o outro. A pessoa é definida como um ser único que está em constante evolução e cuja unicidade é manifestada pelos pensamentos, emoções e comportamentos. As vivências de cada indivíduo são influenciadas por uma complexa inter-relação entre a genética, a espiritualidade e a liberdade de escolha. A espiritualidade, consoante Swanson, liga cada ser humano a uma fonte eterna e universal de vida, bondade, criatividade e serenidade.[16]

Sobre o conceito de saúde, Swanson considera que vivenciar saúde e bem-estar é ter uma experiência subjetiva, plena de significado, associada à própria integridade e à totalidade do ser. Restabelecer a totalidade do ser envolve um processo complexo de cura em níveis físico, mental, psicossocial e espiritual. Quanto ao conceito de ambiente, a autora coloca-o num patamar situacional, mais do que físico. Na Enfermagem, o ambiente é qualquer contexto que influencia ou que é influenciado pelo paciente, sendo múltiplos os domínios de influência. O cuidado, ou a ação de cuidar, é definido como um processo sustentado numa relação com o outro que é nutrida de afeto, que conduz ao desenvolvimento, quer do enfermeiro, quer da pessoa cuidada, por quem nos sentimos responsáveis e pessoalmente envolvidos.[17-18]

Essa teoria de cuidado está pautada na gestão da emocionalidade do ser e é composta por cinco processos que se inter-relacionam e dão significado às intervenções consideradas cuidados. Os processos de cuidado são: "manter a crença", acreditar na capacidade do outro de progredir e de ter um futuro com significado; "conhecer", compreender os eventos como significativos na vida do outro; "estar com", estar emocionalmente presente, partilhando sentimentos; "fazer por", fazer pelo outro o que ele faria por si mesmo, se conseguisse; e "possibilitar/capacitar", facilitar as transições da vida e eventos desconhecidos.[16]

É a partir dessa estrutura que a teoria concebe a construção do processo de enfermagem de cada paciente, de forma a tangibilizar a teoria em um modelo de prática profissional. O elo entre teoria e prática será construído ao se percorrer o processo de enfermagem seguindo-se as etapas de investigação, diagnóstico, planejamento, implementação e avaliação e atribuindo-se significado a cada um dos cinco métodos de cuidado. As etapas de investigação e diagnósticos de enfermagem se propõem a conhecer melhor o indivíduo em suas necessidades e prioridades, evidenciando a relevância dos processos "fazer por" e "conhecer", enquanto no planejamento e na implementação prevalecem as etapas em que se podem inter-relacionar as estruturas de cuidados "manter as crenças", "estar com" e "possibilitar". Já a avaliação dos resultados dos cuidados é contínua e perpassa todo o processo de cuidar.[19]

Nos próximos parágrafos serão abordados os cinco processos em seus aspectos teóricos, bem como discutidas propostas de abordagens práticas (**Tabela 2.1**).[16]

Tabela 2.1 – O processo de cuidado e sua aplicação na prática[19]

Processo de cuidado	Definição	Aplicação na prática
Manter a crença	Atuar nas etapas do processo de enfermagem de forma a manter a crença e a esperança, respeitando os valores dos pacientes e suas famílias	Coleta de dados Diagnóstico de enfermagem Planejamento Implementação Avaliação
Conhecer	Entrevistar o paciente e levantar histórico de saúde, buscando conhecer as crenças, e se aproximar da realidade do paciente e da família de forma empática e compassiva	Coleta de dados Diagnóstico de enfermagem
Estar com	Atuar nas etapas do processo de enfermagem, estando presente fisicamente e emocionalmente, não só para as necessidades clínicas, mas também para as demandas emocionais do paciente e sua família	Planejamento Implementação Avaliação
Fazer por	Elaborar as intervenções e construir, em conjunto com paciente e a família, metas de cuidado que estejam alicerçadas no contexto e nas necessidades do paciente	Planejamento Implementação Avaliação
Possibilitar/ Capacitar	Construir plano de cuidados individualizado buscando a autonomia do paciente e educando, paciente e família, para o autocuidado de forma a apoiar a vivência de suas potencialidades	Planejamento Implementação Avaliação

Manter a crença

Para Swanson, o processo de cuidado intitulado "manter a crença" se propõe a ajudar o paciente e seus familiares a encontrar um sentido no processo e na capacidade da vida, promovendo a esperança como um caminho de saída para o ciclo de sofrimento. É também manter a fé na transição dos acontecimentos, estando ao lado de quem é cuidado em qualquer situação.[6]

As ações de cuidado que promovem a esperança são conduzidas com foco no otimismo realista, contribuindo para o aumento da capacidade da pessoa em lidar com a crise e determinando objetivos saudáveis. Dessa forma, a estrutura de cuidado sustenta a importância de "manter a crença" nas pessoas e nas suas capacidades de ultrapassar os acontecimentos sem deixar de atribuir sentido ao futuro.

A autora afirma que "há um significado pessoal a ser encontrado em qualquer condição de saúde ou desenvolvimento do desafio que a pessoa está enfrentando". Em uma abordagem prática, é necessário estar com a pessoa e capacitá-la a alcançar o seu bem-estar de acordo com o que é importante e significativo para ela. Intervenções que possibilitem autoconhecimento e crescimento pessoal são indicadas para esse processo.[16]

Conhecer

Este processo de cuidado envolve a compreensão do significado do evento de saúde ou doença para o paciente e sua família. Conhecer implica centrar a atenção nos atores do processo para buscar compreensão sob essa ótica.

De uma forma prática, é buscar compreender o significado de um acontecimento na vida do outro, evitar conjecturas e manter o foco naquele que é cuidado de forma a fortalecer a relação entre quem cuida e quem é cuidado.[18]

Estar com

O processo de "estar com" significa estar emocionalmente presente com o outro. Inclui estar presente pessoalmente, transmitir disponibilidade e compartilhar sentimentos sem sobrecarregar a pessoa cuidada.

Em suas pesquisas, Swanson compreendeu que, ao transmitir as suas emoções aos pacientes e famílias, demonstrou atenção e disponibilidade genuína, fortalecendo o elo de cuidado entre eles. O foco está na mensagem de disponibilidade, escuta e partilha emocional que os leva a perceber que a sua experiência, e eles próprios, enquanto pessoas, têm significado e importância para o enfermeiro.[18]

Fazer por

O processo de "fazer por" significa fazer pelo outro o que ele faria por si mesmo, se possível fosse. De forma prática, fazemos pelo outro quando antecipamos suas necessidades e o confortamos, atuamos com habilidade e competência para protegê-lo, respeitando sua dignidade. Trata-se de uma atitude proativa na resposta às necessidades dos pacientes e de seus familiares.

Em sua pesquisa, Swanson se utilizava do processo "fazer por" quando traduzia, em suas palavras, o que os pacientes e familiares tinham dificuldade de falar; criava um ambiente empático, permitindo abertura para a expressão de pensamentos e emoções desagradáveis. Esta técnica, além de proporcionar a validação da realidade, também possibilita discutir formas de lidar com a angústia da sua experiência.

"Possibilitar/capacitar"

O processo "possibilitar", também conhecido por "capacitar", propõe-se a facilitar a passagem do outro pelas transições da vida e dos acontecimentos, ofertanto informação, orientação, apoio, validação de sentimentos, possibilidades, alternativas e *feedback*. Relaciona-se com a educação e instrução dos pacientes e familiares com o propósito de orientar a melhor escolha, o que também está em consonância com a filosofia de modelo de cuidado centrado na família.

A Teoria de Cuidado de Kristen Swanson pode, efetivamente, apoiar paciente e famílias em situação de vulnerabilidade. Apesar de ser uma teoria empírica em que não há bases filosóficas, alguns valores, como o respeito pelo outro, por sua dignidade, sua personalidade, suas crenças e seu corpo, são evidenciados no processo de cuidado.[20]

Outro valor de destaque na teoria é o otimismo, que é evidenciado quando antecipado intencionalmente o fortalecimento da conexão com paciente e a família para que as reais necessidades possam ser abordadas em um ambiente seguro. A fé é um valor considerado de grande importância, pois encoraja o enfrentamento de uma situação dolorosa, vislumbrando sentido e esperança no futuro. Em revisão sistemática de Andershed e Olsson, foi demonstrada uma análise qualitativa do sentimento dos enfermeiros que tiveram a oportunidade de praticar os princípios da teoria, restando evidenciado que as sensações geradas eram positivas, como dever cumprido, gratidão, integridade, autossatisfação e capacidade de melhorar a intuição e o julgamento.[20]

Referenciais Teóricos Relationship-Based Care e Primary Nursing

O PN e o RBC são formas de organização do trabalho de enfermagem que têm como premissas o fortalecimento da relação de confiança entre o profissional, o paciente e família, bem como estimular a autonomia e a responsabilidade do enfermeiro na coordenação do cuidado. Dessa forma, pode-se entender que ambos os referenciais teóricos sobre organização do trabalho de enfermagem, em associação às Teorias de Enfermagem, podem se tornar uma base teórica consistente para a construção de um modelo assistencial.

O referencial Primary Nursing foi discutido pela primeira vez na década de 1970 como uma alternativa para modelos de organização de cuidado baseados em tarefas. Este modelo propôs uma nova forma de organização do trabalho de enfermagem que rompia com os modelos mais usuais e tradicionais da época, que estavam focados no método funcional e na distribuição de tarefas entre a equipe.[21]

O PN é um método para a organização do trabalho da equipe de enfermagem no qual o enfermeiro principal, também chamado de enfermeiro de referência, assume a responsabilidade pela coordenação dos cuidados de enfermagem de um ou mais pacientes e sua família. O modelo consiste em atribuir quatro elementos do processo de trabalho ao enfermeiro de referência: ser responsável pela tomada de decisão centrada no paciente; estabelecer as estratégias para o cuidado diário e atribuir à equipe de enfermagem a execução desse cuidado; manter comunicação interpessoal direta com outras equipes sobre o paciente e ser responsável pela qualidade do atendimento fornecido para um número fixo de casos de pacientes durante as 24 horas de um dia, sete dias por semana. O enfermeiro de referência assume total responsabilidade e autoridade para planejamento, desempenho, avaliação, supervisão e implementação do cuidado dos pacientes sob sua responsabilidade. Ele tem o poder para tomar decisões na ação em si, mas também coordena, planeja e avalia o atendimento ao paciente e delega aos enfermeiros associados durante sua ausência.[22]

Trata-se de um modelo que atende amplamente às instituições hospitalares e, de forma geral, é aplicável aos diversos setores e níveis de cuidado. Apesar da definição do enfermeiro de referência como o responsável por um paciente desde a admissão até a alta, Marie Manthey ainda atribui a esse profissional a possibilidade de prestar o cuidado planejado ou delega-lo para outros membros da equipe, definindo, assim, o papel do enfermeiro associado, que é aquele que assumirá a execução e a coordenação do plano de cuidado do paciente em momentos em que o enfermeiro de referência não estiver presente no setor. A definição do enfermeiro associado, ao mesmo tempo em que sustenta as premissas do PN, garante a autonomia e a responsabilidade do enfermeiro responsável pelo plantão na tomada de decisão.[21]

O método tem como principais vantagens o resgate da relação de confiança e o estreitamento dos laços entre o enfermeiro e o paciente e sua família, o que favorece sua autonomia por intermédio de um atendimento personalizado e humanizado. Dessa forma, destaca-se o PN como um sistema de prestação de cuidados centrado no paciente e baseado no relacionamento que aumenta a eficiência e qualidade do atendimento prestado. Uma relação direta entre o PN e a eficácia na redução dos cuidados perdidos, no gerenciamento de enfermagem e na eficiência da organização e gestão da assistência integral de enfermagem foi evidenciada no estudo de Moura et al.[23]

A descrição do PN também destaca os princípios norteadores e os elementos estruturais dentro do modelo proposto.

Como princípios que norteiam o Primary Nursing, destacam-se:[21]

- 24 horas de tomada de decisão e coordenação de cuidado por um enfermeiro a pacientes e familiares;
- distribuição do cuidado, entre a equipe, com base nas habilidades dos profissionais e nas necessidade de cada paciente;
- centralização, no enfermeiro de referência, do planejamento, da comunicação e da organização do cuidado;
- atuação do enfermeiro de referência, sempre que possível, na assistência direta do paciente, promovendo seu papel de facilitador no processo de cuidado e no seu gerenciamento.

Manthey ainda destaca os quatro elementos estruturais do Primary Nursing:[21]

- responsabilidade;
- designações de cuidados diários pelo método de casos;
- comunicação direta de pessoa para pessoa;
- uma pessoa operacionalmente responsável pela qualidade de cuidados administrados a pacientes numa unidade 24 horas por dia, sete dias por semana.

O HAOC segue as premissas do PN no Modelo Assistencial Hospital Alemão Oswaldo Cruz e expande para as outras disciplinas (Técnico de Enfermagem, Fisioterapia, Nutrição e Farmácia) o modelo de profissional de referência. É atribuída a referência do cuidado do paciente para o mesmo profissional durante todo o período de sua internação, salvo em situações de folga ou ausência, como já comentado. Isso permite um reforço contínuo e o fortalecimento do relacionamento entre o profissional e o paciente.[24]

Embora práticos e amplos, os conceitos do Primary Nursing para a composição do Modelo Assistencial Hospital Alemão Oswaldo Cruz, por si sós, não se mostravam suficientes para direcionar a prática assistencial e garantir a continuidade e a coordenação dos cuidados. Esse foi um dos motivos pelos quais outras abordagens, como o RBC, foram agregadas e integradas ao modelo.

O RBC, um modelo de organização do trabalho de enfermagem em que o paciente e a família estão no centro do cuidado, teve como base os princípios do Primary Nursing facilitado por Marie Manthey. A principal proposta do RBC foi expandir um modelo de organização do trabalho centrado no paciente e na família com base nos relacionamentos em todas as esferas da organização, contemplando todas as disciplinas e serviços.[25]

Assim como o PN, o RBC foi desenvolvido nos EUA e é baseado na Teoria do Cuidado Transpessoal, de Jean Watson, na Teoria do Cuidado, Kristen Swanson, e no Modelo de Cuidado, de Dingman. Em particular, o modelo conceitual de enfermagem de Jean Watson é a principal referência para o modelo RBC. O cuidado com base no relacionamento é um modelo de transformação da prática fundamentado em relacionamentos positivos e afetuosos com os colegas, pacientes e suas famílias. Esse modelo gira em torno de três relacionamentos: com pacientes e famílias, com colegas e consigo mesmo. Dos três relacionamentos importantes no RBC, o com o paciente e membros da família deve ser o principal foco do cuidado. O modelo se concentra na relação terapêutica entre a equipe assistencial e o paciente, promovendo, assim, um ambiente que cuida, assiste e mantém o respeito e a preocupação com o paciente e sua família, individualizando um plano de cuidado que reflita as prioridades do paciente.[26]

É importante entender os principais elementos a serem abordados dentro de cada um desses relacionamentos. Naquele com o paciente e a família, cabe aos profissionais assistenciais, principalmente ao enfermeiro, o desenvolvimento de uma relação terapêutica por meio da escuta ativa e empática que promova um fortalecimento da confiança, que é a base para estabelecer um atendimento de excelência. Como elementos essenciais no relacionamento com colegas, destaca-se a relevância de um ambiente de trabalho saudável que propicie respeito mútuo, confiança, comunicação aberta e honesta, suporte consistente e visível. A capacidade de resolver problemas se intensifica à medida que os membros da equipe trabalhem juntos para atender às necessidades do paciente. No relacionamento consigo mesmo, consideram-se prioritariamente a autoconsciência e o compromisso com a própria saúde e o equilíbrio entre vida profissional e pessoal. A relação do cuidador consigo mesmo significa como ele desenvolve uma compreensão de si mesmo e amplia a sua percepção sobre a importância do autocuidado, o desenvolvimento da maturidade emocional, autorreflexão e empatia para melhorar a qualidade de suas relações.[26]

Além dos três relacionamentos, o modelo contempla uma abordagem por meio de seis dimensões relacionadas com a prestação de cuidados: liderança, trabalho em equipe, prática profissional de enfermagem, prestação de cuidados orientada por recursos e medidas de resultados. No centro de cada dimensão encontram-se paciente e família.[26]

Adicionalmente aos três relacionamentos e às seis dimensões, o RBC compreende alguns pressupostos fundamentais, a seguir destacados:

- a essência do cuidar está na conexão autêntica entre as pessoas;
- o cerne da prestação de cuidados está na qualidade de relações entre pacientes, famílias e cuidadores;
- uma relação terapêutica entre o paciente/família e o enfermeiro de referência é o centro de um cuidado seguro e um atendimento de qualidade;
- para cuidar dos outros, é preciso ter conhecimento de si e praticar o autocuidado;

- os líderes devem modelar e inspirar propriedade para cuidado e excelência no atendimento;
- relações de trabalho saudáveis criam as condições ideais para cuidar e curar;
- cada pessoa na organização, não importando qual sua função ou escala de pagamento, tem uma contribuição valiosa a fazer;
- empoderamento, propriedade do trabalho e atuação são fundamentais para a criação de uma força de trabalho comprometida;
- a transformação da cultura acontece em um relacionamento de cada vez.

Na literatura, alguns exemplos da implementação das premissas do RBC descrevem aumento da satisfação do paciente, especialmente na qualidade percebida do atendimento recebido. As ações de destaque para esse resultado são simples, porém significativas, como: apresentar-se ao paciente, sentar-se próximo a ele, planejar e discutir o tratamento em parceria com ele e a família, ouvir seu humor e preocupações e garantir presença por meio de linguagens não verbais, como toque e contato visual.[27]

O Hospital Alemão Oswaldo Cruz distingue-se pela excelência da equipe assistencial desde a década de 1930. Como característica marcante desta instituição destaca-se a busca constante pela melhoria no que tange aos processos assistenciais. Nos parágrafos adiante parte da trajetória desta instituição centenária é enfatizada na busca de referenciais e na construção do seu modelo assistencial.

Em 1987, identificou-se o primeiro movimento pela definição de teorias de Enfermagem para o embasamento da prática assistencial mediante a formação de um grupo de estudos. Naquela época, foi adotada a Teoria das Necessidades Humanas Básicas, de Wanda Horta, pois era a que mais se identificava com a filosofia da instituição e representava a prática profissional do hospital.

Durante muitos anos o processo de cuidado foi norteado apenas por essa teoria, entretanto, com o passar do tempo e as oportunidades de analisar e revisar o processo assistencial no HAOC, ficou evidente a necessidade de expandir o olhar assistencial para a capacitação de cada indivíduo em realizar o autocuidado e, a partir daí, delinear a assistência com vistas a tornar o paciente independente da assistência. Foi a partir desse momento que adotamos as duas teorias de cuidado, a Teoria das Necessidades Humanas Básicas, de Wanda Horta, e a Teoria do Autocuidado, de Dorothea Orem, como norteadoras da prática assistencial no HAOC.

Na década de 2000, logo nos primeiros contatos com o modelo Primary Nursing, as lideranças assistenciais reconheceram, nas premissas da Teoria do Cuidado Transpessoal, de Jean Watson, o alicerce para a implantação do modelo de profissional de referência descrito no PN. Essa terceira teoria de cuidado passou a compor o embasamento filosófico para a entrega do cuidado no HAOC.

A quarta teoria, Teoria do Cuidado, de Kristen Swanson, foi agregada, na década de 2010, quando da implantação do modelo Relationship-Based Care em toda a instituição. Assim como acontecera com a implantação do PN, foi no contato e estudo do RBC que essa teoria se apresentou compondo o alicerce para as definições das ações que de alguma forma retratam a cultura e os valores do HAOC.

As premissas das quatro teorias de cuidado corroboram a nossa afirmação de que o cuidado se dá num ambiente íntimo onde os atores envolvidos (paciente, família e profissional da saúde) desenvolvem, nos moldes ideais do cuidar, uma relação de confiança que suporta e reforça a importância de termos referenciais bem definidos e estruturados para descrever nossos princípios. Sendo assim, as quatro teorias de cuidado se conectam perfeitamente ao Modelo Assistencial Hospital Alemão Oswaldo Cruz, que, por sua vez, faz conexão com o modelo de gestão ideal para a busca de uma entrega de cuidado com excelência.

Recomendações

1. Reconhecer e identificar a cultura organizacional e a filosofia assistencial da instituição.
2. Aprofundar o conhecimento nas Teorias de Cuidado e suas premissas.
3. Criar um grupo multiprofissional para debater e definir qual(ais) teoria(as) representa(m) a filosofia assistencial e a cultura organizacional da instituição.
4. Definir um modelo assistencial.
5. Revisar processos e rotinas sob a ótica das premissas das teorias de cuidado e modelo assistencial.
6. Implantar e divulgar as teorias de cuidado e modelo assistencial.
7. Capacitar periodicamente colaboradores já atuantes e os novos entrantes no modelo assistencial e teorias de cuidado.
8. Definir indicadores de adesão ao modelo assistencial e às premissas das teorias de cuidado para monitoramento e melhoria contínua.

Referências Bibliográficas

1. Morosini MVGC, Corbo ADA. Modelos de atenção e a saúde da família [Internet]. Rio de Janeiro: EPSJV/Fiocruz; 2007. p. 27-41.
2. Machado VB, Kurcgant P. O processo de formação de cultura organizacional em um hospital filantrópico. Rev Esc Enferm USP. 2004; 38(3):280-7.
3. Gerolin FSF, et al. A assistência como essência da trajetória do Hospital Alemão Oswaldo Cruz. 1. ed. Rio de Janeiro: Atheneu; 2017. 236 p.
4. Gonçalves JV. Wanda de Aguiar Horta: biografia. Rev Esc Enf USP. 1988; 22:3-13.
5. McLeod SA. Maslow's hierarchy of needs. Simply Psychology. [Internet] 2018 May. [citado em 11 dez. 2021]. Disponível em: https://www.simplypsychology.org/maslow.html.

6. Horta WA. Enfermagem: teoria, conceitos, princípios e processo. Rev Esc Enf USP. 1974;5(1):7-15.
7. Gonzalo A. Dorothea Orem: self-care deficit theory. Theorists & Theories. [Internet]. Março 2021 [citado 29 dez 2021]. Disponível em: https://nurseslabs.com/dorothea-orems-self-care-theory/.
8. Queirós PJP, Vidinha TSS, Almeida Filho AJ. Autocuidado: o contributo teórico de Orem para a disciplina e profissão de Enfermagem. Revista de Enfermagem Referência. 2014;3:157-164
9. Torres, GV, Davim RMB, Nóbrega MML. Aplicação do processo de enfermagem baseado na teoria de OREM: estudo de caso com uma adolescente grávida. Rev Latino-am Enfermagem, Ribeirão Preto. 1999;7(2)47-53.
10. Pires AF, Santos BN, Santos PN, Brasil VR, Luna AA. A importância da teoria do autocuidado de Dorothea Orem no cuidado de enfermagem. Revista Rede de Cuidados em Saúde. 2015;9(2).
11. Watson J. Caring science as sacred science. 1. ed. Philadelphia: F.A. Davis Company; 2005. 242p.
12. Cestari VRF. Dispositivos de assistência ventricular e cuidados de enfermagem. Texto Contexto Enferm. 2017; 26(3):e0980016. [Internet] [citado 11 maio 2018]. Disponível em: http://www.scielo.br/pdf/tce/v26n3/0104-0707-tce-26-03-e0980016.pdf.
13. Watson J. Watson's theory of human caring and subjective living experiences: carative factors/caritas processes as a disciplinary guide to the professional nursing practice. Texto Contexto Enferm. 2007;16(1):129-135.
14. Gerolin FSF, et al. O que aprendi cuidando de você. 1. ed. Rio de Janeiro: Atheneu; 2020. 216p.
15. Smith M. Review of research related to Watson's theory of caring. Nursing Science Quarterly. 2004;17(1):13-25.
16. Swanson KM. Nursing as informed caring for the well-being of others. Image: The Journal of Nursing Scholarship. 1993;25(4):352-357.
17. Peterson SJ, Bredow TS. Middle range theories application to nursing research. Philadelphia: Lippincott Williams & Wilkins; 2009.
18. Swanson KM. Empirical development of a middle range theory of caring. Nursing Research. 2012;40(3):161-166.
19. Espinoza JBR, et al. Adaptação do modelo de Kristen Swanson para cuidados de enfermagem em mulheres idosas. Texto & Contexto-Enfermagem. 2018;27(4).
20. Oliveira TC, et al. A assistência de enfermagem obstétrica à luz da teoria dos cuidados de Kristen Swanson. Enfermagem em Foco. 2018;9(2).
21. Manthey M. The practice of primary nursing. Minneapolis: Creative Health Care Management, Inc. 2002.
22. Manthey M. A prática do Primary nursing: prestação de cuidados dirigida pelos recursos, baseada no relacionamento. 2. ed. São Paulo: Editora Atheneu; 2014.
23. Moura ECC, et al. Relationship between the implementation of primary nursing model and the reduction of missed nursing care. Journal of nursing management. 2020;28(8):2103-2112.
24. Payne R, Steakley B. Establishing a primary nursing model of care. Nursing management. 2015;46(12):11-13.

25. Guanci G. How relationship-based care supports the Magnet® journey. Nursing Management. 2016;47(1):9-12.
26. Koloroutis M. Relationship-based care: a model for transforming practice. Minneapolis: Creative Healthcare Management; 2004.
27. Burt S, Berry D, Quackenbush P. Implementation of transition in care and relationship based care to reduce preventable rehospitalizations. Home Healthcare Now, 2015;33(7):390-393.

3 Competências Necessárias aos Profissionais da Saúde do Futuro para a Plena Aplicação de um Modelo Assistencial de Excelência

Alessandra Pineda do Amaral Gurgel
Ana Flávia Rodrigues
Leticia Faria Serpa
Maria Lúcia Alves Pereira Cardoso
Natália Sarracceni Tedesco

Em tempos cada vez mais acelerados, o pensamento do filósofo pré-socrático Heráclito de Éfeso, que viveu entre 540 a.C. e 470 a.C., ainda é extremamente atual e futurista: "A única constante é a mudança". Tudo muda, nada permanece idêntico a si mesmo. O movimento é, portanto, a realidade verdadeira.[1]

Na área da Sociologia, em 1992 o teórico Zygmunt Bauman descreveu a nova realidade como "modernidade líquida". De acordo com a sua teoria, nós vivemos em uma sociedade em que nada é fixo. Tudo (tudo mesmo!) é passível de mudar – o que significa que nós devemos mudar junto.[2]

Na final da década de 1980, o conceito de mundo VUCA, um acrônimo das palavras em inglês volátil (*volatile*), incerto (*uncertain*), complexo (*complex*) e ambíguo (*ambiguous*), foi desenvolvido no ambiente militar a fim de caracterizar o mundo pós-Guerra Fria, simbolizado também pela queda do Muro de Berlim, em que o cenário era de instabilidade, insegurança mundial, transformações rápidas e a forte presença tecnológica.[3]

Em abril de 2020, o antropólogo e historiador Jamais Cascio, observando que o conceito VUCA estava se tornando obsoleto, passou, então, a descrever o mundo em que vivemos como Mundo BANI: frágil (*brittle*), ansioso (*ansious*), não linear (*non-linear*) e incompreensível (*incomprehensible*), em virtude da velocidade das constantes mudanças e da perspectiva de continuidade.[4]

Estamos nos referindo a muitas transformações: digital, de gerações, de ideias e de inovação em todas as áreas de conhecimento e atuação. Este cenário de velocidade acelerada nos demanda e demandará competências e habilidades para nos contrapor à realidade instalada na sociedade, vivenciada nas diversas áreas, como economia, gestão, prestação de serviços e, também, na saúde.

Na área da saúde, vivenciamos, no período de pandemia de COVID-19, a grande necessidade de inovação nos processos assistenciais e de gestão em saúde, o que exigiu quebra de paradigmas para conseguirmos responder adequadamente a novas e grandes demandas, desde o fortalecimento da equipe para o enfrentamento da pandemia até garantir uma assistência segura ao paciente, aos familiares e a toda a equipe de saúde. Podemos dizer que isso também se aplica à educação em saúde. Foram necessárias agilidade e inovação para reagir ao novo cenário a fim de conseguir dar continuidade aos programas educacionais, mantendo a qualidade e, ao mesmo tempo, a segurança da comunidade acadêmica.

Diante desse cenário, podemos afirmar que tudo o que aprendemos há pouco tempo na universidade e toda a experiência profissional já não garantem que estejamos capacitados e munidos das competências necessárias para contribuir de forma efetiva em um futuro próximo. Vivemos tempos de incertezas e teremos que nos preparar rapidamente para as novas demandas mundiais a fim de oferecermos uma assistência à saúde de excelência.

Pensando em ferramentas que preparem a organização e seus profissionais para criar uma cultura de desenvolvimento de competências essenciais, bem como compartilhar a estrutura e a prática de excelência entre os interessados, a proposta nesse momento será fornecer conceitos e estratégias para sua aplicação.

Desejamos que, ao final deste capítulo, o leitor seja capaz de rever suas percepções, retomar suas reflexões e adotar as competências essenciais para implementar ou aprimorar um modelo assistencial de excelência adaptado à sua realidade.

Gestão por Competências
Da noção de competência ao desempenho de excelência

Vivemos na era da inovação disruptiva, que, no futuro imediato, provavelmente, será reconhecida como a quarta maior revolução industrial, com alterações tão profundas em termos de tamanho, velocidade, escopo das tecnologias, comportamento, sistemas de produção e consumo, que, na perspectiva da história humana, nunca houve um momento tão potencialmente promissor ou perigoso.[5]

Além disso, estamos vivendo os tempos da modernidade líquida, em que a fluidez nos permite maior capacidade de adaptação, menos preconceitos e mais liberdade, eliminando pressupostos desnecessários, concomitante à exigência de um olhar mais criterioso com os nossos princípios e valores fundamentais para definir o que é desejável, o que é permitido e o que repudiamos. "Derreter os sólidos" significa valorizar a experiência, contemplando, ao mesmo tempo, as novidades da revolução dos paradigmas da individualidade dos relacionamentos, do tempo e do espaço, das relações de trabalho e da forma de se relacionar com a sociedade e com o planeta.[5]

Ao constatar que vivemos em um mundo em processo de transformação sem precedentes, e pensando na pertinência e, ao mesmo tempo, na complexidade do contexto, podemos refletir: como desenvolver profissionais da saúde antifragilidades? Quais são as competências para os profissionais da saúde? Como jovens ou pessoas com pouca experiência conseguirão desenvolver as competências requeridas? Como trazer esse diferencial para carreiras, negócios e uma visão mais positiva, ativa e transformadora frente à volatilidade do cenário atual e do futuro?

Dentro da temática dos estudos sobre comportamento organizacional, nos últimos anos, a noção de competência tem alcançado grande relevo devido ao interesse de pesquisadores e organizações.[6-9] Migrando da forma discursiva para a forma operativa, as competências passam a ser utilizadas para promover transformações em diversas áreas do ambiente organizacional, incluindo problemas como remuneração, avaliação do desempenho, programas de capacitação, entre outros.

O impulso da literatura sobre esse tema ocorreu na década de 2000, com a emergência do modelo de gestão por competências, propiciando, assim, discussões sobre a noção de competência, suas dimensões, seus antecedentes e suas implicações.[10-14]

Dimensões e competências nas organizações

As competências são a combinação de conhecimentos e habilidades; representam tanto a base dos conhecimentos tácitos quanto o conjunto das habilidades necessárias à realização de ações produtivas. Assumem caráter estratégico à medida que dispõem dos seguintes atributos: o caráter tácito, a robustez, a fixação e o consenso de gerências.[15]

Os pesquisadores Prahalad e Hamel definem competências essenciais *(core competence)* como "um conjunto de habilidades e tecnologias que permitem a uma empresa oferecer um determinado benefício aos clientes".[16]

- **Competências essenciais** são habilidades ou capacidades, não são produtos ou serviços. Para esses autores[16], uma competência essencial da organização deve:

  I) ser visível aos olhos do cliente, e não às nuanças técnicas; aportar uma contribuição importante, e não apenas implícita ao benefício;

  II) mostrar a diferenciação entre a empresa e seus concorrentes e ser difícil de copiar ou imitar;

  III) possibilitar a expansão, ou seja, viabilizar o acesso a diferentes mercados.

Com base nesses conceitos, os autores procuram adaptá-los à realidade das pequenas e médias empresas e propõem os seguintes conceitos:[16,17]

  I) **competências organizacionais:** são competências coletivas que se distinguem sob a forma de processos e/ou atendimento e abrigam conhecimentos tácitos e explícitos, sistemas e procedimentos de trabalho, entre outros elementos intangíveis, como princípios, valores e cultura dominantes na organização;

II) **competências organizacionais básicas:** são as competências coletivas desmembradas em toda organização que contribuem para a sobrevivência dessa, mas não para a sua diferenciação;

III) **competências organizacionais seletivas:** são competências coletivas que geram diferenciação.

Diversos autores vêm associando competência à noção de desempenho, reconhecendo que os elementos que a constituem – conhecimentos, habilidades e atitudes (CHAs) – resultam em desempenho profissional, com evidenciáveis reflexos sobre os resultados organizacionais.[8,9,18,19]

Desses elementos, o conhecimento representa um conjunto de informações assimiladas e estruturadas pelo indivíduo, as quais lhe possibilitam entender o mundo.[20,21] A habilidade alude ao saber como fazer alguma coisa, representando a capacidade que o indivíduo tem de usar, de maneira produtiva, o conhecimento que detém, instaurando experiências guardadas em sua memória e utilizando-os em uma ação.[22,23] Por fim, a atitude pode ser definida como uma predisposição do sujeito para reagir (de modo negativo ou positivo) a um estímulo. Diante disso, a partir da noção de competências, o desempenho da pessoa representaria uma manifestação de suas competências, expressas em razão dos comportamentos que adota no trabalho e dos resultados decorrentes.[24]

Outros autores afirmam que, mesmo com a possibilidade de interpretar a competência de diversas maneiras, duas grandes correntes teóricas são encontradas[25-30].

- A **primeira**, de representação estadunidense, McClelland, considera a competência um conjunto de qualificações ou características subjacentes ao indivíduo que lhe possibilitam a realização de determinado trabalho ou dada situação.[31]

- A **segunda**, representando o pensamento francês, como Le Boterf[32] e Zarifian[33], associa a competência não a um conjunto de atributos do indivíduo, mas às suas realizações em determinado contexto, isto é, àquilo que o sujeito realiza ou produz no trabalho.[29, 33] Para Le Boterf,[32] a ação competente é a combinação e a mobilização de recursos. Dois elementos estão presentes nesse conceito: capacidades necessárias ao sujeito para um desempenho competente e efetiva aplicação dessas capacidades para lidar com qualquer assunto em sua área de atuação.

Nos últimos anos, no entanto, o destaque tem sido atribuído a uma **terceira** vertente integradora, que busca definir a competência baseada na conexão das correntes referenciadas.[34]

Gonczi foi responsável pela defesa dessa posição, reconhecendo que a competência associa atributos pessoais ao contexto em que são utilizados.[12] Assim, a competência é compreendida como o desempenho expresso pelo indivíduo em contexto determinado, em termos de comportamentos adotados no trabalho e realizações decorrentes, e não só a um conjunto de CHAs.[18]

Essas definições possibilitam a associação entre competência e desempenho, seja no ambiente acadêmico ou organizacional, vinculando-se à esfera de uma estratégia organizacional.[18] Nessa linha de pensamento, competências se manifestam no momento em que os indivíduos agem diante das situações profissionais com as quais se deparam,[33] agregando valor (econômico ou social) a indivíduos e a organizações, contribuindo para a consecução de estratégias organizacionais e para a disseminação do reconhecimento social sobre a capacidade de sujeitos, equipes e organizações.[10,33] Assim, CHAs, como elementos constitutivos da competência, agregam valor por intermédio do desempenho no trabalho.[11,25]

O desempenho é expresso pelos comportamentos que o indivíduo manifesta no trabalho, bem como pelas consequências de tais comportamentos no que se refere a realizações ou resultados.[26] Dessa maneira, o desempenho profissional por competências tem valor para o sujeito que o produz e para a organização à qual se vincula. Diante disso, pode-se definir esse desempenho como um conjunto de CHAs que o sujeito utiliza para a realização de seus planos de trabalho e que deve estar relacionado ao perfil almejado pela organização.[35] Para ser competente, o desempenho necessita gerar impacto nos resultados do trabalho do indivíduo (nível micro) e na organização pela abrangência dos resultados individuais (nível macro).

Competências Organizacionais e Individuais Essenciais para a Plena Implantação de um Modelo Assistencial de Excelência e Requeridas dos Profissionais do Futuro

Mais do que nunca as competências necessárias para o "cuidar" serão demandadas e exigidas, motivo pelo qual organizações de saúde devem implementar um modelo assistencial sistematizado cujas competências sejam de âmbito organizacional, a fim de promover um ambiente agradável e acolhedor, que favoreça o trabalho em equipe e a recuperação dos pacientes.

Organizações com atitude de prontidão desenvolvem e dedicam esforços a cinco domínios: liderança, coleta e uso de dados, equipes de trabalho, serviços e tratamentos de cuidado, assim como engajamento junto a comunidade, pacientes e famílias.[36] Tal prontidão para atendimento a demandas dos pacientes requer competências bem estabelecidas e claras a serem avaliadas em processos de seleção profissionais alinhados ao propósito do modelo assistencial em questão, assim como deve ser desenvolvida e estimulada ao longo da trajetória profissional, perpetuando, assim, a cultura organizacional. Nesse sentido, não importam posição hierárquica, cargos de gestão, administrativos, liderança técnica, operacional, atuação direta ou indireta à assistência, todos devem estar em harmonia com tal alinhamento a fim de promover um ambiente agradável e acolhedor que favoreça o trabalho em equipe e a recuperação dos pacientes.

Cuidar requer competências

Cuidar impõe atender às demandas únicas de cada indivíduo. E, em se tratando de pacientes e famílias, que necessariamente se encontram em condições de vulnerabilidade, ter posicionamento de prontidão e presteza em todos os níveis da instituição é imprescindível. Assim, competências organizacionais e individuais precisam estar finamente alinhadas.

Estando as competências ajustadas e cuidadosamente endereçadas, a excelência da organização e a cultura de transformação serão sistêmicas e sustentáveis, suportando elevados níveis de qualidade na entrega do cuidado.

Cada organização é composta por indivíduos que constroem a cultura, estabelecem ajustes de rotas e perpetuam uma marca. Instituições de saúde são reconhecidas pela ética, alta confiabilidade e capacidade de não gerar mais danos.[36]

Existem quatro níveis de competências organizacionais denominados: competências essenciais, competências distintivas, competências organizacionais e competências individuais. Dessas, conforme a **Tabela 3.1**, três se referem à empresa e uma está relacionada com o indivíduo.[37]

Tabela 3.1 – Quadro síntese dos níveis de competências organizacionais[37]

Competências essenciais	Competências e atividades mais elevadas, no nível coorporativo, que são a chave para a sobrevivência da empresa e centrais para sua estratégia.
Competências distintivas	Competências e atividades que os clientes reconhecem como diferenciadores de seus concorrentes e que provêm vantagens competitivas.
Competências organizacionais	Competências coletivas associadas às atividades-meio e às atividades-fim.
Competências Individuais	Saber agir responsável e reconhecido, que implica mobilizar, integrar, transferir conhecimentos, recursos e habilidades que agreguem valor econômico à organização e valor social ao indivíduo.

Reconhecendo a interdependência entre as competências organizacionais e individuais, para fins didáticos elas foram abordadas em separado, embora entendendo sempre que estão intrinsicamente relacionadas e presentes em cada atendimento e interação de forma única e simultânea.

Competências organizacionais do Hospital Alemão Oswaldo Cruz

- Compromisso com o paciente

Age de forma empática para compreender as necessidades dos pacientes e clientes (internos e externos), proporcionando a melhor experiência, soluções e resultados.

- Protagonismo colaborativo

Atua com protagonismo colaborativo na resolução de problemas, analisando dados para a tomada de decisões, comunicando-se com clareza e objetividade, obtendo os melhores resultados para o paciente e o negócio.

- Foco em qualidade e segurança

Trabalha com responsabilidade, zelando pela saúde e segurança de todos. Segue normas e procedimentos, comprometendo-se com a confidencialidade, a qualidade e a precisão. Busca a melhoria contínua dos processos de qualidade e segurança.

- Orientação para resultado

Compreende o negócio, as áreas de interface e o impacto de suas atividades para instituição, planeja e executa ações alinhadas aos objetivos, buscando as melhores soluções para viabilizar a estratégia.

- Atuação inovadora

Busca se reinventar para evoluir continuamente, criando valor por meio de inovações ou melhorias de processos com o objetivo de aumentar a sustentabilidade da instituição.

- Liderança inspiradora

Inspira e mobiliza as pessoas em busca do propósito e dos valores da instituição, fomentando um ambiente íntegro para o crescimento e o desenvolvimento das pessoas.

Competências individuais

As teorias que embasam o Modelo Assistencial Hospital Alemão Oswaldo Cruz®, conforme citadas no segundo capítulo deste livro, fundamentadas com evidências científicas, são práticas contemporâneas e delas emanam as competências individuais essenciais para implementação, vivência e expansão do modelo.

Segundo pesquisa nos EUA com mais de 5 mil participantes, as expectativas do paciente ao chegar a um serviço de saúde são: antecipação de suas necessidades, ser ouvido e tratado com respeito e gentileza, ter alguém coordenando seu plano de cuidado, haver uma comunicação eficaz entre equipes, informação, honestidade, participar das decisões e ter seus medos acalmados – ele quer ser visto como uma pessoa, e não um diagnóstico. Esses são os princípios do cuidado baseado no relacionamento.[38]

O cuidado baseado no relacionamento se dá do interior de cada indivíduo para o exterior, motivo pelo qual necessita e possibilita que cada indivíduo utilize seus melhores recursos internos para relacionar-se com os demais.

- Competências relacionais

As competências relacionais são aquelas voltadas às relações interpessoais.[39]

Em geral, as escolas não nos ensinam a desenvolver nossas habilidades emocionais e sociais, porém a maioria das habilidades listadas pelo relatório do Fórum Econômico Mundial sobre o futuro do trabalho e as competências mais demandadas traz essas características em sua essência, ou seja, habilidades essencialmente humanas, que são mais dificilmente substituídas pela automação e inteligência artificial.[40]

Dessa forma, desenvolver as competências intrinsecamente humanas depende de cada um de nós, mas é na relação com o outro que nos reconhecemos e aprendemos. Nesse cenário, faz sentido olharmos para o que deve ser o futuro do desenvolvimento de pessoas e o desenvolvimento de pessoas para o futuro. Em um mundo em que a competência técnica deixa de ser um diferencial-chave, o valor está naquilo que é mais singular ao ser humano: emoções, criatividade, cognição e ética (**Quadro 3.1**).[40]

- Competências técnicas

Competências técnicas são aquelas relacionadas com o domínio de especialidades.[39] Uma vez que o nicho das atuações de cada instituição hospitalar pode variar de acordo com seu posicionamento estratégico, não vamos aqui descrevê-las, visto que deverão ser definidas conforme as especialidades médicas oferecidas e o escopo de atividade dos profissionais assistenciais.

Quadro 3.1 – Mapa de competências relacionais impulsionadoras do Modelo Assistencial Hospital Alemão Oswaldo Cruz® e requeridas para profissionais do futuro

Competências relacionais individuais	Referencial teórico assistencial	Visão apreciativa	Referencial teórico Gestão
Autoconhecimento	Cuidado baseado no relacionamento – (RBC)	Ter tempo para cuidar de você e de seus colegas é fundamental para cuidar de pacientes.[41]	Autoconhecimento: habilidade percebida com demanda crescente até 2025.[42]
			Em um mundo FRÁGIL, precisamos ter autoconhecimento. Suporte para manutenção da saúde mental dos profissionais inseridos em um mundo BANI.[4]
Resiliência	Teoria de Jean Watson	Promover e aceitar a expressão de sentimentos positivos e negativos.[43]	Resiliência, tolerância ao stress e flexibilidade: habilidade ou grupo de habilidades percebidas com demanda crescente até 2025.[42]
			Em um mundo NÃO LINEAR, sejamos RESILIENTES.[4]
Interdisciplinaridade	Cuidado baseado no relacionamento – (RBC)	Trabalhar em equipe.[41,44]	Trabalho em equipe: habilidade percebida com demanda crescente até 2025.[42]
			Em um mundo NÃO LINEAR, precisamos atuar com INTERDISCIPLINARIDADE.[4]
			Transdisciplinaridade: ensino e habilidade de entender conceitos em várias disciplinas.[45]

Continua

Quadro 3.1 – Mapa de competências relacionais impulsionadoras do Modelo Assistencial Hospital Alemão Oswaldo Cruz® e requeridas para profissionais do futuro (continuação)

Competências relacionais individuais	Referencial teórico assistencial	Visão apreciativa	Referencial teórico Gestão
Compaixão / conexão para a formação de vínculo	Teoria de Kristen Swanson	Estar com ....[46]	Em um mundo de INCOMPREENSIBILIDADE, tenhamos COMPAIXÃO e VÍNCULO.[3]
	Teoria de Jean Watson	...dispor-se a cuidar, entrar no espaço e na vida de outras pessoas, atuando como facilitador, ensinando, sabendo, ouvir e ver o que é visível e o que é implícito em cada ser, singular e complexo, cuidando e buscando o enfrentamento das situações vividas[43].	
	Cuidado baseado no relacionamento – (RBC)	A essência do cuidar está na conexão autêntica entre as pessoas. O paciente e sua família desejam a antecipação de suas necessidades.[41]	Fazer sentido: habilidade de compreender o significado profundo do que está sendo expressado.[45]
			Proficiência em pensar e criar soluções e respostas além do que é rotineiro ou baseado em regras.[45]

Continua

Quadro 3.1 – Mapa de competências relacionais impulsionadoras do Modelo Assistencial Hospital Alemão Oswaldo Cruz® e requeridas para profissionais do futuro (continuação)

Competências relacionais individuais	Referencial teórico assistencial	Visão apreciativa	Referencial teórico Gestão
Comunicação efetiva	Primary Nursing	Comunicação direta de pessoa para pessoa.[47]	Inteligência social: caminho direto e profundo para sentir e estimular reações e interações desejadas. Profissionais são capazes de acessar rapidamente as emoções daqueles que estão ao seu redor e adaptar suas palavras, tom e gestos.[45]
	Cuidado baseado no relacionamento – (RBC)	Paciente e sua família desejam ser ouvidos e tratados com respeito e gentileza. Desejam informações e comunicação eficaz entre a equipe.[41]	"Nossos hospitais podem se tornar locais que captam histórias de saúde, em vez de apenas contarem histórias de doenças. Ser um lugar para conversar, um lugar para se escutar". [48]
Positividade / manter a crença	Teoria de Kristen Swanson	Manter a crença.[46]	Atenção plena, meditação, gratidão e gentileza: grupo de habilidades percebidas com demanda crescente até 2025.[42]
	Teoria de Jean Watson	Introduzir a fé e a esperança.[43]	Em um mundo de ANSIEDADE, promover POSITIVIDADE.[4]
	Cuidado baseado no relacionamento – (RBC)	O paciente e a família querem ter seus medos acalmados.[41]	

Continua

Quadro 3.1 – Mapa de competências relacionais impulsionadoras do Modelo Assistencial Hospital Alemão Oswaldo Cruz® e requeridas para profissionais do futuro (continuação)

Competências relacionais individuais	Referencial teórico assistencial	Visão apreciativa	Referencial teórico Gestão
	Teoria de Kristen Swanson	Possibilitar/Capacitar.[46]	Resolver problemas complexos, habilidade percebida com demanda crescente até 2025.[42]
	Cuidado baseado no relacionamento – (RBC)	O paciente e sua família desejam ter alguém coordenando seu plano de cuidado e participar das decisões.[41]	
Mentoria	Teoria de Wanda Horta	Identificar as necessidades básicas bem como a capacidade de cada indivíduo em realizar o autocuidado e a partir daí delinear a assistência com vistas a tornar o paciente independente da assistência.[44]	
Competência cultural	Cuidado baseado no relacionamento – (RBC)	A transformação da cultura acontece em um relacionamento de uma vez.[42]	Habilidade de interagir em diferentes contextos culturais.[45]
			Em um mundo de INCOMPREENSIBILIDADE e NÃO LINEAR, tenhamos competência cultural.[4]

Fonte: autoria própria

Atraindo e Selecionando Profissionais Altamente Qualificados e Alinhados a um Modelo Assistencial de Excelência

Nas abordagens anteriores, discorremos sobre o conceito de competências e seus referenciais teóricos e como essas estão diretamente ligadas ao Modelo Assistencial Hospital Alemão Oswaldo Cruz®. Importante refletir a respeito da atração e do desenvolvimento dos colaboradores, alinhados à cultura e às competências essenciais da organização, para elevar a capacidade de resultado, criando vantagem competitiva em relação aos demais concorrentes.

Trata-se de uma fonte que nos diferencia, já que somente por meio desse alinhamento comportamental e técnico podemos fornecer ao paciente e seus familiares a melhor experiência de cuidado e acolhimento, revelando excelentes desfechos e resultados de satisfação.

Um dos artigos analisados elucida que as competências essenciais são atributos de toda a organização, representando o desafio de serem percebidas como vantagem competitiva, gerar um valor diferenciado ao cliente e serem praticamente únicas, diferenciadas mesmo, impossível de serem copiadas pelos concorrentes.[49]

O capital humano é o grande ativo das instituições. São as pessoas que contribuem para a organização inovar, ser criativa, adaptar-se às novas necessidades e, principalmente, posicionar o paciente no centro das suas decisões. "A organização transfere seu patrimônio para as pessoas, enriquecendo-as e preparando-as para enfrentar novas situações profissionais e pessoais, na organização ou fora dela".[50]

O momento mais importante para a organização na jornada do colaborador é a etapa de atrair e selecionar um novo profissional. Além de ser uma fase que requer um cuidado e forte planejamento, é necessária uma boa parceria com a liderança, a qual deve participar de toda a construção da estratégia de atração e seleção e, mais do que isso, preparar o gestor do ponto de vista técnico para avaliar o candidato e tomar a decisão. Afinal de contas, o objetivo é encontrar o melhor candidato para compor sua equipe.

Por esse motivo, a área de Recursos Humanos, sabendo dessa complexidade, deve propor soluções adequadas para a liderança e instrumentalizá-la a estar atenta a qualquer situação adversa, novas tecnologias e abordagens, avaliar as condições internas e externas e conhecer profundamente os desafios da área e seus líderes, a fim de reagir rapidamente às mudanças em eventual contexto adverso.

Avaliando competências ao longo do processo seletivo

Antes de iniciar o processo seletivo, o profissional de atração e seleção precisa planejá-lo por meio de uma metodologia esquematizada, elaborada do início ao fim. A etapa de planejamento deve ser realizada de forma cuidadosa e quem for conduzi-la precisa conhecer muito bem as competências organizacionais e individuais exigidas para a função.

Os processos seletivos podem variar bastante de acordo com cada empresa e o número de vagas, mas, de maneira geral, as etapas mais comuns são: levantamento e definição do perfil, divulgação da vaga, triagem ou seleção de candidatos, entrevista individual ou coletiva com os candidatos, proposta salarial e contratação.

Com base nos conteúdos estudados e nas proposições dos autores de forma simples e prática, relembramos a definição de competência como a aplicação das combinações de conhecimento, habilidade e atitude no desempenho do trabalho, agregando valor e gerando resultados à organização.

Para estabelecer uma definição sobre o futuro colaborador é necessário, em primeira instância, que façamos o levantamento do perfil do cargo a partir dos conhecimentos, habilidades e atitudes necessários para a prática da função. Além dessas informações, há a necessidade de definir os pré-requisitos do cargo, como, por exemplo, formação, experiência profissional, escolaridade básica e complementar.

Para a elaboração de um perfil de excelência, é importante que o gestor, com o apoio de um profissional da área de Recursos Humanos, descreva, de forma detalhada, todas as informações que julgar necessárias, como formação acadêmica exigida, atividades e responsabilidades do cargo, habilidades e as áreas em que o profissional deve ter domínio.

Avaliar como o candidato atua de fato mediante um desafio, projeto ou entrega, como ele contribuiu em suas experiências anteriores, como constrói um raciocínio, toma decisões e resolve problemas passam a ser prioridades. Na entrevista, o grande objetivo de qualquer modelo de atração e seleção será utilizar-se das competências como ferramentas aliadas na investigação e identificação daquelas requeridas para a posição, entendendo que:

- conhecimento é a informação adquirida pelo profissional durante a sua vida no meio acadêmico, em cursos técnicos, no ambiente familiar, nos diversos campos de atuação do trabalho;
- a habilidade diretamente ligada ao saber fazer e que é exigida para a execução de uma função ou cargo pressupõe que a pessoa a adquiriu executando-a, praticando-a ou até mesmo exercendo-a anteriormente;
- a atitude, neste contexto, é a maneira de se comportar de cada pessoa na sua atuação profissional, de modo que, quando observado pelos pacientes, colegas e gestores, poderá ser favorável ou não à luz da cultura da organização ou da estratégia organizacional.

Selecionando profissionais com as competências necessárias para um modelo assistencial de excelência

Com o perfil da vaga definido, procede-se à busca por preenchê-la com agilidade, estando-se alinhado à cultura organizacional, com uma boa assertividade. Por esse motivo, atualmente as atividades operacionais e padronizadas para a triagem de currículos podem ser automatizadas por meio de ferramentas de busca.

Ao se cadastrar a vaga na ferramenta, é importante incluir o maior número de informações exigidas, requisitos e competências necessárias para o cargo. Dessa forma, o recrutador poderá selecionar os profissionais que têm maior probabilidade de atender às demandas da função.

Em seguida, o recrutador analisa todos os currículos e poderá selecionar aqueles que melhor correspondam às habilidades, experiência e características desejadas pela organização, identificando os que apresentam maior potencial para ocupar a vaga em questão.

Os candidatos triados no processo seletivo passam, então, por uma criteriosa avaliação de conhecimentos específicos elaborada de acordo com os conhecimentos exigidos para a vaga. Os testes de conhecimentos específicos são ideais para avaliar quais candidatos se enquadram nos requisitos mínimos de uma determinada vaga e variam segundo perfil do cargo. As questões podem ser discursivas ou de múltipla escolha, têm por objetivo avaliar os conhecimentos técnicos de um candidato em uma área específica e são utilizadas geralmente para as vagas que exigem alto grau de conhecimento.

A prova ou teste não leva em consideração o atributo de habilidade de aprendizado, já que uma pessoa pode ter um conhecimento limitado ou, ainda, básico acerca de um determinado tema, mas ter uma capacidade diferenciada para a absorção de novos conhecimentos; ou podemos nos deparar com candidatos muito bem avaliados no que tange a conhecimentos técnicos e teóricos, mas que não sejam capazes de organizar suas ideias e, assim, não conseguir resolver um determinado problema ou situação, ou, ainda, ter amplo conhecimento teórico, entretanto não saber aplicá-lo na prática. Nesse sentido, os testes ou provas são aplicados na fase inicial do processo seletivo e podem desqualificar candidatos que não apresentam os requisitos necessários ou até mesmo servir de parâmetro comparativo entre os participantes na etapa final do processo seletivo.

Os testes de conhecimentos específicos avaliam a experiência técnica ou teórica de um candidato em um determinado campo e são elaborados pelas áreas técnicas e com matérias relacionadas com a área de formação ou o cargo a ser ocupado.

Preparando-se para maior conexão ao longo do processo de entrevista

A etapa de entrevistas, uma das mais importantes do processo de atração e seleção, tem por objetivo avaliar o domínio dos candidatos sobre as competências relacionadas com o perfil requerido pelo cargo. Essa etapa se dá por meio da interação entre entrevistador e candidato ao longo da abordagem de questões pertinentes ao processo seletivo em questão. Durante a entrevista devem-se explorar fatos, situações e vivências dos candidatos. Exemplos e experiências são essenciais, uma vez que trazem subsídios não apenas do conhecimento, mas, principalmente, das habilidades e atitudes do candidato frente a estímulos anteriores. As perguntas devem ser claras e objetivas, abertas e específicas:

- com foco nas competências organizacionais e individuais requeridas;
- solicitando sempre exemplos para reconhecer a ação do entrevistado;
- investigando como aconteceu, explorando os resultados, obstáculos, ações planejadas e realizadas pelo candidato.

A pergunta aberta tem por objetivo solicitar um exemplo de situação que revele algum comportamento esperado pela organização, sempre vinculado às competências organizacionais e individuais exigidas.

A entrevista é realizada pelo analista de seleção e, em seguida, pelo gestor. Ambos farão uma avaliação criteriosa da adesão do candidato às competências técnicas, organizacionais e individuais, além de explorar seu alinhamento com a cultura organizacional.

A etapa final é a entrevista técnica conduzida exclusivamente pelo gestor da vaga. É o momento em que candidato e gestor podem se conhecer melhor. Não deve ser um momento de tensão, e, sim, para explorar os conhecimentos e as competências do candidato, assim como esclarecer eventuais dúvidas relacionadas tanto com os aspectos técnicos quanto os relacionais, o que é de suma importância para que o gestor da vaga escolha o profissional mais qualificado e alinhado com a cultura e o modelo assistencial da instituição de saúde.

O desenvolvimento de um roteiro para a entrevista técnica, assim como a utilização de um quadro de competências, é um grande aliado do gestor da vaga. Ambos são excelentes instrumentos para buscar informações do candidato, sendo possível explorar detalhes sobre desafios e experiências de vida, além de proporcionar ao candidato um claro entendimento do que está sendo perguntado.

O formato do roteiro mantém o gestor da vaga organizado durante a etapa de entrevista e ajuda na abordagem de todas as informações essenciais para uma avaliação aprofundada do candidato. Recomenda-se que o roteiro contenha uma seção introdutória com uma breve apresentação da empresa, assim como da área, seguida das habilidades técnicas e comportamentais requeridas, com o intuito de avaliar a adesão dos candidatos ao desenho da vaga.

Importante observar que essa última etapa, conduzida pelo gestor, é primordial para que ele analise sua conexão com o candidato com vistas a avaliar a longevidade da parceria e ponderar o quanto o profissional poderá reforçar os comportamentos esperados da instituição e do modelo assistencial de excelência adotado.

É indispensável o planejamento de todas as etapas do processo para atrair e selecionar pessoas. Essa ferramenta pode fazer a diferença, propiciando uma experiência de sintonia perfeita entre o candidato, o cargo, o propósito, a cultura e os valores da organização.

Capítulo 3

O objetivo é almejar a pessoa certa no lugar certo. Quando esta tem as competências técnicas e individuais adequadas à função e ao modelo assistencial que se pretende, sua atuação se dará com total engajamento ao desempenho das atividades com prazer e excelência.

Desdobramentos e Interfaces das Competências ao longo da Estrutura Institucional, Impulsionando o Desempenho de Líderes e Suas Equipes

No contexto atual, os profissionais da saúde têm muitos desafios e terão ainda mais pela frente. Os líderes estão estimulados na sua capacidade de comandar equipes e processos com demandas diversas, além de gerenciar suas próprias emoções e os relacionamentos ao seu redor nos âmbitos pessoal e profissional.

Resgatando a definição do mundo BANI, mais do que definir o mundo, trata-se de é uma lógica que determina como sua postura pessoal deve ser daqui por diante. Além disso, há um grande incentivo para que companhias incorporem essa filosofia e a internalizem desde o planejamento estratégico até seu estilo de liderança. O grande diferencial competitivo de um profissional ou empresa, agora, é saber reagir a tudo o que acontece.[3]

As lideranças precisam se desenvolver ao longo da vida, reforçando o conceito da indústria 4.0 *learning by doing*, que significa aprender fazendo. Essa é a possibilidade de fazer a transformação acontecer de dentro para fora, de realmente haver uma mudança de mentalidade e atitude.

Para a Sociedade Brasileira de Inteligência Emocional, as competências de um líder de alto desempenho são:

1. autocontrole: saber lidar com a pressão;
2. autorresponsabilidade: assumir a responsabilidade sobre os resultados da equipe;
3. confiabilidade: ter integridade e preocupação com as necessidades dos colaboradores;
4. empatia: mostrar sensibilidade ao lidar com todos;
5. criar vínculos: relacionar-se bem com todos da equipe;
6. focar em soluções: otimizar recursos e pensar sempre na solução;
7. lidar com a adversidade: usar as diferenças como complemento para alcançar os objetivos.[51]

O autor aprofunda e propõe a evolução e o desmembramento dessas posturas e formas de se relacionar em várias ações para a construção de relacionamentos baseados na confiança:

1. desenvolva relacionamentos assertivamente empáticos;
2. receba, dê e encoraje o *feedback*;
3. saiba o que motiva cada membro da sua equipe;

4. trabalhe em colaboração para atingir melhores resultados e de forma mais rápida;

5. forneça *feedback*: a melhor forma de conhecer o outro e sua equipe é dando *feedback* da maneira mais transparente possível, sendo verdadeiro em suas relações.[6]

Segundo o relatório *Francis*, publicado pelo National Health Service NHS UK em 2013, a compaixão foi revelada como competência fundamental aos profissionais da saúde. Nesse documento, ficou evidenciado como a ausência de compaixão estava relacionada com uma das principais causas de falha em serviços de saúde no Reino Unido. Três recomendações são destacadas:

1. treinar todos os profissionais da saúde em compaixão;

2. considerar e avaliar a compaixão como uma competência fundamental aos profissionais da saúde;

3. adotar e implementar normas e cuidados compassivos nos cuidados em saúde.[52]

A compaixão faz parte dos padrões e valores desta instituição que ora se chama County Hospital:

> Respondemos com humanidade e bondade à dor, angústia, ansiedade ou necessidade de cada pessoa. Procuramos as coisas que podemos fazer, por menores que sejam, para dar conforto e alívio ao sofrimento. Encontramos tempo para aqueles a quem servimos e trabalhamos ao lado. Não esperamos ser solicitados, porque nós cuidamos.[52]

Na análise da pesquisadora Theresa Wiseman, cujo objeto de estudo foi o conceito de empatia, em virtude de ser um termo amplamente utilizado e escrito sobre a enfermagem, as propostas principais eram ampliar o conceito e o conhecimento do termo e responder às seguintes questões: o que é empatia? Por que é tão importante? Como é reconhecida, nutrida e sustentada? Em que condições ela é encorajada ou desencorajada? É algo estático ou dinâmico? Esse estudo foi realizado com profissionais de Enfermagem recém-formados e com outro grupo de enfermeiros com tempo de formação e idades distintas. A partir disso, quatro atributos foram identificados por caracterizarem o termo:

1. ver o mundo como os outros veem;

2. não julgamento;

3. entender o sentimento do outro;

4. reconhecer e comunicar ao outro o sentimento compartilhado.[53]

As bases de toda boa liderança são o relacionamento e a confiança entre líder e liderados.[6]

Desenvolvimento de Competências ao longo da Trajetória Profissional

O desenvolvimento de competências dos profissionais da saúde está embasado, majoritariamente, em iniciativas que busquem fornecer resposta às necessidades dos pacientes e de seus familiares, com vistas à resolução dos problemas de saúde considerados num contexto de inúmeras mudanças organizacionais trazidas pelo momento de pandemia e de acelerada troca de informações promovida pela crescente necessidade tecnológica agregada aos processos em saúde.

No contexto organizacional, as competências individuais devem estar alinhadas às competências profissionais e aos propósitos da empresa, permitindo ao profissional da saúde a combinação de conhecimentos teóricos e processuais, de experiências e comportamentos exercidos ao longo da jornada profissional. Dessa forma, as ações de desenvolvimento de pessoas devem estar concentradas em identificar, avaliar, validar e contribuir para a evolução das competências assistenciais, quando tratarmos de pessoas que atuem na área da saúde.

Sabe-se que o processo de ensino-aprendizagem fundamentado em aulas e treinamentos magistrais limitam a autonomia e a tomada de decisão do profissional – competências essenciais para a resolução de problemas e pleno atendimento às necessidades do paciente e de sua família. Assim, é primordial que a abordagem andragógica seja considerada no desenvolvimento das competências institucionais. A andragogia refere-se ao processo de educação na fase adulta, em que, diferente do ensino infantil, apresenta a motivação e o autoconhecimento como pano de fundo. A teoria andragógica já é utilizada como base para o desenvolvimento dos programas de aprendizagem da instituição. De acordo com ela, para o processo de aprendizagem do adulto se faz necessário considerar interesses e necessidades reais, além de centrar-se na experiência e no processo autodirigido. Segundo Knowles, o modelo andragógico é fundamentado nos seguintes pilares: autonomia, experiência, prontidão para a aprendizagem, aplicação da aprendizagem e motivação para aprender.[54]

No HAOC, o desenvolvimento de competências fundamentadas na cultura organizacional e no modelo assistencial inicia-se desde o momento em que o profissional é contratado. Os programas de integração e admissão constituem o primeiro contato do colaborador com os propósitos e valores institucionais. Após o acolhimento inicial, os profissionais envolvidos diretamente no cuidado ao paciente são acompanhados e desenvolvidos pelos preceptores educacionais dentro da própria unidade assistencial. Assim, o Programa de Preceptoria Educacional favorece a consolidação da cultura de aprendizagem institucional e delimita um profissional de referência para orientar, oferecer suporte, ensinar e compartilhar experiências que melhorem a competência assistencial e ajudem o novo colaborador a se adaptar ao exercício da profissão.

Entendemos que o preceptor educacional configura o elo junto à educação corporativa, responsável por catalisar ações educativas em sua equipe de trabalho, transformando o ambiente organizacional em um espaço de aprendizagem em serviço. Tal profissional é capaz de identificar oportunidades de melhoria no ambiente de trabalho, contribuindo para a produtividade e o aprimoramento de competências técnico-comportamentais de sua equipe.

Após o período de integração e treinamentos teórico-práticos iniciais para reforço e o desenvolvimento de competências assistenciais, o colaborador seguirá sua trilha de aprendizagem. No HAOC, as trilhas de aprendizagem são estabelecidas de acordo com o cargo e com o local de trabalho, sendo especificamente relacionadas com a evolução das competências técnico-comportamentais necessárias ao atendimento de excelência na área de atuação profissional, caracterizando a personalização em consonância com o escopo de atuação. As trilhas correspondem a uma estratégia de aprimoramento e aprendizado contínuos, fornecendo suporte ao profissional ao longo de sua trajetória no HAOC e possibilitando sua atuação como protagonista de sua formação e qualificação, já que são consideradas as necessidades institucionais e as expectativas de evolução em sua própria carreira. Estabelecendo o colaborador como protagonista de seu desenvolvimento, o papel da instituição nesse processo relaciona-se com o facilitar e nortear a trajetória, conduzindo para as melhores decisões e monitorando a efetividade das ações tomadas.

Cabe destacar que o momento adverso trazido pela pandemia da Covid-19 representou grande desafio no que tange à capacitação de pessoas. Sem qualquer planejamento prévio, foi necessário cessarmos os treinamentos e encontros presenciais, tradicionalmente estabelecidos para o acolhimento e o desenvolvimento de colaboradores. Num cenário de aumento significativo no número de contratações de profissionais da saúde para atendimento à crescente demanda de pacientes que necessitam de cuidados complexos, como consolidarmos a cultura organizacional e as premissas do modelo assistencial com as mesmas qualidade e excelência no atendimento? Para isso foi necessário investirmos rapidamente em estratégias educacionais digitais e mais flexíveis, antes coadjuvantes e agora protagonistas do processo de aprendizagem. Os avanços desenvolvidos em nossa plataforma de treinamentos de Educação a Distância (EaD) permitiram a estruturação de trilhas de aprendizagem mais ajustadas às competências assistenciais consonantes com o compromisso e a responsabilização do profissional com o cuidado centrado no paciente e na família. Nesse processo, foi necessário facilitarmos o acesso ao conteúdo, hoje disponível a partir de qualquer dispositivo com acesso à internet, e reformularmos os treinamentos considerando a diversidade de objetos de aprendizagem e elementos interativos.

Percebemos que os avanços nas estratégias de ensino-aprendizagem catalisados pela pandemia permitiram profundas transformações na maneira como enxergamos a educação corporativa dentro do HAOC. Hoje, é claro para nós que devemos buscar por processos de aprendizagem mais flexíveis, cada vez mais digitais, diversificados, ativos e híbridos, a fim de desenvolver efetivamente as competências que traduzam o conjunto de comportamentos que queremos dos colaboradores durante sua atuação e prática do modelo assistencial.

A proposta ideal seria diversificar as estratégias de acordo com os recursos disponíveis no momento pela instituição, valendo-se do formato misto, alternando momentos presenciais, EaD e híbridos. No formato EaD, há a possibilidade de integrar novas tecnologias, como vídeos e *podcasts*, realidade virtual e a gamificação, ferramentas lúdicas e jogos que se aproximam mais da realidade das novas gerações, permitindo maior engajamento e melhora da adesão.[55]

Por outro lado, para treinamentos técnicos, a tendência será sua realização no ambiente de trabalho, como a proposta de preceptoria, envolvendo profissionais de ponta com reconhecida expertise ou que sejam referência em técnicas específicas, no entanto acrescentando a validação prática no ponto de cuidado e certificação periódica, possibilitando a atualização relacionada com os procedimentos, protocolos e processos, promovendo um círculo virtuoso de conhecimento e aprimoramento.

Importante promover a diversificação de metodologias educacionais de acordo com o perfil da clientela e a necessidade de treinamento, adaptando-a para o momento da instituição. Outras possibilidades: simulação realística para treinamentos técnicos e comportamentais, laboratório para desenvolvimento de habilidades e estações práticas em ambientes assistenciais (p.ex., atendimento de parada cardiorrespiratória), *workshop* (p. ex., prevenção e tratamento de lesões de pele) e *webinar* p. ex., reflexões e aplicação de ferramentas em treinamentos comportamentais).

Exemplos de metodologias educacionais:

1. simulação realística;
2. gamificação;
3. realidade virtual;
4. *workshop*;
5. no local de trabalho com validação prática.

Mensurando Resultados: Engajamento e Impactos na Prática Profissional

Garantir que o aprendizado adquirido seja efetivamente transferido para os comportamentos no trabalho é o grande desafio das organizações. Assim, a avaliação do treinamento é considerada um fator essencial para o sucesso. Nesse contexto, é importante utilizar metodologias que sejam capazes de avaliar resultados de aprendizado, de forma a acessar métodos formais e informais de treinamento e confrontá-los com as quatro dimensões para o alcance dos objetivos propostos: reação, aprendizado, comportamento e resultados.

1. **Reação:** objetiva mensurar a percepção imediata dos participantes, a fim de compreender em que grau eles julgaram o treinamento favorável, engajador e relevante para a sua prática no trabalho.

2. **Aprendizagem:** avalia a retenção do aprendizado a partir da aquisição de conhecimento, habilidade, atitude, confiança e compromisso desejado, objetivando validar que as teorias e práticas foram compreendidas e assimiladas pelos participantes.

3. **Comportamento/eficácia:** avalia se o treinamento foi capaz de promover uma mudança saudável nas atitudes e condutas dos participantes, validando se o aprendizado do treinamento foi aplicado pelo participante em sua prática de trabalho.

4. **Resultados:** mensuram se os desfechos observados ocorrem como resultado do treinamento. Amiúde, avaliam o retorno obtido com a ação educativa, estabelecendo se os objetivos foram alcançados dentro das mais diversas áreas de negócio que possam estar envolvidas no projeto.[56]

Avaliar requer reflexão, mas, antes disso, existe um contexto em que se estabelecem as relações humanas. Essas interações dinâmicas e complexas demandam, no processo de ensino e aprendizagem, um processo avaliativo planejado e contínuo. É uma oportunidade de transformação da prática educativa na medida em que o docente, instrutor ou avaliador coloca o aluno como protagonista da avaliação, desenvolvendo autonomia e corresponsabilidade sobre o ensino e a aprendizagem. Trata-se de um momento crucial para o estabelecimento de vínculos e a análise de potencialidades, necessidades e readequação da prática.

Recomendações

1. Criar mapa de competências organizacionais e individuais como referencial para a realização de processo seletivo, descrição de cargos, assim como para o desenvolvimento de profissionais já contratados;

2. Incorporar, a processos seletivos, experiências ou vivências que sejam capazes de avaliar o grau de afinidade ou lacunas a serem trabalhadas em relação às competências organizacionais e individuais frente ao momento do candidato;

3. Estabelecer programas de treinamento formais e informais para desenvolvimento das competências organizacionais e individuais ao longo da

trajetória profissional com vistas à prática do cuidado e à implementação de um modelo assistencial de excelência.

4. Estabelecer indicadores que mensurem resultados de treinamentos, vivências ou experiências profissionais que avaliem a adesão de tais competências na prática do cuidado e evolução do modelo assistencial.

Referências Bibliográficas

1. Chaui, M. Introdução à história da filosofia: dos pré-socráticos a Aristóteles. 2. ed. São Paulo: Companhia das Letras; 2002.
2. Bauman Z. Modernidade líquida. Rio de Janeiro: Jorge Zahar Editor; 2001.
3. Costa A. Competências fundamentais para a liderança em um mundo VUCA. [Internet] Lugar de Gente. 2017 set 19 [citado em 15 fev 2022]. Disponível em: https://blog.lg.com.br/competencias-lideranca-mundo-vuca/.
4. Cascio J. Facing the age of chaos. 20220. [acesso em 11 jan 2022]. Disponível: https://medium.com/@cascio/facing-the-age-of-chaos-b00687b1f51d https://stephangrabmeier.de/bani-versus-vuca/.
5. Schwab K. The fourth industrial revolution. Nova York: Crown Business; 2017.
6. Scott K. Empatia assertiva: como ser um líder incisivo sem perder a humanidade. Rio de Janeiro: Alta Books; 2019.
7. Brandão HP. Aprendizagem, contexto, competência e desempenho: um estudo multinível [tese]. Brasília: Universidade de Brasília; 2009.
8. Brandão HP. Mapeamento de competências: métodos, técnicas e aplicações em gestão de pessoas. 2. ed. São Paulo: Atlas; 2017.
9. Santos AP. Competências, carreiras e contexto: um estudo multinível na administração pública brasileira [tese]. Brasília: Universidade de Brasília; 2012.
10. Santos AP. Escala de competências para os analistas em tecnologia da informação (ATI): desenvolvimento e evidências de validade. Revista do Serviço Público. 2018;69(2):145-162.
11. Brandão HP, Guimarães TA. Gestão de competências e gestão de desempenho: tecnologias distintas ou instrumentos de um mesmo constructo? Revista de Administração de Empresas. 2001;41(1):8-15.
12. Gonczi A. Competency-based learning: a dubious past – an assured future? In: Boud D, Garrick J. Understanding learning at work. London: Routledge; 1999. p.180-194.
13. McLagan PA. Competencies: the next generation. Training & Development. 1997;51(5): 40-47.
14. Nascimento TG. Desempenho profissional: relações com valores, práticas e identidade no serviço policial [tese]. Brasília: Universidade de Brasília; 2014.
15. King EA. Competências organizacionais e vantagem competitiva: o desafio da gerência intermediária. RAE – Revista de Administração de Empresas. 2002;42:36-49.
16. Prahalad CK, Hamel G. Competindo pelo futuro: estratégias inovadoras para obter o controle do seu setor e criar os mercados de amanhã. Rio de Janeiro: Campus; 1995.
17. Ruas RL, Antonello CS, Boff LH. Os novos horizontes da gestão: aprendizagem organizacional e competências. Porto Alegre: Bookman; 2005.

18. Abbad G, Borges-Andrade JE. Aprendizagem humana em organizações de trabalho. In: Zanelli JC, Borges-Andrade JE, Bastos AVB. Psicologia, organizações e trabalho no Brasil. Porto Alegre: Artmed; 2004. p. 237-275.
19. Carbone PP, Brandão HP, Leite JBD, Vilhena RMP. Gestão por competências e gestão do conhecimento. Rio de Janeiro: FGV; 2005.
20. Coelho Jr FA. Suporte à aprendizagem, satisfação no trabalho e desempenho: um estudo multinível [tese]. Brasília: Universidade de Brasília; 2009.
21. Coelho Jr FA, Borges-Andrade JE. Efeitos de variáveis individuais e contextuais sobre desempenho individual no trabalho. Estudos de Psicologia. 2011;16(2):111-120.
22. Coelho Jr FA, Borges-Andrade JE. Discussão sobre algumas contribuições da modelagem multinível para a investigação de desempenho no trabalho. Psico-USF. 2011;16(2):135-142.
23. Nisembaum H. A competência essencial. São Paulo: Infinito; 2000.
24. Santos AP. Competências, carreiras e contexto: um estudo multinível na administração pública brasileira [tese]. Brasília: Universidade de Brasília; 2012.
25. Fogaça N, Rego MCB, Melo MCC, Armond LP, Coelho Jr FA. Job performance analysis: scientific studies in the main journals of management and psychology from 2006 to 2015. Performance Improvement Quarterly. 2018;30:231-247.
26. Durand T. L'alchimie de la compétence. Revue Française de Gestion. 2000;127:84-102.
27. Gilbert TF. Human competence: engineering worthy performance. New York: McGraw-Hill; 1978.
28. Bitencourt CC, Barbosa ACQ. A gestão de competências. In: Bitencourt CC. Gestão contemporânea de pessoas: novas práticas, conceitos tradicionais. Porto Alegre: Bookman; 2004. p.239-264.
29. Ruas R, Ghedine T, Dutra JS, Becker GV, Dias GB. O conceito de competência de A a Z: análise e revisão nas principais publicações nacionais entre 2000 e 2004. In: Anais do 29º Encontro da Associação Nacional de Pós-Graduação e Pesquisa em Administração. Brasília; 2005.
30. Dutra JS. Competências: conceitos e instrumentos para a gestão de pessoas na empresa moderna. São Paulo: Atlas; 2004.
31. McClelland DC. Testing for competence rather than intelligence. American Psychologist. 1973;28(1):1-14.
32. Le Boterf G. Competénce et navigation profissionnelle. Paris: Éd. d'Organisation; 1999.
33. Zarifian P. Objectif compétence: pour une nouvelle logique. Paris: Liaisons; 1999.
34. Brandão HP, Andrade JEB. Causas e efeitos da expressão de competências no trabalho: para entender melhor a noção de competência. Revista de Administração Mackenzie. 2007;8(3):32-49.
35. Nascimento TG. Desempenho profissional: relações com valores, práticas e identidade no serviço policial [tese]. Brasília: Universidade de Brasília; 2014.
36. The Joint Commission: advancing effective communication, cultural competence, and patient- and family-centered care: a roadmap for hospitals. oakbrook terrace: The Joint Commission; 2010.
37. Fleury A. Fleury, MTL Estratégias empresariais e formação de competências: um quebra-cabeça caleidoscópio da indústria brasileira. 3. ed. São Paulo: Atlas; 2011.
38. Gerolin FSF. Cuidado baseado no relacionamento: um modelo para transformação da prática. São Paulo: Atheneu; 2012.

Capítulo 3

39. Costa RTP. Competências e habilidades na formação inicial do futuro professor: uma análise de projetos pedagógicos de cursos de licenciatura em matemática [dissertação]. Campo Grande: Fundação Universidade Federal de Mato Grosso Do Sul, 2013. 133 f.
40. Morgado AP, PLIOPAS AL. Desenvolvendo profissionais para o futuro. GV-EXECUTIVO – Fundação Getúlio Vargas. 2018;17(4):13-15.
41. Koloroutis M. Relationship-based care: a model for transforming practice. Minneapolis, MN: Creative Healthcare Management; 2004.
42. World Economic Forum. The Future of Jobs Report 2020. [Internet] 2020 outubro [citado em 5 mar 2022]. Disponível em: https://www.weforum.org/reports/the-future-of-jobs-report-2020.
43. Watson J. Watson's theory of human caring and subjective living experiences: carative factors/caritas processes as a disciplinary guide to the professional nursing practice. Texto Contexto Enferm. 2007;16(1):129-135.
44. Horta WA. Enfermagem: teoria, conceitos, princípios e processo. Rev Esc Enf USP; 1974;5(1):7.
45. Davies A, Fidler D, Gorbis D. Future Work Skills 2020. Palo Alto, CA: Institute for the Future for University of Phoenix Research Institute; 2011. [citado em 6 mar 2022]. Disponível em: http://www.iftf.org/uploads/media/SR1382A_UPRI_future_work_skills_sm.pdf.
46. Swanson, Kristen M. Nursing as informed caring for the well-being of others. The Journal of Nursing Scholarship. 1993;25(4):352-357.
47. Manthey M. A prática de primary nursing (enfermeira principal). 1. ed. Minneapolis: Creative Nursing Management; 1980. 85 p.
48. Institute for the Future. Future of the Hospital. Public summary report abril de 2013 [citado em 5 mar 2022]. Disponível em: https://www.iftf.org/uploads/media/SR-1557C_PUBLIC_FOH_report_LM_4.22_sm.pdf.
49. Prahalad CK, Hamel G. The core competence of the corporation. Harvard Business Review. 1990 May/Jun;68(3):79-91.
50. Dutra JS. Competências: conceitos e instrumentos para gestão de pessoas na empresa moderna. São Paulo: Atlas; 2017.
51. Sociedade Brasileira de Inteligência Emocional. Conheça as 7 competências emocionais de um LÍDER de alta performance. 2016 [citado em 16 fev 2022]. Disponível em: https://www.sbie.com.br/blog/conheca-as-7-competencias-emocionais-de-um-lider-de-alta-performance/.
52. Francis R. Report of the Mid Staffordshire NHS Foundation Trust public inquiry London: The Stationary Office; 2013.
53. Wiseman, T. A concept analysis of empathy. Journal of Advanced Nursing. 1996;23:1162-1167.
54. Knowles MS. The modern practice of adult education: from pedagogy to andragogy. 2. ed. New York: Association Press; 1980.
55. Cohros. Conheça as principais tendências em treinamento e desenvolvimento de pessoas. [citado em 16 fev 2022]. Disponível em: https://blog.cohros.com.br/tendencias-em-treinamento-e-desenvolvimento/.
56. Kirkpatrick DL, Kirkpatrick JD, Implementing the four levels. San Francisco: Berrett-Koehler Publishers; 2007.

4 Como Criar uma Cultura Institucional que Coloca o Paciente e Sua Família no Centro do Cuidado

Eduardo Baptista de Almeida
Edna Kinue Nishimura Onoe
Lara Cristina Viana de A. Bueno
Luciene Cristine da Silva Ferrari

No âmbito da saúde, cada vez mais verifica-se a necessidade de humanização do atendimento, qualidade e segurança do paciente na abordagem do processo saúde-doença. O Cuidado Centrado no Paciente e na Família traduz essa nova realidade. Não há como dissociar o paciente da família e não dar voz aos sujeitos envolvidos com a equipe assistencial, os quais traçarão o planejamento, a avaliação e entrega do cuidado.

O cuidado centrado no paciente e na família tem como pressupostos o respeito aos valores (escolhas e crenças do paciente e da família), a informação compartilhada de forma imparcial e completa e a participação (paciente e família são encorajados a participar da tomada de decisão).[1]

O cuidado que coloca o paciente e a família no seu centro é pouco discutido durante a formação acadêmica dos profissionais da área da saúde. É necessário estimular o fomento à discussão, ao ensino e à pesquisa nessa área, viabilizando a formação de profissionais que se concentrem nas necessidades dos pacientes e de suas famílias, diminuindo, assim, a lacuna hoje existente. Os profissionais e as instituições, entretanto, vêm percebendo essa carência e buscando inovar para atender às expectativas.

A cultura organizacional é fundamental para a construção dos pilares que embasam o cuidado, visto que norteia as ações baseadas na missão, na visão e nos valores institucionais, fortalecendo uma construção com características próprias e fornecendo a identidade organizacional.

Como já apresentado nos capítulos anteriores, no Hospital Alemão Oswaldo Cruz temos estabelecido um modelo assistencial próprio embasado em conceitos do Cuidado Baseado no Relacionamento (RBC), que busca criar ambientes adequados de cuidado nos quais pacientes, família e equipe assistencial buscam os melhores resultados conjuntamente por meio de um relacionamento fundamentado em respeito, confiança, colaboração e participação, e no Primary Nursing (PN), que preconiza o atendimento integral, desde a admissão até a alta, por exemplo, realizado pelo mesmo profissional da equipe, na medida do possível, favorecendo o desenvolvimento do vínculo e o processo de comunicação, que é imprescindível.[2,3]

Quando existe uma cultura institucional estabelecida em que o modelo de assistência é centrado no paciente e na família, fruto de ação organizada utilizando os recursos tecnológicos e assistenciais em prol das necessidades de saúde de uma coletividade, a tendência é a redução do estresse e da ansiedade dos familiares,assim como o aumento da satisfação da equipe multiprofissional no trabalho, a melhora na qualidade no atendimento, e consequentemente, adiminuição do esgotamento mental.[2,4,5]

O advento da pandemia de COVID-19 surgiu como um desafio para o sistema mundial de saúde. As instituições, assim como os profissionais, tiveram que se reinventar e reaprender diante de um cenário extremamente desafiador.

Ações de vigilância, prevenção, controle da transmissão do vírus disseminado na instituição, simultaneamente com atendimento aos pacientes e sua família com olhar cuidadoso, empático e acolhedor, são imprescindíveis diante do isolamento social imposto em meio às situações de risco, e a cultura organizacional é determinante para a implementação das intervenções.[5-6]

Cada organização deve proporcionar a melhor assistência com segurança, e o grande desafio é que o atendimento ao paciente e à família seja visto de forma sistêmica, ou seja, englobe toda a instituição. A cultura organizacional bem enraizada, com uma liderança motivadora, resiliente, transparente e com visão para o futuro colabora para o alcance dos melhores resultados em todas as oportunidades e desafios vivenciados.

As organizações de saúde têm buscado se adaptar e se transformar para atender à nova ordem de exigência dos pacientes, que estão cada vez mais informados sobre sua saúde e que, além de buscarem facilidades e agilidades no seu atendimento, valorizam principalmente a experiência que vivem durante sua permanência na instituição.

A tecnologia apoia e facilita o atendimento mais personalizado, desde a marcação de consultas, serviços e tratamentos, até o acompanhamento pós-alta. Ela pode também trazer mais agilidade e economia de tempo para o paciente.

O diferencial na jornada que o paciente passa na instituição será o "algo mais" sentido pelo próprio paciente e pelo seu familiar. A transparência nas conversas das avaliações clínicas com a participação deles nas decisões, o respeito pelos valores e preferências e o estreitamento nas relações entre profissionais da saúde, família e paciente também são diferenciais que as instituições de saúde têm buscado para colocar o paciente e a família, de fato, no centro do cuidado.

Para pôr em prática essa estratégia de atendimento e obter sucesso, o paciente e a família devem estar no centro de tudo; essa parece ser uma afirmação óbvia, uma vez que o paciente é o fator principal de um tratamento médico. É necessário sensibilizar toda a estrutura organizacional sobre o verdadeiro sentido da existência de uma instituição de saúde.

Transformando a Prática para Vivenciar a Cultura
Escalas com profissionais fixos nos setores assistenciais

Sabemos das dificuldades que as instituições enfrentam para conduzir e manter escalas de trabalho com número adequado de profissionais para prestarem o cuidado. Na atualidade, em que o custo da saúde se eleva proporcionalmente aos avanços das tecnologias e novas práticas, a busca pela sustentabilidade da organização tem levado à constante redução de despesas fixas, sendo essas compostas principalmente pelas despesas com pessoas. E a tendência é buscarmos por quantitativo de pessoal cada vez menor. Apesar dessa realidade, entendemos que é necessário manter uma equipe mínima, engajada e motivada e com o mesmo propósito, norteada por um modelo assistencial previamente estabelecido. A partir daí, os pacientes devem ser assistidos sem fragmentação do cuidado, criando maior vínculo com o profissional que o assiste. Esse tipo de cuidado individualizado integra e humaniza o atendimento, não tratando apenas a doença em si, mas também os aspectos emocionais do paciente e da família.

Toda a equipe assistencial que atende ao paciente, como enfermeiro, farmacêutico, nutricionista, psicólogo, assistente social e fisioterapeuta, deve manter profissionais fixos em cada unidade de assistência. O estreitamento das relações entre pacientes, famílias e profissionais da saúde que prestam o cuidado traz benefícios ao tratamento proporcionados pelo acolhimento, pelo aumento da confiança na relação profissional-paciente, pela melhora na comunicação dos problemas de saúde, entre outros, levando ainda a uma melhor experiência na sua jornada.[7]

Valorizar pedidos e comemorar conquistas

Muitos são os desafios para a promoção de uma cultura que coloca o paciente e sua família no centro do cuidado. Os profissionais se concentram na defesa da vida e no direito à saúde e acreditam que as suas ideias são verdadeiras. O primeiro passo para colocar o foco no outro é justamente desconstruir as ideias às quais atribuímos o valor da verdade, produzindo, assim, uma reconceitualização.

A partir dessa reconceitualização surge uma visão da prática profissional sob uma ótica que analisa a realidade que cerca o paciente e sua família gerando, algumas situações de ruptura de práticas tradicionais. Esse cenário preconiza o que é estabelecido nos paradigmas dos conceitos do cuidado centrado no paciente e na família, pois os profissionais da saúde devem saber ouvir respeitosamente as expectativas e necessidades do paciente e de sua família, ao passo que os valores, crenças e a cultura devem ser investigados e incorporados ao processo do cuidado, quebrando o paradigma tradicional ainda muito enraizado entre os profissionais da saúde.[5]

Temos alguns exemplos importantes na nossa trajetória, como a liberação da permanência de acompanhante no ambiente da UTI adulto em meados de 2016. A equipe multidisciplinar teve que desconstruir a ideia da restrição de acesso, visitas restritas a períodos curtos do dia e se adaptar à introdução do acompanhante na sua rotina de trabalho. Preparamos a estrutura e o ambiente para oferecer quesitos que permitam a permanência do acompanhante, informamos a respeito dos riscos e medidas a serem seguidas para a segurança de todos, enfim, uma intensa transformação no ambiente de trabalho.

Não menos relevante é ter uma equipe assistencial sensível e atenta àquelas "pequenas" solicitações dos pacientes que aparentemente não parecem ser importantes. A sensibilidade ao sofrimento dos outros traz os sentimentos de compreensão, paciência e bondade. Profissionais que têm atitudes compassivas valorizam e acolhem os pedidos e desejos dos pacientes e sua família, que amenizam a dor e o sofrimento fazem toda a diferença na recuperação desses pacientes.[8]

Atitudes como alterar o horário do banho, se este for o desejo do paciente, mesmo sabendo que irá interferir na rotina do trabalho, adaptar dietas e refeições como uma forma de acolhimento em momentos em que o paciente estiver desanimado e entristecido, permitir visitas são ações simples de resolver e podem trazer outro significado para uma experiência que em geral não é facilmente experimentada num processo de hospitalização.

Outro exemplo que traz bem-estar emocional e incentivo para que o paciente de longa estadia vença sua luta e tenha alta do hospital com maior brevidade é permitir que seu animal de estimação lhe faça uma visita. Uma das experiências que podemos proporcionar foi a visita de um gatinho a um paciente com longa internação na UTI, o que lhe fez se reaproximar do seu vínculo afetivo, dando-lhe ainda mais força e dedicação para voltar para casa.

Sempre que possível, o paciente é estimulado, por exemplo, a tomar um banho de chuveiro e evacuar e urinar no banheiro. Para os pacientes internados na UTI, uma das conquistas mais emocionantes é a retomada de sua dignidade.

Cuidamos de pessoas e de suas famílias e nossa prática precisa refleti-lo. Isso exige que ouçamos o que eles têm a nos dizer e tomemos atitudes para assegurar uma experiência positiva no cuidado prestado.[9-10]

Muitas vezes, tudo o que o paciente ou família precisam é ser ouvidos, dividir suas angústias ou apenas desabafar e ter com quem contar. Isso se traduz como um grande suporte emocional.

Ouvimos um relato da equipe de fisioterapia da UTI que descreveremos a seguir:

Quando temos um familiar que "fica muitos dias na UTI" com o paciente, sempre que realizamos os atendimentos, perguntamos ao familiar se não quer aproveitar para ir tomar um café ou simplesmente sair um pouco da UTI, pois estaremos cuidando do seu ente querido por no mínimo 40 minutos.

Esta atitude demonstra a preocupação e o respeito ao familiar.

Manter profissionais mais sensíveis às necessidades do paciente e de sua família vai além dessas ações. Trata-se do engajamento do paciente e de sua família durante todo o processo de tratamento, reconhecendo as necessidades individuais da pessoa e as colocando em primeiro lugar.

Aos pacientes em tratamento na área de Oncologia, damos a oportunidade, ao final de cada ciclo de tratamento, de tocarem um sino existente na sala de espera do ambulatório como símbolo de conquista e comemoração. O acolhimento é uma ferramenta imprescindível utilizada para aproximação e construção de vínculo, especialmente com o paciente oncológico. Dentro da equipe assistencial temos um profissional denominado enfermeiro "navegador", que constrói um atendimento com resolutividade, orientando o paciente e a família, articulando as tratativas em relação a outros serviços de saúde, para a continuidade da assistência, garantindo a eficácia desses encaminhamentos.

O profissional navegador oferece assistência individualizada aos pacientes e à família, apoiando-os nas barreiras, empoderando-os na tomada de decisão, fornecendo orientação e esclarecimentos em todas as fases do tratamento.[11]

Autonomia e compartilhamento de decisões

Como já citado, muitos pacientes desejam ter um papel ativo no cuidado da própria saúde e nas decisões do tratamento. Colocá-los no centro do cuidado pode parecer automático, mas sabemos que não funciona bem assim na prática.

Uma comunicação adequada entre paciente, profissionais da saúde e família, esses atuando como agentes participativos e ativos na tomada de decisão, fortalece o vínculo e traz maior conhecimento ao paciente acerca da própria enfermidade, melhorando sua adesão ao tratamento.[12]

Nossa equipe trabalha concomitante com as metas e prioridades do pacientes, como, por exemplo, o caso de um paciente que evoluiu com polineuropatia. No início, o tratamento estava focado na reabilitação da força das suas pernas para que ele voltasse a andar. Passado algum tempo, o paciente objetivou não dar prioridade a voltar a andar, relatando que não teria problemas em permanecer na cadeira de rodas; o que era importante para ele, naquele momento, era recuperar a força dos braços para poder abraçar suas filhas. Desna forma, a fisioterapia deu mais ênfase para fortalecer os membros superiores e conseguimos atingir seu objetivo, inclusive trazendo as filhas para visitá-lo e receberem o tão sonhado abraço.

Os pacientes que permanecem em internação prolongada têm maiores chances de perdas funcionais devido aos problemas que os trouxeram ao hospital, bem como às restrições dentro da hospitalização. Nas sessões de fisioterapia, por exemplo, a equipe trabalha juntamente com o objetivo do paciente, como segue neste relato: "cheguei andando aqui no hospital, quero sair daqui andando sem ajuda!". Com isso, trabalham-se esses objetivos dentro da terapia em conjunto com paciente e orientando a família a estimular essa autonomia.

Conceder ao paciente a possibilidade de fazer escolhas e tomar decisões dentro da sua terapia, considerando suas vivências, seus valores e crenças, é uma maneira de fortalecer a cultura de colocar o paciente e sua família no centro do cuidado.

Dentro das unidade de terapia intensiva, trabalhamos também a importância de o paciente ter autonomia para se alimentar e, em conjunto, a família (ou acompanhante); orientamos que seja dado o auxílio necessário de que ele precisa, e não que se faça por ele. Vale lembrar que a autonomia do paciente deve ser reconhecida e a participação na tomada de decisão é um direito seu e de sua família.

Fortalecer a comunicação e a educação do paciente no preparo para alta e retorno para a sociedade

Pensando em pacientes que requerem assistência médica por longo período, o conhecimento da sua condição é fundamental para que o tratamento não seja prejudicado. Com isso, consideramos educar o paciente para que ele seja protagonista do seu cuidado, envolvendo familiares e amigos, pois eles têm papel fundamental na sua recuperação. É relevante promover informação e educação a fim de aprimorar o conhecimento dos pacientes sobre suas condições e tratamentos possíveis.

Os profissionais do HAOC têm esse compromisso e preocupação desde a transição do cuidado no processo de alta para a liberação de *home care*, bem como quando fazemos orientações educacionais sobre cuidados com estomas, realização de cateterismos, manipulações de sondas enterais, continuidade dos curativos para realização após a alta, capacitação para aplicação de insulina, entre outras necessidades de cuidado.

Sabemos que, na maioria das vezes, os pacientes, no momento da alta hospitalar, não absorvem de maneira efetiva as informações e orientações para a continuidade do seu cuidado. Dessa forma, desenvolvemos o plano de alta e priorizamos as habilidades de comunicação entre profissionais e pacientes, possibilitando que façam parte da continuidade e transição do cuidado.

Na UTI, sempre que possível, o paciente é levado para caminhar no jardim do hospital, o que sempre promove com bons resultados físicos e emocionais.

Como exemplo citamos um paciente que desejava sair do hospital para andar de motocicleta, mas o simples fato de o vento bater no seu rosto depois de dias na UTI foi emocionante e incentivador para ele.

A falta de informação e o desconhecimento sobre os seus cuidados no momento da alta hospitalar provocam ansiedade e medo nos pacientes, mas podem ser mitigados quando as orientações educativas de acordo com suas necessidades e a comunicação são fortalecidas durante sua internação.

A equipe assistencial, o médico e o familiar, juntamente com o paciente, precisam trabalhar em conjunto para instituir um tratamento que se adéque às necessidades individuais de cada um, empoderando o paciente quanto ao seu tratamento e permitindo acesso ao seu cuidado, quando necessário.

Desenvolver uma cultura institucional que posiciona o paciente e sua família no centro do seu cuidado colabora para uma melhor experiência e leva a melhores resultados clínicos. O paciente espera um atendimento excepcional, cuidados compassivos e envolvimento na tomada de decisões sobre seu plano de cuidados.[7-9]

Conhecendo o Perfil do Paciente e da Família para Colocá-los no Centro do Cuidado

Para conhecer o paciente e sua família, precisamos gerar informações combinadas que nos permitam desenhar o perfil de suas necessidades assistenciais, partindo de um panorama global que deverá ser desdobrado para o individual e vice-versa. Essa capacidade de conhecê-los está diretamente relacionada com as possibilidades de poder proporcionar experiências impactantes e positivas, provocando fidelização, uso racional de recursos, desenvolvimento de novos produtos e aperfeiçoamento da prática.

Todo ponto de contato do cliente com a instituição é uma oportunidade de captação de informações estruturadas que podem compor uma base de dados capaz de apoiar nas decisões estratégicas, como, por exemplo, optar por uma estratégia de *Omnichannel*.

Omnichannel consiste no uso simultâneo e interligado de diferentes canais de comunicação com o objetivo de estreitar a relação entre *on-line* e *off-line*, aprimorando, assim, a experiência do cliente.[13] Essa tendência vem do segmento do varejo e permite a convergência do virtual e do físico, visto que um estudo realizado pela Change Healthcare nos EUA trouxe a informação de que os pacientes consideram uma boa experiência digital aqueles capazes de mitigar três principais desconfortos:[13]

- falta de transparência e de informações claras;
- falta de integração e conveniência;
- não se sentir respeitado ou sentir-se desassistido.

Podemos identificar essa estratégia em alguns serviços do Hospital Alemão Oswaldo Cruz:

1. acompanhamento pós-consulta, lembrando o paciente dos seus agendamentos, resultados de exames e outros;

2. atendimento e suporte às necessidades, atendendo prontamente ao paciente de forma resolutiva ao procurar a instituição por alguma queixa relacionada com a sua saúde, como, por exemplo, as consultas por telemedicina;

3. redução do tempo de espera, trazendo automatização para os processos de autorização de exames e procedimentos de rotina;

4. engajamento nas redes sociais, divulgando conteúdo relacionado com a saúde e ações institucionais que colocam o paciente e a família no centro do cuidado;

5. integração entre os sistemas, como, por exemplo, no agendamento de cirurgias. Pacientes alérgicos a látex que serão submetidos a cirurgia eletiva, ao informar sua condição no sistema de agendamento cirúrgico, terão a segurança de que todas as áreas e pessoas envolvidas no seu cuidado estarão cientes e de que o ambiente hospitalar foi preparado para recebê-los com segurança. Uma vez informada a alergia, todas as vezes que o paciente utilizar os serviços da instituição, essa informação estará disponível para todos os profissionais envolvidos no cuidado.

A ausência de sistemas integrados acarreta riscos e redundância na coleta de dados, trazendo à tona uma das principais dores relatadas pelos pacientes. No caso da alergia a látex, o paciente seria questionado em todos os seus pontos de contato com a instituição, gerando desconforto, insegurança e sensação de desvalorização daquilo que é importante para o indivíduo.

Ressaltamos que sistemas informatizados, como o prontuário eletrônico, e sistemas de gestão do relacionamento com o paciente devem ser:

- passíveis de integração com outros sistemas;
- customizáveis para atender às particularidades da instituição;
- seguros para mitigar riscos relacionados com a segurança da informação;
- de fácil navegação para todos aqueles que o utilizam.

Em 2011, foi implantado, no HAOC, o prontuário eletrônico, com o principal objetivo de integrar as informações do paciente. Dentro do sistema foram construídas avaliações multidisciplinares que se complementam:

- avaliação inicial de enfermagem;
- avaliação médica inicial;

Capítulo 4

- avaliação nutricional;
- avaliação psicológica;
- avaliação da fisioterapia, entre outras.

Grande parte das informações coletadas é registrada em campos estruturados e compartilhados entre os profissionais envolvidos na assistência. Alguns desses achados desencadeiam a aplicação de protocolos institucionais, alertas no sistema e ações de sinalização de riscos assistenciais.

Um processo de avaliação tem como objetivo definir corretamente os problemas e as necessidades dos pacientes, sendo impossível, sem isso, desenvolver um tratamento apropriado.

Os dados coletados para o direcionamento do cuidado podem ser obtidos utilizando-se: entrevista, observação, exame físico, resultados de provas diagnósticas, revisão de prontuário e contribuição dos profissionais da saúde.

As avaliações têm propósito e direção e baseiam-se:

- na consciência do profissional da saúde sobre o seu domínio profissional e no âmbito de suas responsabilidades práticas;
- na clareza das informações necessárias para que o profissional da saúde cumpra seu papel;
- na utilização de perguntas e observações que conservem tempo e energia do profissional da saúde e da pessoa.

Outra importante ação institucional que colocou o paciente e a família no centro do cuidado foi a criação do Conselho Consultivo de Pacientes e Familiares, que tem por objetivo aprofundar o entendimento sobre as necessidades e expectativas de quem utiliza os serviços e frequenta a instituição. O Conselho Consultivo é formado por um grupo de voluntários (pacientes e familiares) que tem a oportunidade de, junto a grupos de colaboradores da instituição (médicos, enfermeiros, equipe de suporte, gestores, líderes, diretores) interagir, entender as necessidades dos usuários do serviço e pensar em melhorias em diversas áreas e temas que tenham impacto significativo na experiência de pacientes e familiares. A ouvidoria hospitalar também é um importante canal para os pacientes e familiares, pois trata-se do setor em que as demandas são acolhidas e encaminhadas para análise e providência das áreas responsáveis. A ouvidoria, onde se centralizam as queixas, sugestões e elogios, desempenha um importante papel dentro da organização, sempre com foco na experiência do usuário. Quanto mais atuante, atenta e proativa for uma ouvidoria hospitalar, mais ela terá condições de atuar de maneira preventiva, evitando eventuais judicializações e exposição negativa em mídias – ou mesmo corretiva, quando necessário.

Como Organizar uma Equipe para o Movimento de Transformação e Manutenção de uma Cultura que Coloque o Paciente e a Família no Centro do Cuidado

A diversificação, a complexidade e o dinamismo do ambiente hospitalar levam-nos a considerar que esta é uma organização muito peculiar, é um ambiente vivo que se modifica constantemente, o que o torna diferente de qualquer outra empresa e faz que a sua gestão seja desafiadora. Há uma particularidade que redireciona a prática da gestão para um aspecto que não pode ser menosprezado: o fator humano. O Hospital Alemão Oswaldo Cruz, ao ter descrito seu modelo assistencial, deixa claro e exposto como o fator humano pode ser o diferencial em relações muito mais amplas do que apenas a resolução total ou parcial dos motivos que levaram um paciente ao hospital. Após a implementação do Modelo Assistencial Hospital Alemão Oswaldo Cruz, o cuidado centrado no paciente se reforça e se torna realidade com diversas ações implementadas, em diversas áreas, como alguns exemplos citados a seguir:

- revisão de *templates* de avaliação inicial (inclusão de religião e identificação de necessidades especiais);
- fortalecimento das visitas multiprofissionais nas unidades de internação com o objetivo de revisão das metas do cuidado e envolvimento da família;
- criação de novos manuais de orientação para o paciente;
- implementação do Quadro de Referência do Cuidado (instrumento para visualização, pelo paciente e sua família, de quem são os profissionais assistenciais referência para o seu cuidado).

A partir do ano de 2016 iniciaram-se as auditorias relacionadas com o modelo assistencial, em que frequentemente todos os setores do hospital eram mapeados e auditados por conformidade de aplicação do modelo assistencial, em um processo educativo com todos os gestores e colaboradores. Desde então, várias outras formas de mensuração da aplicabilidade do modelo assistencial foram desenvolvidas, como:

- Pesquisa de Preparação para a Alta Hospitalar (na qual se questionava o paciente antes da alta hospitalar o quanto ele estava seguro para ir para casa);
- Pesquisa de Percepção do Cuidado (questionário feito para pacientes internados sobre a sua percepção e de seus familiares sobre o cuidado prestado pelos profissionais da assistência);
- Pesquisa sobre Estratégias de Educação do Paciente (no qual se estruturou a melhor estratégia e o melhor momento para orientação aos pacientes e familiares).

As organizações de saúde têm buscado se adaptar e se transformar para atender à nova ordem de exigência dos seus usuários. Para isso se faz necessária uma mudança cultural na maneira como é concebida a entrega do cuidado. Antes focada na instituição em si, agora passa a se concentrar no paciente e em sua família, colocando-os no centro do cuidado.[14]

Nessa mudança cultural, é importante assegurar a melhoria contínua do processo assistencial por meio de diversas ações, a fim de disseminar a cultura da qualidade e segurança e garantir que o atendimento ao paciente e à sua família aconteça de forma uniforme, eficiente e segura. As práticas baseadas em evidências são utilizadas para embasar políticas, procedimentos e rotinas institucionais, são ferramentas para o gerenciamento do cuidado, como mapas de cuidados, protocolos e prescrições padronizadas, que trazem o benefício da redução da variabilidade nas práticas, servindo de parâmetro para a padronização de condutas e buscando os melhores resultados para os pacientes, os quais devem ser incluídos como parceiros e entender a sua própria responsabilidade no seu desfecho clínico. Buscar o envolvimento do paciente e de seus familiares nos processos assistenciais se torna fundamental nessa cultura que deve ser disseminada de forma constante em toda a instituição.

Uma das formas para a consolidação da cultura do paciente e da família estarem sempre no centro do cuidado pode se dar por meio de auditorias frequentes e sistematizadas. As estratégias adotadas para a avaliação podem incluir observação direta das atividades e do processo, entrevista com o paciente, familiar ou acompanhante, entrevista com os profissionais da assistência, verificação direta de documentos institucionais, registros em prontuários, equipamentos e o ambiente do cuidado, gerando um processo de verificação e, principalmente, educação contínua para todos os processos. Para suporte ao processo de auditoria são imprescindíveis a formação e a capacitação de uma equipe multiprofissional atuante na instituição, onde os auditores exercem suas atividades, respeitando padrões estabelecidos, abrangendo a educação, o apoio e o estímulo aos colaboradores, pacientes e familiares no atendimento a uma prática assistencial adequada e segura, sempre com o melhor desfecho possível. A qualidade do atendimento e a segurança do paciente são características que permeiam todas as atividades da equipe multiprofissional e as etapas do processo assistencial ao se colocar o paciente e a família no centro do cuidado.

Como as necessidades em saúde são extremamente dinâmicas, exigem que os serviços e a gestão em saúde do hospital sejam capazes de desenvolver estratégias também dinâmicas e extremamente sensíveis, capazes de adaptar e atualizar seu modelo assistencial ante as situações adversas, as mudanças no modelo organizacional e a modernização de processos internos. Assim, podemos afirmar que as ações de desenvolvimento voltadas ao Modelo Assistencial Hospital Alemão Oswaldo Cruz possuem um caráter contínuo, porque, além de intervenções pontuais, há o resgate frequente e sistemático daquilo que preconizamos para a nossa prática.

Recomendações

1. Sensibilizar a equipe para a importância de colocar como centro das ações o paciente e sua família;
2. Construir processos educacionais que contenham a participação do paciente e família.
3. Aproximar o paciente e sua família das decisões assistenciais.
4. Implementar e/ou fortalecer as relações multiprofissionais.
5. Construir relações de confiança e deixar claro quem são os profissionais de referência para o paciente e sua família.
6. Realizar monitoramento contínuo dos processos que coloquem o paciente e sua família no centro do cuidado.

Referências Bibliográficas

1. Koloroutis M. Relationship Based Care: a model for transforming practice. Minneapolis: Creative Health Care Management, Inc.; 2004. p. 15.
2. Gerolin FSF. A assistência como essência da trajetória do Hospital Alemão Oswaldo Cruz. Rio de Janeiro, Atheneu; 2017. p. 2-16.
3. Manthey M. A prática do primary nursing: prestação de cuidados dirigida pelos recursos, baseada nos relacionamentos. 2. ed. São Paulo, Atheneu; 2014.
4. Morosini MVGC, Corbo ADA, organizadores. Modelos de atenção e saúde da família. Rio de Janeiro: EPSJV/Fiocruz; 2007. p. 27-37.
5. Park M, GlapTT, Lee G, Jeong H, Jeong M. Patient-and-family-centered care interventions for improving the quality of health care: A review of systematic reviews. Int. J. Nurs. 2018.
6. Ventura-Silva JMA, et al. A cultura organizacional em tempos de pandemia pela Covid-19: repercussões nos enfermeiros especialistas e gestores. Ver Enferm UFPI. [Internet]. 2021 [citado 2021 dez 23]; 10:e882. Doi: 10.26694/reufpi.v10i1.882
7. BRASIL. Ministério da Saúde. Fundação Oswaldo Cruz. Simplificando o cuidado centrado na pessoa: O que todos devem saber sobre o cuidado centrado na pessoa. Guia Rápido. Proqualis/Instituto de Comunicação e Informação Científica e Tecnológica em Saúde, 2016.
8. Commissioning Board Chief Nursing Officer and DH Chief Nursing Adviser. Compassion in practice: nursing, midwifery and care staff, our vision and strategy. Leeds: Department of Health/NHS Commissioning Board, dezembro de 2012. Disponível em: www.england.nhs.uk/wpcontent/uploads/2012/12/compassion-in-practice.pdf.
9. The Health Foundation. Person-centred care made simple - What everyone should know about person-centred care. [citado em 19 nov 2021]. Disponível em: http://www.health.org.uk/publications/person-centred-care-made-simple.
10. Watson J. Watson´s theory of human caring and subjective living experiences: carative factors/caritas processes as a disciplinary guide to the professional nursing practice. Texto Contexto Enferm. 2007;16 1)129-135.

11. Pautasso FF, Zelmanowicz AM, Flores CD, Caregnato RCA. Atuação do nurse navigator: revisão integrativa. Rev. Gaúcha Enferm. 2018;39:e2017-0102.
12. Queirós PJP, Vidinha TSS, Almeida Filho AJ. Autocuidado: o contributo teórico de Orem para a disciplina e profissão de Enfermagem. Revista de Enfermagem Referência. 2014;3:157-164.
13. SEBRAE. Integre seus canais de vendas a partir do conceito de omnichannel. 2017. [citado em 2 mar 2022]. Disponível em: https://www.sebrae.com.br/sites/ PortalSebrae/artigos/integre-seus-canais-de-vendas-a-partir-do-conceito-de-omni-channel,87426f65a8f3a410VgnVCM2000003c74010aRCRD .
14. Associação Nacional de Hospitais Privados (ANAHP). O paciente no centro do cuidado. Revista Panorama. edição 72; 2019.

5 Instrumentos para Promover a Comunicação Efetiva na Assistência

Andréa Diogo Sala
Ellen Maria Hagopian
Ingrid de Almeida Barbosa
Natalia Novaes Pavani Soler
Protasio Campina de Oliveira Junior

A comunicação clara, objetiva e assertiva é a peça chave em qualquer relacionamento, mas principalmente na relação entre paciente e profissional da saúde e entre os membros da equipe interdisciplinar, para garantir a segurança em todos os processos envolvidos no cuidado ao paciente, bem como uma boa experiência sistêmica.

Apesar da complexidade envolvida no processo comunicativo, podemos definir de forma simples que a comunicação interpessoal envolve a compreensão e o compartilhamento de mensagens enviadas e recebidas.[1] Existe uma ideia popular que infiltra o meio profissional de que a comunicação é uma característica pessoal inata, ou seja, que uma pessoa já nasce com habilidades de comunicação ou passa uma vida toda colhendo os frutos de sua suposta falta.

Esse é um dos principais desafios quando falamos de comunicação na área da saúde: sensibilizar os profissionais para que acreditem que a comunicação pode ser exercitada e aprimorada. Se comunicação pode ser ensinada, também pode ser aprendida.

Neste capítulo trazemos ao leitor uma visão contemporânea dos processos, instrumentos, habilidades e estratégias de comunicação alinhada à evolução acelerada da tecnologia da informação. Diante desse contexto, são necessárias algumas reflexões: será que precisamos aprender novas estratégias de comunicação para criarmos um ambiente mais empático, considerando um cenário ideal diante das premissas do mundo BANI – frágil, ansioso, não linear e incompreensível? Os recursos tecnológicos que temos utilizado para armazenar dados dos pacientes, fazer reuniões corporativas, comunicar verbalmente ou por via escrita com pacientes e familiares são realmente seguros?

Comunicação não é uma habilidade inata. É um processo que demanda estudo e treino. Em ambientes corporativos, comunicar-se adequadamente é estratégico. Longe de esgotar aqui o tema, que é extremamente complexo, intencionamos despertar a vontade pela busca por conceitos e técnicas que por muitas vezes parecem naturais, mas que são aprendidas e absolutamente necessárias para a manutenção de relações de trabalho mais honestas e positivas.

Começaremos abordando um tópico central quando se trata de uma instituição hospitalar: a comunicação de más notícias. Evidentemente, o grande objetivo da assistência hospitalar é restabelecer e promover saúde, contudo é inerente ao trabalho do profissional da saúde lidar com situações sensíveis, como diagnósticos de doenças graves ou incapacitantes, resultados negativos de exames e tratamentos, bem como situações críticas de risco de vida. Dado que esse contexto é uma realidade dos profissionais da saúde que atuam em ambiente hospitalar, o treinamento em comunicação de más notícias é imprescindível para uma abordagem assertiva e acolhedora, impactando diretamente na experiência dos pacientes e seus familiares.

Comunicação de Más Notícias

Competência comunicativa: habilidades intrapessoais e interpessoais

É importante partimos do princípio de que a base para uma boa comunicação é a forma com a qual uma pessoa lida consigo mesma e com o seu interlocutor. Para isso, o campo das competências comunicativas pode ser dividido em dois grandes grupos: habilidades intrapessoais e interpessoais.[2] Começaremos abordando as habilidades intrapessoais.

Entende-se por habilidades intrapessoais aquilo que se relaciona consigo mesmo. Sabe-se que uma pessoa que consiga fazer uma boa leitura de si mesma eleva significativamente a possibilidade de estabelecer uma comunicação de qualidade com o seu interlocutor. Para isso é necessário o exercício do autoconhecimento.

Somadas às habilidades intrapessoais existem as habilidades interpessoais, que são aquelas relacionadas com a qualidade da interação entre pessoas. Sabemos que o processo de comunicação pode ser composto por aspectos verbais e não verbais.[3]

O conteúdo e a maneira como as mensagens são recebidas são capazes de influenciar o comportamento dos envolvidos. Por esse motivo as interações humanas são únicas e não passíveis de repetição, pois, mesmo que tenhamos que dizer a mesma coisa várias vezes, nós o faremos de maneiras diferentes, influenciados pelos sentimentos, pelo ambiente e por outras variáveis que modificam o cenário onde a comunicação ocorre.[1]

Acerca dos comportamentos que contribuem qualitativamente para o processo de comunicar, destacam-se:

- escuta ativa: em geral, profissionais da saúde têm facilidade para informar, orientar e deliberar sobre a saúde do paciente, contudo apresentam dificuldade para ouvi-lo – justificando-se pela rotina atribulada. Um bom exercício para estabelecer uma conexão empática e de confiança com o paciente, o familiar ou o colega de trabalho é ouvir mais do que falar e estimular o outro a falar. Os efeitos são benéficos para a construção de vínculo e resolução de problemas;

- clarificação: é importante que o que se diz seja clarificado, assim como fazemos ao desenrolar um punhado de fios. Nem sempre a comunicação é linear, por isso é importante solicitar esclarecimento de pequenas frações que não ficaram claras, estimular comparações e exemplos, usar os mesmos termos ditos pela pessoa e repetir suas últimas palavras para iniciar uma argumentação, assim como usar termos neutros para evitar julgamentos;

- validação: é a garantia de que o conteúdo do comunicado foi compreendido por todas as partes envolvidas. Para isso é necessário checar ativamente o que foi assimilado por meio da solicitação de que os interlocutores façam uma síntese dos aspectos mais importantes para eles. Também é interessante repetir, resumidamente, o que foi falado pelo outro, a fim de se fazer um fechamento e garantir que o objetivo da comunicação tenha sido atingido.[1]

Conversas difíceis e más notícias

Em geral, os profissionais da saúde são formados para o restabelecimento da dimensão biológica de um paciente, sendo ensinados a lidar tecnicamente com a doença, porém não com o doente.[4]

Dentro do universo do tratamento de doenças, os profissionais deparam-se com cenários humanamente atemorizantes que mobilizam sentimentos de impotência, fragilidade, frustração e raiva nos receptores das más notícias, paciente e família, assim como nos próprios portadores das mesmas, os profissionais da saúde.[5]

Como estratégia – ainda que pouco funcional – para lidar com a falta de capacitação e treinamento em comunicação somada ao desconforto que as conversas difíceis produzem, os profissionais da saúde tendem a se distanciar, correndo o risco de naturalizar o processo da comunicação de más notícias como algo corriqueiro, não atentando às delicadezas e complexidades que envolvem esse procedimento. A depender da abordagem realizada, podemos falar de uma comunicação iatrogênica, em que a forma, o enquadre da comunicação, seus aspectos verbais e não verbais trazem sofrimento adicional ao seu difícil conteúdo.[6]

Em geral, observamos dois principais tipos de abordagens em conversas difíceis. Um deles em que, sustentando-se na boa intenção de ser transparente e assertivo, comunica-se de forma não calculada e áspera, prejudicando a compreensão e a assimilação emocional do conteúdo abordado. Por outro lado, a fim de evitar a situação citada, um outro tipo de abordagem, com base no princípio da empatia, comunica-se com tanta sutileza, que tudo é dito, menos o conteúdo principal. Dessa forma, o objetivo da comunicação fica em segundo plano, chegando a resultado semelhante do exemplo anterior: prejuízo na compreensão e na assimilação da informação.

Há protocolos específicos na literatura que oferecem diretrizes para o processo de comunicação de más notícias.[7,8] Em síntese, destacamos os cinco principais elementos que são fundamentais para a boa prática.

- Prepare-se para o processo de comunicação: escolha dia e horário oportunos, garanta um ambiente privativo e silencioso, levante o máximo de informações possíveis, realize uma discussão em conjunto com membros da equipe que cuidem do paciente para alinhar expectativas e condutas, defina objetivos claros da comunicação e possibilidades de decisões a serem tomadas a partir dela.[7,8]

- Nivelamento de informações: questione o conhecimento e a compreensão que o paciente já possui sobre sua enfermidade, garanta que ele esteja esclarecido quanto ao trajeto percorrido até o momento e dê-lhe a possibilidade de esclarecer dúvidas sobre isso antes de abordar o conteúdo principal da comunicação. Dê-lhe a oportunidade de expressar suas percepções, incluindo manifestações de sofrimento; acolha-o e não proponha soluções imediatas; respeite sua dor e a complexidade da situação.[7,8]

- Autorização para a informação: assegure-se de que o paciente deseja continuar a conversa e que está confortável para receber mais detalhes naquele momento. Caso ele verbalize ou expresse qualquer tipo de hesitação, acolha e combine outro momento para a conversa. Caso não seja possível adiá-la, solicite que o paciente eleja alguém de confiança para que possa representá-lo.[7,8]

- Informação: diante da autorização do paciente, ofereça-lhe as informações necessárias de maneira pausada, por meio de frases curtas, utilizando vocabulário que lhe familiar. Considere diferenças culturais e evite termos estritamente técnicos. O objetivo principal é ser compreendido pelo paciente, que, via de regra, não pertence à área da saúde.[7,8]

- Expressão emocional: permita que o paciente expresse o que está sentido, considere sua linguagem não verbal, identifique a emoção, dê-lhe tempo e fique em silêncio em sinal de validação e respeito pelo que ele está sentindo. Permita que o paciente perceba a conexão e que há um interesse genuíno pelo que ele pensa e sente.[7,8]

- Síntese e estratégia: de maneira acolhedora, pergunte ao paciente o que ele compreendeu daquilo que foi conversado. Essa é uma oportunidade para corrigir possíveis equívocos e esclarecer dúvidas. A partir da clara compreensão do paciente, compartilhe quais serão os próximos passos e estratégias. Um bom encerramento é fundamental para que o paciente e/

ou familiares entendam os objetivos da comunicação e sintam-se seguros acerca da tomada de decisão e da estratégia.[7,8]

Em casos que os aspectos citados não são bem trabalhados, corre-se o risco de o paciente ser um depositário de informações técnicas e frustrantes, provocando sofrimento adicional, desesperança, desamparo e até mesmo desespero. Ainda que o conteúdo difícil da comunicação exista e provoque sofrimento emocional, ao realizarmos um bom processo de comunicação, oferecemos segurança, acolhimento e alívio.

Conspiração do silêncio

O profissional da saúde tem um papel fundamental na identificação de situações de conspiração do silêncio reais ou potenciais.

A conspiração do silêncio é um tipo de isolamento por meio da privação de informações, dada a suposição de que uma pessoa não teria condições emocionais para lidar com uma notícia ou situação difícil. Para isso, os profissionais especialistas em saúde mental, como psicólogos e psiquiatras, são imprescindíveis para avaliar o estado emocional e a capacidade de compreensão de um paciente. Esses casos contudo, formam a minoria em que, de fato, existe algum tipo de barreira cognitiva, emocional ou psiquiátrica para a qual haja a indicação de preservação de informações. A maioria das pessoas vítimas da conspiração do silêncio está emocionalmente frágil e vivencia, muito vezes, um momento de crise em suas vidas. Poupar uma pessoa em sofrimento emocional da informação não diminui seu padecimento. Pelo contrário, ao restringir-lhe informações no contexto de adoecimento, mesmo que com boas intenções, colabora-se para um problema adicional.

Isso pode ser explicado por duas vias independentes, porém complementares. Uma delas é bastante conhecida, mas infelizmente menos praticada, que é o princípio bioético da autonomia. Muito se fala sobre autonomia do paciente, mas em diversos contextos perdemos a oportunidade de honrá-la. Um deles é a conspiração do silêncio, tema sobre o qual estamos dialogando. Quando esse cerco do silêncio é pactuado, geralmente entre familiares e profissionais da saúde, assume-se, ainda que não intencionalmente, que a autonomia do paciente é um aspecto que não precisa ser priorizado em detrimento dos desejos da família e do posicionamento obstinado que equipes de saúde podem assumir.

Adicionalmente a isso, existe outro fator que se tornou senso comum – e que não deveria sê-lo na prática de profissionais da saúde –, que é a crença de que se uma pessoa não tem condições psicológicas para lidar com as informações difíceis, ao entrar em contato com esse conteúdo, ela sucumbirá, desistindo dos tratamentos, por exemplo. Esse tipo de fantasia pode acarretar grandes prejuízos ao trabalho dos profissionais da saúde, para o enfrentamento do paciente e, inclusive, para o processo de assimilação da própria família, de onde geralmente partem os pedidos pela conspiração do silêncio, muitas vezes acatados pelos profissionais sem serem elaborados como necessário.

Quando todos os participantes são envolvidos no processo de comunicação – paciente, familiares e equipe –, é assegurada a possibilidade de que os membros dessa tríade esclareçam todas as dúvidas e angústias que uma situação dessas possa provocar. Outro fator imprescindível é a possibilidade de expressar sofrimento e ser amparado. Quando o pacto do silêncio é estabelecido, normalmente com o paciente sendo privado de informações, além do medo, a solidão típica do adoecer, que deveria ser combatida, é reforçada, mesmo que ele esteja cercado por seus familiares. E aí tem-se mais um princípio bioético sendo desrespeitado, que é o do não abandono.[9]

Dessa forma, o papel do profissional da saúde é estar atento aos riscos da comunicação e identificar e trabalhar as possíveis dificuldades, sobretudo das famílias, a fim de evitar ruídos e conspiração do silêncio. Nesse contexto, o profissional da saúde bem capacitado é central para manejar possíveis desafios no processo da comunicação difícil.

Comunicação Não Verbal

O ser humano comunica-se o tempo todo. Ainda que estejamos em silêncio, ao contrário do que alguns possam pensar, continuamos a nos comunicar, visto que a comunicação não é feita apenas por meio das palavras verbalizadas. Aliás, o processo de comunicação acontece minoritariamente por meio da expressão verbal. Por esse motivo, evidenciam-se a criticidade e a importância da compreensão das expressões não verbais.

Cinco fatores principais compõem os processos comunicacionais: 1. a situação: o contexto em que ocorre a comunicação. Nesse sentido, o "ambiente" pode contribuir positivamente ou negativamente para o processo comunicacional. Por exemplo, ter uma conversa com o paciente em um corredor de pronto-socorro ou em uma sala silenciosa pode mudar radicalmente a maneira como uma mesma mensagem é transmitida e compreendida; 2. os interlocutores: a todo o momento, em um processo de comunicação, a interação entre as pessoas faz que elas sejam, ao mesmo tempo, emissoras e receptoras; 3) a mensagem: refere-se ao conteúdo a ser transmitido; 4) os signos: são representados pelos sinais ou símbolos utilizados na emissão da mensagem; 5) os meios: os veículos utilizados para transmitir a informação que desejamos.[10] Um olhar atento a cada um desses fatores contribui para o aprimoramento das nossas interações.

A comunicação não verbal engloba todas as manifestações não realizadas por meio de palavras e pode ocorrer de forma voluntária ou involuntária. Seus elementos são: a paralinguagem, a cinésica, a proxêmica, a tacêsica e o silêncio.[9,10]

A paralinguagem refere-se a todos os sons produzidos durante a fala, que não fazem parte daquela língua falada: tom da voz, cochichar, bocejar, pigarrear, rir, gritar. A cinésica refere-se aos gestos, como balançar a cabeça verticalmente ao dizer sim ou horizontalmente para dizer não. Na proxêmica, considera-se a distância que os interlocutores mantêm entre si durante uma interação. Já a tacêsica se constitui no toque. Por fim, o silêncio é a ausência de palavra. Note que o silêncio também comunica, portanto é inadequado dizer que em determinado momento "não houve comunicação", já que até mesmo o silencio faz parte do processo comunicativo.[10]

Em um mundo enfrentando a pandemia de COVID 19, grande parte das interações, em especial as de trabalho, sofreu uma mudança de ambiente pela obrigatoriedade do isolamento social. Nesse sentido, o ambiente não presencial, sobretudo na área de gestão, passou a ser o nosso cotidiano, com reuniões diárias de maneira não presencial.

A influência da distância sobre a natureza e o conteúdo da comunicação decorre tanto da sua técnica, pela modificação do contexto presencial para o contexto virtual, como de seus aspectos interpessoais, considerando que, nas interações, teremos limitações sensoriais e de percepção de sinais não verbais. A separação física dos interlocutores pode dificultar a percepção da postura, das expressões faciais, do posicionamento do corpo, ou seja, de "pistas" que poderiam modificar o significado de expressões verbais.[11]

Sabemos que comunicar-se adequadamente, compreendendo palavrfaladas, intenções, sentimentos e captando sinais não verbais, já se constitui um desafio por si só e demanda atenção, capacitação e treino diário. Quando colocamos o componente "distância" nessa interação, elevamos o grau de dificuldade do processo e demandamos ainda mais habilidades específicas. Tomar alguns cuidados, no entanto, inclusive os que já deveríamos ter nas interações presenciais, certamente nos auxiliará a mantermos uma comunicação adequada nos encontros não presenciais. Citaremos aqui alguns deles.

1. Prepare-se para a reunião: teste o adequado funcionamento de seus equipamentos de maneira antecipada (câmera, microfone, computador, nível de carregamento de dispositivos e outros) para que não haja surpresas como o não funcionamento de algum dos itens indispensáveis para a interação.

2. Cuide de sua aparência física. Prepare-se para a reunião *on-line* como se ela fosse presencial, demonstrando consideração e compreensão da manutenção do ambiente corporativo.

3. Sempre que possível, mantenha sua câmera aberta. Presencialmente, quando estamos conversando com alguém, sentimos incômodo quando o receptor não nos olha. Isso porque esta atitude pode denotar falta de in-

teresse em nós e na mensagem, desprezo pelo conteúdo que está sendo transmitido, ou mesmo falta de educação.

4. Considerando que sua câmera está aberta, evite manter conversa com outra pessoa que esteja presencialmente com você, pois isso pode criar no interlocutor que está a distância a sensação de que estão sendo feitos comentários que não podem ser compartilhados na reunião, gerando desconforto desnecessário.

5. Mantenha a atenção no conteúdo que está sendo transmitido! Quantas vezes já participamos de uma reunião *on-line* em que, quando um dos interlocutores pede a opinião de outro participante, este responde: "me desculpe, poderia repetir?", demonstrando que não estava conectado de fato àquela conversa?

6. Mantenha o seu microfone desligado.

7. Utilize ferramentas para manter a organização da reunião, como o "levantar a mão", demonstrando respeito e contribuindo com a ordem ao evitar falar ao mesmo tempo que outro participante, bem como falando quando lhe concedida a palavra.

Dos elementos de comunicação não verbal citados anteriormente, podemos garantir a atenção à adequação da maioria deles nas interações não presenciais. Com relação à cinésica, poderemos demonstrar interesse pelo outro concordando gestualmente com a cabeça, ou mesmo fazer um sinal de "joia" quando perguntados se concordamos com determinado assunto. Na proxêmica, apesar da distância, podemos demonstrar interesse ao mantermos proximidade da câmera e inclinarmos o corpo para frente, demonstrando interesse naquele que fala do outro lado. Falando de "tacêsica", teremos aqui um desafio, visto não ser possível tocar à distância; no entanto podemos intensificar outras estratégias para suprir essa barreira, inclusive de forma verbal (p. ex., "Até breve! Sintam-se abraçados!"). O silêncio, quando bem empregado, demonstrará respeito e atenção pelo outro.

Todos os elementos não verbais podem estar presentes de maneira negativa, causando desconfortos e interpretações, por vezes, inadequadas da real intenção do outro participante na interação. Por exemplo, se, durante alguma fala, alguém virar os olhos ou respirar fundo e "bufar", pode ser extremamente desrespeitoso. Manter-se para trás, quase se deitando na cadeira, cruzar os braços, manipular o celular ou outro objeto também pode demonstrar total desinteresse pelo momento ali vivido. Ficar em silêncio em um momento da reunião em que se pede que os interlocutores falem pode também ser inadequado e até mesmo constrangedor. Quem já não participou de uma reunião em que, após uma pergunta seguida de um prolongado silêncio, o interlocutor brincou: "Calma! Não falem todos ao mesmo tempo!", na tentativa de preencher um constrangedor silêncio?

Comunicação Não Violenta

A violência convive com o homem desde tempos anteriores à Idade Média. O desajuste na relação entre violência e trabalho por meio da deterioração das condições de organização suscita sofrimento, desgaste, fadiga, adoecimento físico e psíquico, podendo levar ao risco iminente de dano irreparável à vida.

As condições de trabalho que permitem relações pautadas em desrespeito e desordem decorrentes de situações que envolvam características de violência do trabalho são inadmissíveis e não devem ser aceitas como inerentes ao labor.

A Occupational, Health and Security Administration (OSHA) define como violência no trabalho:

> "Violência no local de trabalho é qualquer ato ou ameaça de violência física, assédio, intimidação ou outro comportamento disruptivo ameaçador que ocorra no local de trabalho. Varia de ameaças e abuso verbal a agressões físicas e até homicídio. Pode afetar e envolver funcionários, clientes e visitantes."[12]

A conceituação de violência, em sua definição quando ligada ao ambiente de trabalho, também requer múltiplos olhares e, neste caso, não existe somente um conceito. Para Chappell e Di Martino, definir violência no ambiente de trabalho é um desafio por causa da grande variedade de comportamentos que podem configurar um ato como violento.[13] Os autores citam vários exemplos de atos que podem ser considerados violência no trabalho (**Quadro 5.1**).

Quadro 5.1 – Atos considerados violência no ambiente de trabalho

• Agressão física (chute, soco, arranhão, mordida, beliscão)	• Interferência no trabalho, equipamento ou ferramenta
• Ameaça	• Intimidação
• Assédio (incluindo racial e sexual)	• Mensagem agressiva
• Comportamento hostil	• Ofensa
• Cuspe	• Ostracismo
• Estupro	• Perseguição por grupos
• Extorsão	• Postura agressiva
• Gesto rude	• Provocação
• Grito	• Roubo
• Homicídio	• Silêncio deliberado
• Insinuação	• Xingamento

Fonte: Chappell D, Di Martino V[13]

Em grande parte dos exemplos citados, a comunicação torna-se um veículo de abordagens violentas. O objetivo deste tópico, assim, é abordar a comunicação não violenta (CNV), sua definição e características para a construção de um ambiente de trabalho pautado em harmonia e respeito.

A CNV é um método que consagra as relações humanas moderadas pelo veículo da boa comunicação e intenciona a sociabilidade que orienta a vida humana para a sua realização e satisfação.[14]

O principal representante da CNV é Marshall Rosenberg (1934-2015), psicólogo norte-americano que vislumbrou as ações de grandes líderes como Martin Luther King Jr e Gandhi na utilização da resistência não violenta como prática de transformação na ótica de cenários violentos.[15]

A habilidade de comunicar-se minimizando resistências, reações defensivas e violentas é fator hegemônico nesse método de comunicação cujas evidências tangenciam a melhora na forma de se expressar, ouvir e, consequentemente, na resolução de conflitos. O objetivo é instrumentalizar métodos de comunicação verbal (escrita ou falada) e não verbal (gestos, expressões faciais ou corporais, imagens ou códigos) que buscam criar compaixão e empatia para fortalecer as conexões humanas.[16]

A CNV concede a estruturação de relações de confiança com o próximo de forma afetiva, familiar, profissional e social, auxiliando a harmonização das próprias necessidades com as das outras pessoas; apoiando as possibilidades de mudanças de foco e minimizando erros próprios e alheios.[17]

Difundida pelo mundo há aproximadamente quarenta anos, a CNV é utilizada em vários ramos profissionais, auxiliando a resolução de conflitos. Pode-se dizer que, na prática, não é uma mudança fácil, pois requer transformações importantes na comunicação com o outro e no olhar para o outro.[17]

Componentes da comunicação não violenta

Ao usar-se o ciclo da CNV, é preciso assentir e sensibilizar-se a consciência de quatro processos:

1. O OBSERVAR – OBSERVAÇÃO – OUVIR: observação dos fatos, sem julgamento ou avaliação. O primeiro processo da CNV é a observação do acontecimento. A consciência necessária nesta etapa é desprender o ato de observar do de avaliar para que a mensagem a ser transmitida não seja influenciada por julgamentos;[17]

2. O SENTIR – SENTIMENTO – INDAGAR: identificação dos sentimentos em relação aos fatos observados. O segundo processo da CNV é a consciência da emoção transmitida no acontecimento observado. A clareza de entender e respeitar o sentimento (emoção) em detrimento do que se pensa ou acha (razão) torna-se o principal fator para que esta etapa seja a mais assertiva possível;[17]

3. O NECESSITAR – NECESSIDADE – COMPREENDER: reconhecimento das necessidades ligadas aos sentimentos identificados. A necessidade está ligada ao sentimento; por trás de todo sentimento existe uma necessidade e por trás de toda necessidade existe um sentimento. Quando alguém

expressa suas necessidades com consciência, as chances de elas serem atendidas aumentam;[17]

4. O PEDIR – PEDIDO – ARGUMENTAR: elaboração de pedidos claros, específicos e concretos. Posterior aos momentos de observação dos fatos, refletir sobre o sentimento emergido e levantamento das necessidades; o último processo da CNV é o momento da argumentação para realizar um ou mais pedidos. Imperioso que esse pedido seja o mais claro possível para que a mensagem enviada seja recebida de forma positiva.[17]

Comunicação Escrita – Processos e Instrumentos
Prontuário do paciente – o que e como registrar ética e legalmente

O registro das informações relativas ao estado de saúde de um paciente é uma das diversas atividades dos profissionais da saúde envolvidos na assistência, tendo responsabilidade legal pela veracidade e acurácia dessas informações, que deverão compor o prontuário do paciente.

O prontuário do paciente é conceituado como documento único, cujo descritivo diz respeito aos sinais e sintomas, imagens e percepções registradas a partir de um fato ou acontecimento, e seu componente primário é o atendimento prestado ao paciente. Deve ter caráter sigiloso e possibilitar a comunicação entre os membros da equipe multiprofissional para a continuidade da assistência prestada. É um documento valioso para o paciente, para a equipe que o assiste e para as instituições de saúde, bem como para o ensino, a pesquisa e os serviços públicos de saúde, além de instrumento de defesa legal.[18] Pode ser armazenado física ou eletronicamente, transmitido em completa segurança e acessível ao paciente e a qualquer usuário autorizado.[19]

O desenvolvimento do Prontuário Eletrônico do Paciente (PEP) surgiu como proposta em um contexto no qual a crescente geração de informação, somada a uma demanda de fácil acesso, alia-se ao progresso da informática para, juntas, buscarem a melhora das diversas formas de atenção.[20] Entre as vantagens de um prontuário eletrônico destacam-se melhor acesso, maior segurança e novos recursos, de modo que sua implantação possa se justificar pela melhoria na qualidade da assistência à saúde do paciente, pelo melhor gerenciamento dos recursos e pela melhoria de processos administrativos e financeiros.[21]

Quanto à segurança dos *softwares* utilizados, os selos de qualidade expedidos pelo Conselho Federal de Medicina e pela Sociedade Brasileira de Informática em Saúde se propõem aumentar a segurança da informação armazenada, criar regulamentos e normas e melhorar a qualidade dos sistemas de informação em saúde mediante a verificação da conformidade do *software* com os requisitos obrigatórios predefinidos. Além disso, reforçou-se a obrigatoriedade do uso de certificação digital, ou assinatura eletrônica, para a validade ética e jurídica de um

PEP/Registro Eletrônico em Saúde.[22] Algumas outras ferramentas para aumentar a segurança do PEP serão abordadas mais adiante.

As Comissões de Revisão de Prontuários tornaram-se obrigatórias nos estabelecimentos e/ou instituições de saúde onde se presta assistência médica, tendo por competência observar os itens que deverão constar obrigatoriamente no prontuário confeccionado em qualquer suporte, eletrônico ou físico (**Quadro 5.2**).[18]

Quadro 5.2 – Itens obrigatórios do prontuário do paciente[18]

Identificação	Avaliação	Evolução diária	Outras informações necessárias
• Nome completo • Data de nascimento (dia, mês e ano com quatro dígitos) • Endereço completo (nome da via pública, número, complemento, bairro/distrito, município, estado e CEP)	• Anamnese • Exame físico • Alergias • Exames complementares solicitados e seus respectivos resultados • Hipóteses diagnósticas • Diagnóstico definitivo • Tratamento efetuado	• Data e hora • Discriminação de todos os procedimentos e identificação dos profissionais que os realizaram • Assinatura eletrônica (prontuário eletrônico); ou assinatura e respectivo número do conselho profissional (prontuário físico) • Obrigatória a legibilidade da letra do profissional (prontuário físico) • Outras informações necessárias	• Nos casos emergenciais, nos quais seja impossível a colheita de história clínica do paciente, deverá constar relato médico completo de todos os procedimentos realizados e que tenham possibilitado o diagnóstico e/ou a remoção para outra unidade • Quando for o caso, procedimentos cirúrgicos e anestésicos, odontológicos, quantidade de sangue recebida e dados que garantam a qualidade do sangue, como origem, sorologias efetuadas e prazo de validade

Algumas diretrizes são importantes e devem ser seguidas no registro no prontuário do paciente para assegurar que as informações sejam comunicadas correta e integralmente (**Quadro 5.3**).[23]

Quadro 5.3 – Diretrizes para registro no prontuário do paciente[23]

Precisão	Concisão	Eficácia	Atualização	Organização	Confidencialidade
A informação deve ser exata, com dados subjetivos ou objetivos claramente discriminados Fazer a distinção se a informação registrada foi observada no paciente ou relatada por ele Usar grafia correta e somente abreviaturas e símbolos padronizados pela instituição	Fornecer as informações reais e essenciais Anotações curtas e bem redigidas são mais facilmente assimiladas do que longas e irrelevantes	Os registros devem conter informações completas e pertinentes para a continuidade da assistência ou para condutas a serem seguidas	As decisões e condutas sobre a assistência e os cuidados de um paciente são baseadas em informações atuais A demora na anotação de uma informação importante pode resultar em omissões graves e atrasos no atendimento ao paciente Sempre anotar em prontuário logo após a realização do procedimento, atendimento, observação ou encaminhamento	Registrar todas as informações em formato adequado e em ordem cronológica	As informações sobre um cliente só deverão ser transmitidas mediante o entendimento de que tais dados não serão divulgados a pessoas não autorizadas O profissional da saúde é obrigado por lei e pela ética a manter confidencialidade de qualquer informação relacionada com a doença e o tratamento do paciente

A seriedade do registro deve ser entendida não apenas como um indicador da qualidade da assistência, mas como um documento de comunicação entre o paciente e a equipe interdisciplinar durante seu tratamento. Além disso, o prontuário é um documento, o testemunho de uma assistência prestada, capaz de ser um elemento hábil para a prestação de defesa técnica (judicial e administrativa) dos profissionais, respeitando o sigilo existente nos respectivos códigos de ética e, em especial, na legislação constitucional vigente.[24]

Passagem de plantão – ferramenta de gestão para a segurança do paciente

Eventos adversos preveníveis, como erro médico, são a maior causa de morte entre norte-americanos. Apesar de termos progredido na redução de certos tipos de eventos adversos, a taxa global ainda permanece elevada. As falhas de comunicação, incluindo as que ocorrem nas passagens de plantão, têm liderado as causas de erros, contribuindo para dois de cada três eventos sentinela.[25]

A passagem de plantão pouco estruturada pode interferir na segurança dos pacientes, ocasionando perda de informações importantes para a qualidade e a continuidade da assistência.

Visando a eliminar o caráter empírico da passagem de plantão, o Institute for Healthcare Improvement desenvolveu, no ano de 2007, a técnica de comunicação denominada **S**ituation, **B**ackground, **A**ssessment, **R**ecommendation (SBAR), buscando redesenhar a comunicação em saúde e objetivando um sistema isento de erros, desperdícios, atrasos e com custos sustentáveis.[26]

Devido às limitações da aplicabilidade do SBAR em situações que requerem passagem de plantão com pacientes complexos que exigem informações e contexto mais amplos, foi desenvolvido um programa denominado **I**llness severity, **P**atient summary, **A**ction List, **S**ituation awareness and contingency planning, **S**ynthesis by receiver Mnemonic (*I-PASS*), associado a reduções dos erros médicos e de eventos adversos preveníveis e melhorias na comunicação, sem efeitos negativos no fluxo de trabalho. Além do documento escrito, a passagem de plantão nesse programa também consiste em comunicação verbal associada.[27]

Importante ressaltar aqui que é imprescindível documentar a passagem de plantão e ter instrumentos de apoio, porém o relatório verbal possibilita ao profissional da saúde concentrar-se nas informações que precisam de reforço e nos pontos em que é necessário solicitar explicações adicionais, além de servir como uma oportunidade de refletir sobre o plantão encerrado. A tecnologia deve apoiar, e não substituir, a passagem de plantão verbal, servindo como uma solução flexível que permita aos participantes reunir mais informações, quando necessário.[28]

Disseminação de informações – como fazer chegar a todas as pessoas

As instituições de saúde têm gerado uma grande produção informacional, a qual precisa ser organizada para seu acesso e uso, tornando um grande desafio a disseminação dessas informações para seus colaboradores, clientes e comunidade.

As informações precisam ser gerenciadas com vistas à construção do conhecimento organizacional e, consequentemente, permitir que as instituições respondam mais rapidamente às demandas de um mercado em constante transformação. Nesse cenário, o ambiente *web*, os portais e intranets corporativos surgem como uma possibilidade efetiva de gerenciar as informações, trabalhando com valor agregado, auxiliando fortemente quanto ao acesso, à recuperação e à disseminação das informações, assim como na construção do conhecimento por parte dos seus colaboradores.[29]

A transferência da informação via serviços de disseminação de informações pressupõe considerar que os benefícios dessa ação se relacionam diretamente com as possibilidades de geração do conhecimento, senão haverá apenas divulgação unilateral. Se o conhecimento é inseparável do indivíduo (sujeito do conhecimento), as ações de disseminação para transferência devem observar os requisitos que permitam adaptar as informações e suas formas de acesso.[30]

A "ecologia da informação" enfatiza que o ambiente de informação deve levar em consideração os valores e as crenças da instituição sobre a informação;

como as pessoas realmente usam a informação, ou seja, o comportamento e os processos de trabalho; as armadilhas que podem interferir no intercâmbio das informações; e quais sistemas de informação já estão instalados apropriadamente. Considera-se que a tecnologia é apenas um dos componentes do ambiente de informação.[31]

Apesar de todos os recursos ofertados pela tecnologia da informação, é importante que o modelo de comunicação seja simples e customizado às necessidades dos usuários. Devemos lembrar que o uso da tecnologia não garante a resolução de todos os problemas relativos à disseminação da informação, considerando-se a complexidade envolvida nesse processo, devendo ser abandonada a unidirecionalidade emissor-receptor, para contemplar o usuário em uma dimensão mais ampla, que o inclua como participante ativo do processo informacional.

No Hospital Alemão Oswaldo Cruz, a disseminação da informação para os colaboradores ocorre por meio de comunicação interna via *software* de gestão hospitalar (Tasy), intranet, "HAOC informa", espaço educação no modelo gestão à vista, serviço de mensagens curtas (SMS), WhatsApp, nas passagens de plantão, reuniões corporativas e científicas, via Data Warehousing (Sistema BI – inteligência artificial) e de forma a abranger também a comunidade, via *e-mail marketing*, *site* e revistas da instituição.

Transformação digital – gestão *paperless*

O conceito de comunicação escrita pressupõe a utilização de papéis, levando à exigência de locais para seu armazenamento e a um grande impacto na natureza. A transformação digital nos trouxe o conceito da gestão *paperless*, que nasceu de uma necessidade ambiental, mas que provoca consequências positivas em outros processos.

Em português, *paperless* significa, literalmente, "sem papel", mas, na gestão de uma instituição, é um conceito de cultura corporativa que propõe reestruturar a relação entre empresas e a gestão de arquivos, bem como reduzir ao máximo a utilização de papel no ambiente de trabalho, substituindo grande parte da rotina física por novas tecnologias, imprimindo apenas o necessário, e até mesmo usar assinaturas digitais nos contratos e documentos legalmente mais importantes.

Além de desfavorecer a organização, o excesso de papel cria a possibilidade de perda de documentos e aumenta o risco de fraudes corporativas, podendo impactar diretamente na gestão financeira.[32]

A primeira impressão sobre o conceito *paperless* é sempre ligada a um menor impacto ambiental, visto que pesquisas evidenciam que a indústria do papel, além de poluir, também gasta um enorme volume de água na sua produção.[32] Os benefícios da gestão *paperless* têm uma abrangência ampla, que vai desde o gerenciamento de informações até o aumento da segurança, o que se torna muito relevante se ponderarmos a importância do *compliance* para as grandes empresas atualmente (**Quadro 5.4**).[32,33]

As empresas que empregam medidas digitais passam a se posicionar de forma ecologicamente correta, portanto, no cenário corporativo atual, empresas que buscam maior destaque no mercado precisam abraçar essa tecnologia.

Quadro 5.4 – Principais benefícios da gestão *paperless*[32,33]

Redução de custos	Aumento do espaço físico	Agilidade na recuperação das informações	Segurança e rastreabilidade das informações	Redução do impacto ambiental
Diminuição dos gastos com folhas de papel, *toners*, cartuchos Redução dos custos com aquisição e manutenção de impressoras	Eliminação dos espaços físicos para armazenamento dos documentos (digitalização) Reaproveitamento desses espaços	Armazenamento das informações em servidores (nuvem) onde são indexadas e organizadas Recuperação dos arquivos acessando-se o sistema de gerenciamento e realizando-se uma busca rápida	Proteção por senha e criptografia Registro de todas as movimentações (usuários, modificação, data, horário)	Preservação das árvores e dos benefícios das florestas para a saúde Redução do uso de aditivos químicos e da poluição das águas

Ética em Comunicação Virtual – Proteção de Dados

A comunicação na área de cuidado ao paciente necessita ser rápida, precisa e correta. Todos esses são fatores com forte relevância para a segurança do paciente. Nos dias atuais, muitos são os recursos que contribuem para que a comunicação seja realizada cumprindo todos os requisitos necessários de segurança e velocidade. Esses recursos são, em sua maioria, meios digitais que estão em constante evolução, impulsionados pela evolução tecnológica não só do segmento de saúde.

Segurança da informação

Com o avanço da tecnologia e o aumento da troca de informações por canais digitais, também cresce a necessidade de manterem-se seguras todas as informações de pacientes e colaboradores que trafegam e são armazenadas nesses meios. Para isso são necessários controles e processos consistentes visando a garantir confidencialidade, integridade e disponibilidade das informações. Existem inúmeros *frameworks* de mercado que auxiliam gestores de segurança da informação a implantarem esses controles, como ISO família 27000, NIST e COBIT.

A segurança da informação é uma disciplina com alta relevância nas organizações nos dias atuais, tendo em vista o grande valor atribuído às informações pessoais que as empresas armazenam. E são diversos fatores que tornam as informações tão valiosas. A era dos dados ou revolução industrial 4.0, que é justamente o momento da História em que estamos vivendo, tem como base a manipulação da dados. Big Data, Big Analytics e Business Intelligence são áreas da tecnologia que utilizam grandes volumes de dados para analisar comportamentos de uma sociedade, detectar padrões de preferências de um determinado público, prever os próximos passos de uma comunidade, entre outras possibilidades. No mundo dos negócios, os dados valem muito para as organizações conseguirem traçar perfis de consumidores para seus clientes ou apresentar a oferta que certamente ele irá consumir, por exemplo. Outro fator que contribui para o alto valor das informações é o aumento do *cybercrime*. Atualmente existem organizações criminosas especializadas em comercializar ilegalmente dados de pessoas físicas para a utilização em outros crimes, como chantagem, estelionato e espionagem. E, para o *cybercrime*, não há lugar mais almejado para a obtenção ilegal desses dados do que uma grande empresa com um grande banco de dados. Por essa ótica, um hospital passa a ser mais visado ainda, já que, em ambientes como esse, são armazenados dados sensíveis como os de saúde dos pacientes.

No ano de 2021, o setor que mais sofreu com incidentes de segurança da informação foi o segmento de saúde, causando impacto no cuidado aos pacientes pelo fato de ocasionarem a interrupção de serviços ou o vazamento de dados. Isso mostra o quanto o *cybercrime* vem crescendo, com ações cada vez mais direcionadas para o segmento de saúde. Com a elevação do número de crimes, também houve aumento das regulamentações para questões envolvendo privacidade e tratamento de dados pessoais.

Lei Geral de Proteção de Dados

Com o aumento do *cybercrime* e também do poder que os dados dão às empresas, o mundo passou a se preocupar com a regulamentação do tratamento de dados pessoais pelas empresas, assim como com os cuidados que estas devem ter com o tema segurança da informação.

Em 2016, a Europa criou a General Data Protection Regulation (GDPR), que visa a estabelecer regras para o tratamento de dados por empresas da União Europeia. A GDPR impulsionou a criação de outras regulamentações ao redor do mundo, inclusive no Brasil, com a criação da Lei Geral de Proteção de Dados (LGPD).[34]

Tanto a GDPR como a LGPD têm como objetivo principal estabelecer limites e deveres de como as empresas devem tratar os dados pessoais de seus clientes. Entre os principais princípios da lei está a transparência que as empresas precisam ter com seus clientes sobre como seus dados pessoais são tratados.

A LGPD preconiza que toda empresa deixe claro para seus clientes o que fazem com suas informações, com qual finalidade os dados são tratados e sob que circunstâncias o cliente precisa dar consentimento para a utilização dos seus dados pessoais. Além disso, a lei cita os cuidados que as empresas devem ter para atender às necessidades de seus clientes. Todo cliente tem o direito de exigir a revisão, a exclusão, a transferência e a consulta aos seus dados pessoais.[35]

A LGPD também tem uma visão diferenciada sobre os dados de saúde, os quais são considerados sensíveis e precisam de maior cuidado de armazenamento e transferência. Um dado pessoal sensível, segundo a lei, é toda informação que pode levar o indivíduo a sofrer algum tipo de preconceito ou discriminação. Estão entre os dados pessoais sensíveis: posição política, raça, religião, dados biomédicos e de saúde. Os dois últimos são praticamente as informações que fazem parte do dia a dia de um ambiente de cuidado ao paciente como clínicas, centros de diagnósticos e hospitais. Por essa razão instituições de saúde carecem de tantos cuidados e zelo redobrado em relação aos dados de seus pacientes.[36]

A LGPD também exige das empresas mecanismos de defesa contra ataques cibernéticos e medidas de proteção contra vazamento de dados. Por esse motivo a disciplina se faz tão importante nos dias atuais. A LGPD prevê multas para empresas que não cumprirem a lei. As multas podem chegar a 2% do faturamento da empresa, com limite de 50 milhões de reais por infração.

Fica claro que a segurança da informação deve ser levada em consideração em qualquer tipo de comunicação, especialmente em um ambiente de cuidado ao paciente. Por isso abordaremos, a seguir, alguns dos principais métodos de comunicação utilizados atualmente em uma área de cuidado de ponta, citando boas práticas de proteção de dados.

E-mail corporativo

Grandes organizações de saúde utilizam ferramentas de comunicação de forma institucional para tratar de assuntos pertinentes à operação do negócio e, também, dos cuidados ao paciente. O uso do e-mail corporativo é uma forma de documentar a comunicação realizada, mas, quando esse meio é utilizado para tratar dados de pacientes, alguns cuidados devem ser levados em consideração. O primeiro deles é a forma como as informações acerca dos pacientes são trafegadas.

Preferencialmente, o e-mail corporativo deve ser usado apenas para a comunicação sobre a operação da empresa, dando-se prioridade sempre para o prontuário eletrônico em casos de registros de dados e informações clínicas. Quando houver a necessidade de registro e troca de informações sobre dados de pacientes via e-mail corporativo, devem-se adotar regras de descaracterização dos dados finais, em que se pode substituir o nome completo do paciente por apenas suas iniciais, por exemplo. É importante também que as organizações consigam identificar e-mails com informações de pacientes como confidenciais.

Prontuário eletrônico

O prontuário eletrônico deve ser o meio oficial de registro de informações dos pacientes e cuidados em geral em uma instituição que possui um ambiente digital. Deve apresentar uma estrutura que permita a completude das informações sobre os pacientes, como elencado no **Quadro 5.2**, além de possuir uma rastreabilidade de ações executadas. Esse fato é importante para detectar os responsáveis por registros para fins de controle e eventuais auditorias. Fatores de segurança são muitos importantes na manutenção de um prontuário eletrônico, como o acesso único de cada colaborador autorizado ao sistema. Os acessos devem ser concedidos de acordo com a função e a responsabilidade de cada usuário, sendo revistos e liberados apenas a pessoas autorizadas, pois o prontuário eletrônico é o sistema mais importante e sua base de dados é a mais sensível em um uma organização de saúde, visto que nele estão todos os registros de todos os pacientes. Devido à sensibilidade desses, dados é necessário também que haja cópias de segurança, para o caso de incidentes, e controles contra acessos indevidos, como criptografia, por exemplo.

Aplicativos de mensagens instantâneas

O uso de aplicativos de mensagens instantâneas facilita muito a operação e a troca de informações no dia a dia de toda organização, incluindo as do segmento da saúde. Ao se optar por traçar mensagens por esses meios, é recomendado que a ferramenta escolhida seja capaz de armazenar histórico de mensagens, registrar data e hora de envio e possuir criptografia no tráfego da informação. Aplicativos de mensagens existentes no mercado atendem a esses requisitos, mas a permissão de troca de mensagens por esse meio leva a organização a estabelecer regras que vão além dos requisitos técnicos, como, por exemplo, a gestão dos equipamentos móveis por onde as mensagens serão trocadas.

Dispositivos móveis, como *smartphones*, devem ter controles de segurança consistentes. Quando informações de pacientes são permitidas por esse meio, a descaracterização de imagens e a identificação de pacientes também são altamente recomendadas, mas são igualmente necessárias ferramentas de segurança capazes de apagar os dados dos dispositivos móveis quando esses forem perdidos ou roubados.

Recomendações

1. Promover treinamento sobre comunicação verbal e não verbal no processo de admissão de novos colaboradores assistenciais e administrativos, incluindo médicos e gestores e retreinar as equipes de maneira periódica.

2. Promover treinamento sobre comunicação de más notícias no processo de admissão de novos colaboradores assistenciais, incluindo médicos, e retreinar as equipes de maneira periódica.

3. Desenvolver a Comissões de Revisão de Prontuários para que se obtenha uma atuação que busque constantemente a melhoria dos registros em prontuário.

4. Eleger e utilizar instrumentos de passagem de informação entre os turnos de trabalho e setores de transição de cuidado.
5. Desenvolver ambientes virtuais corporativos seguros para gerenciamento e compartilhamento de informações institucionais para os públicos interno e externo.
6. Implementar a gestão *paperless*.
7. Investir em segurança da informação, em alinhamento com a LGPD.

Referências Bibliográficas

1. Silva MJP. Comunicação tem remédio: a comunicação nas relações interpessoais em saúde. 9. ed. São Paulo: Editora Loyola; 2013.
2. Trovo MM, Aquino SM. Competência comunicacional em cuidados paliativos. In: Castilho RK, Silva VCS, Pinto CS. Manual de cuidados paliativos. Rio de Janeiro: Atheneu; 2021.
3. Ekman P. A linguagem das emoções. São Paulo: Leya Brasil; 2011.
4. CREMESP. Cuidado paliativo/Coordenação Institucional de Reinaldo Ayer de Oliveira. São Paulo: Conselho Regional de Medicina do Estado de São Paulo; 2008. p. 36-42.
5. Kübler-Ross E. Sobre a morte e o morrer: o que os doentes terminais têm para ensinar a médicos, enfermeiras, religiosos e aos seus próprios parentes. 9. ed. São Paulo: Martins Fontes; 2008.
6. Araújo MMT, Silva MJP, Puggina ACG. A comunicação não-verbal enquanto fator iatrogênico. Revista da Escola da Enfermagem da USP. 2007;41(3): 419-425.
7. Baile WF et al. SPIKES — a six-step protocol for delivering bad news: application to the patient with cancer. The Oncologist. 2000;5(4): 302-311.
8. Narayanan V, Bista B, Koshy C. "BREAKS" protocol for breaking bad news. Indian J Palliat Care. 2010;16:61.
9. Silva MJP, Araújo MMT. Comunicação em cuidados paliativos. In: Academia Nacional de Cuidados Paliativos. Manual de Cuidados Paliativos. Rio de Janeiro: Dia Grafic; 2009. p. 49-57.
10. Steinberg M. Os elementos não-verbais da conversação. São Paulo: Atual; 1988.
11. Barbosa IA, Silva MJP. Nursing care by telehealth: what is the influence of distance on communication? Rev Bras Enferm. 2017;70(5):928-34.
12. Occupational Safety and Health Administration – OSHA. Guidelines for Preventing Workplace Violence for Healthcare and Social Sevice Workers. Us: Departmente of Labor, 2016. Available from: https://www.osha.gov/publications/osha3148.pdf.
13. Chappel D, Di Martino V. Violence at the work. Asian-Pacific Newslet Occup Health Safety. 1999;6(1):1-7.
14. Rosenberg MB. Vivendo a comunicação não violenta: como estabelecer conexões sinceras e resolver conflitos de forma pacífica e eficaz. Tradução Beatriz Medina. Rio de Janeiro: Sextante; 2019.
15. Rosenberg MB. O coração da transformação social: como fazer a diferença no seu mundo. Tradução Ana Sofia Schmidt de Oliveira. São Paulo: Palas Athena; 2020
16. Pelizzoli M L. Diálogo, mediação e cultura de paz. Recife: Ed. da UFPE; 2012.

17. Rosenberg MB. Comunicação não violenta: técnicas pessoais e profissionais. Tradução de Mário Vilela. 3. ed. São Paulo: Editora Ágora; 2006.
18. Conselho Federal de Medicina (CFM). Define prontuário médico e torna obrigatória a criação da Comissão de Revisão de Prontuários nas instituições de saúde. Resolução CFM nº 1638, de 9 de agosto de 2002. Fonte de Publicação: Diário Oficial da União; Poder Executivo, Brasília, DF, n. 153, 9 ago. 2002. Seção 1, p. 184-5
19. Galvão MCB, Ricarte ILM. Prontuário do paciente. Rio de Janeiro: Guanabara Koogan; 2012.
20. Almeida MJGG, Figueiredo BB, Salgado HC, Torturella IM. The ethics of electronic medical records. Revista Brasileira de Educação Médica. 2016;40(3):521-527.
21. Costa CGA. Desenvolvimento e avaliação tecnológica de um sistema de prontuário eletrônico do paciente, baseado nos paradigmas da World Wide Web e da engenharia de software [dissertação] [Internet]. Campinas: Universidade Estadual de Campinas; 2001. Disponível em: http://www.uel.br/projetos/oicr/pages/arquivos/Dissertacao_Claudio_Giulliano_PEP.pdf.
22. Sociedade Brasileira de Informática em Saúde. Manual de Certificação para Sistemas de Registro Eletrônico em Saúde (S-RES). 2013. Disponível em: http://www.sbis.org.br/.
23. Ito EE, Santos MAM, Gazzi O, Marins SAS, Manenti AS, Rodrigues VA. Anotação de Enfermagem – Reflexo do Cuidado. São Paulo: Editora Martinari; 2011.
24. Gomes LEM, Gomes JT, Negreiros LMV, Leal RF. O prontuário do paciente e o dever legal e ético de registro dos profissionais da saúde: uma revisão literária. Revista Eletrônica Acervo Saúde. 2020;12(7). Disponível em: https://doi.org/10.25248/reas.e3615.2020.
25. Sentinel event data: root causes by event type. The Joint Commission. Chicago. March 19, 2014. Disponível em: http://www.jointcommission.org/ sentinel_event statistics.
26. Institute for Healthcare Improvement. SBAR Toolkit [Internet]. IHI. California. 2011. Disponível em: http://www.ihi.org/knowledge/Pages/Tools/SBARToolkit.aspx.
27. Starmer A J, Spector ND, Srivastava R, et al. Changes in Medical Errors after Implementation of a Handoff Program. N Engl J Med. 2014;371(19).
28. Randell R, Wilson S, Woodward P. The importance of the verbal shift handover report: A multi-site case study. International Journal of Medical Informatics. 2011;80(11):803-812.
29. Molina LG. Portais corporativos: tecnologias de informação e comunicação aplicadas a gestão da informação e do conhecimento em empresas de tecnologia de informação [dissertação]. Programa de Pós-Graduação em Ciência da Informação. Marília: UNESP; 2008. [Internet]. Disponível em: https://www.marilia.unesp.br/Home/Pos-Graduacao/CienciadaInformacao/Dissertacoes/molina_lg_me_mar.pdf
30. De Lara MLG, Conti VL. Disseminação da informação e usuários. São Paulo em Perspectiva. 2003;17(3-4):26-34.
31. Davenport TH. Ecologia da Informação. São Paulo: Futura; 1998.
32. ExpenOn [Internet]. Paperless: porque reduzir o papel na empresa. [atualizado em 2020; citado em 30 maio 2022]. Disponível em: https://expenseon.com/gestao-de-despesas/paperless-para-empresas/.

33. GS1 Brasil [Internet]. Paperless: saiba o que é e como aplicar esse conceito na sua empresa. [atualizado em 2018; citado em 30 mao 2022]. Disponível em: https://blog.gs1br.org/paperless-conceito-e-como-aplicar/.
34. Bezerra, A. A Lei 13.709/18 e os novos desafios da proteção de dados pessoais e identidade. [monografia]. Recife: Universidade Federal de Pernambuco; 2019. [citado em 10 jan 2022]. Disponível em: https://repositorio.ufpe.br/bitstream/123456789/36323/1/TCC%20-%20A%20lei%2013.70918%20e%20os%20Novos%20Desafios%20da%20Prote%c3%a7%c3%a3o%20de%20Dados%20Pessoais%20e%20Identidade%20-%20ver1.0-con2.pdf.
35. Presidência da República. Secretaria-Geral. Subchefia para Assuntos Jurídicos. 2018. Acessado em 10 de janeiro de 2022. Disponível em: http://www.planalto.gov.br/ccivil_03/_ato2015-2018/2018/lei/l13709.htm.
36. Botelho MC, Camargo EPA. A Aplicação da Lei Geral de Proteção de Dados na Saúde. 2020. [citado em 10 jan. 2022]. Disponível em: https://www.revistas.usp.br/rdisan/article/view/168023/178494.

6 Atuação Interdisciplinar como Essência na Busca por Melhores Resultados Assistenciais

Andréa Diogo Sala
Adriane Batista Gil
Fabio Gomes da Conceição
Marielly Simoneti Soares

A transição de paradigma na saúde, em que o foco deixa de estar na doença e passa a ser na saúde e o paciente passivo se transforma em protagonista – mais ciente, agente e participante –, buscando-se um modelo de saúde efetivo e que agregue valor, impulsiona os profissionais da saúde a uma fluência maior para uma abordagem holística.

As demandas de pacientes com maior empoderamento podem ser compreendidas sob o espectro de três esferas interdependentes: técnica (qualidade e segurança); humana (relacionamento, empatia, comunicação, cortesia, acolhimento, postura ética) e personalização do cuidado (informação, transparência, decisão compartilhada, educação, ativação do paciente e da família). Para que as instituições de saúde sejam capazes de atender a todas essas demandas emergentes, é de suma importância que o modelo de trabalho seja construído por intermédio da interdisciplinaridade, com foco na assistência integral, integrada e integrativa.

A capacidade de compreender as pessoas sem julgá-las possibilita um relacionamento mais saudável, o que é essencial no cotidiano de uma equipe interdisciplinar para que verdadeiramente o paciente e sua família estejam no centro do cuidado. Aliado a isso, a prática do autocuidado e do autoconhecimento e a segurança psicológica são fundamentais para a promoção da saúde mental, mantendo o profissional da saúde pleno para oferecer um cuidado de excelência.

Acreditamos que os melhores resultados na assistência só serão obtidos ao se considerar a experiência sistêmica, incluir-se o paciente e seus familiares nas decisões sobre seu tratamento e haver uma atenção interdisciplinar durante toda a jornada do paciente.

Apresentaremos neste capítulo alguns conceitos e estratégias para que a equipe interdisciplinar alcance alto desempenho e tenha maiores possibilidades de proporcionar os melhores desfechos e uma experiência memorável para o paciente e sua família.

Essência do Relacionamento Interdisciplinar

Importância da construção da equipe interdisciplinar para a alto desempenho

Reger uma instituição de saúde pode ser compreendido como a soma de indivíduos buscando um mesmo ideal. Para que se alcance um mesmo objetivo são necessários recursos diversos, como tecnológico, financeiro e, principalmente, humano.

Assegurar a contratação de uma equipe qualificada não será o suficiente para que se alcance o objetivo comum. São necessários também o trabalho em conjunto e a construção de uma grupo que integre os conhecimentos de cada membro.

Para manter uma equipe eficiente, atuante e entrosada é importante prover ferramentas para a boa comunicação, esgotar recursos tecnológicos para a otimização dos resultados e, principalmente, trazer sentido e agregar valor à proposta de trabalho.

As grandes instituições têm valorizado cada vez mais a formação de equipes interdisciplinares para a constituição de seus times, promovendo a integração das diferentes disciplinas, além de considerar que, mediante a diversidade de profissionais, divergências de opiniões e experiências profissionais distintas, seja possível alcançar melhores resultados estratégicos.

Acredita-se que, na instituição de saúde, o papel da equipe interdisciplinar tenha um significado particular, cujo objetivo é cuidar e atender às pessoas nos momentos de maior necessidade e fragilidade de suas vidas. Sendo assim, todos os acontecimentos são importantes.[1]

Considerando que cada profissional especialista contribuirá com sua expertise em prol de um mesmo objetivo, entende-se que será garantido um cuidado seguro, competente, compassivo e individualizado às necessidades do paciente.[1]

Dessa forma, compreende-se o quão importante é cada tomada de decisão, pois é embasada por múltiplos conhecimentos somados à perspectiva de cada profissional envolvido, o que culmina em um olhar com maior amplitude para o paciente e suas necessidades.

Outro ponto chave para se alcançarem resultados positivos nas atividades da equipe interdisciplinar é concentrar-se nas competências e características de cada membro do time, fazendo que o profissional se sinta valorizado e motivado a contribuir com os cuidados e estratégias traçados de maneira integrada.

Além disso, permitir a fluidez da comunicação e garantir bons canais tornam a assistência assertiva e o cuidado individualizado, alinhando-os mais completamente com a estratégia proposta.

Investir na atividade da equipe interdisciplinar e aproximar seus profissionais é uma importante ação e um forte papel da liderança. Os líderes da instituição têm função relevante e fundamental no desenvolvimento da equipe interdisciplinar, discutindo expectativas, desafios, frustrações e novas estratégias de trabalho.[1]

Cabe à liderança desenvolver os profissionais da equipe, proporcionando tempo, orientação, habilidades de comunicação e comportamentais e, por vezes, cedendo parte do controle sem desassistir as pessoas.

Equipes de cuidados em saúde estão direcionadas a cuidar dos pacientes, atender às suas necessidades e coordenar a assistência de maneira efetiva, criando uma parceria entre paciente, família e equipe interdisciplinar.[1] Nessa parceria, os pacientes são acolhidos com respeito, dignidade e apoio, obtendo informações acerca de seus direitos e deveres e do planejamento que envolve seus cuidados e tratamento.

A saúde do trabalho da equipe interdisciplinar é sempre apoiada por um sistema claro de entrega do cuidado. O papel de cada membro da equipe deverá ser definido a fim de se delinearem os limites adequados, porém não devem impedir a sobreposição natural, a delegação e o compartilhamento de responsabilidades.[1]

Profissional referência e coordenação do cuidado interdisciplinar

Segundo Koloroutis, o relacionamento entre enfermeiro e paciente é elemento fundamental no Cuidado Baseado no Relacionamento, exprimindo comprometimento dos valores do cuidado, da defesa, da colaboração e da segurança e buscando o interesse do paciente-família a que eles atendem.[1]

Instituições comprometidas com a excelência do cuidado estão à frente de medidas para criar ou fortalecer a prática profissional, buscando cada vez mais integrar práticas sólidas com os melhores atendimento e serviço aos pacientes. Nessas instituições, o relacionamento entre equipe assistencial e paciente é reconhecido como fundamental para entrega de um cuidado com padrão internacional.

Um sistema de prestação de cuidados voltado principalmente para enfermagem, que facilita a prática profissional, apesar da natureza burocrática dos hospitais, é o que propõe o Primary Nursing. Dessa forma, a qualidade do cuidado prestado ao paciente é determinada pelo desempenho dos profissionais, sendo esse desempenho o resultado da capacidade clínica, da sofisticação de julgamento, da habilidade organizacional e da qualidade de liderança.[2]

Importante ressaltar que, nesse sistema, não se determina a qualidade do cuidado. O Primary Nursing não se torna responsável por garantir a qualidade do cuidado, mas traz à tona a qualidade do cuidado que existe na instituição; por exemplo, aqueles que não atuam de forma aceitável são facilmente identificados dentro da equipe.[2]

A essência do Primary Nursing tem como principal elemento a atribuição clara e individualizada da responsabilidade pela tomada de decisão sobre a assistência do paciente. Nesse cenário, pode-se concluir que o profissional de referência é o responsável por traçar o plano de cuidados e executá-lo à beira leito, descentralizando o planejamento dos cuidados da liderança.

Outra premissa importante está relacionada com o "método de caso", no qual o profissional de referência deverá assumir integralmente os cuidados do paciente dentro de seu turno de trabalho, respeitando a sua descrição de função e assegurando atender às necessidades do paciente.

As atribuições desse método sempre terão como foco o paciente, e não a tarefa a ser desempenhada; assim, o profissional não se preocupa em desempenhar tarefas técnicas para um grande número de pacientes e passa a dedicar-se profundamente aos cuidados do paciente a ele destinado.

Garantir canais diretos de comunicação é mais um elemento do Primary Nursing estabelecido para corrigir falhas de comunicação e otimizar o acesso às informações do paciente pela equipe interdisciplinar.

Dessa forma, achata-se a pirâmide de comunicação e um profissional comunica-se diretamente com outro profissional (médico, enfermeiro, nutricionista, farmacêutico, fisioterapeuta, psicólogo). É importante que o profissional responsável pelos cuidados do paciente passe as informações diretamente ao profissional do próximo turno. O enfermeiro referência também é responsável por compilar e transmitir essas informações.[2]

O Primary Nursing é um protótipo de sistema de prestação de cuidados que aborda a importância das relações nos cuidados de saúde, proporcionando um sistema de construção do relacionamento entre o profissional da saúde e o paciente. Esse relacionamento possibilita aos profissionais de referência alocar adequadamente recursos de energia para atender às demandas do paciente e lhes proporciona encontrar significado em suas atividades.[2]

Novo Paradigma em Saúde – Cuidado Integral, Integrado e Integrativo

Se existe uma área em que se faz necessário um paradigma integrativo que possa fazer sentido mais do que todos os diferentes modelos de cura, essa área é a Medicina.

(Amit Goswami)[3]

Atenção em saúde com foco no cuidado integral, integrado e integrativo

O envelhecimento da população mundial e o consequente aumento da incidência das doenças crônicas trouxeram a necessidade de mudar o modelo mecânico e reducionista newtoniano adotado pela medicina convencional para uma concepção multidimensional inspirada na física quântica contemporânea, fundamental para compreender melhor o processo de adoecer do ser humano.[4]

Esse modelo considera as dimensões física (órgãos e sistemas), metabólica (fluido composto por sangue e linfa que integra e comunica os sistemas), vital (relacionada com os ritmos do corpo: sono, apetite, excreções, respiração), mental (postura física e atitude mental diante das realidades interna e externa) e supramental (espiritualidade como "arquivo" da missão essencial e da individualidade do ser humano), podendo ser identificada uma cascata de causalidade descendente[3] que se inicia quando a pessoa se desconecta de sua vocação essencial (dimensão supramental ou espiritual) e constrói modelos mentais de vida ancorados numa percepção ilusória da realidade com valores circunstanciais.[4]

Importante mencionar o conceito do primado da consciência, que a considera o fundamento de todo ser; que tudo o mais, inclusive a matéria, é uma possibilidade da consciência, e ela escolhe, entre essas possibilidades, todos os eventos que vivemos. Quando o cuidado se baseia no primado da consciência, considerando todos os "corpos" de consciência (campos morfogenéticos, mente e corpo supramental, além do físico), tanto a medicina convencional como a integrativa podem ser formuladas em sua esfera apropriada.[5]

O domínio supramental da consciência contém as leis e os contextos arquetípicos dos movimentos físico, vital e mental. Quando o mental entra em desequilíbrio e o rearranjo de contextos antigos não consegue mudar um padrão mental, é hora de saltar para o supramental; da mesma forma, diante de uma matriz vital defeituosa, deve-se recorrer ao supramental para criar uma nova matriz da função vital desejada, pois ele tem o arquétipo para ela. A inteligência supramental é que nos capacita a fazer essas incursões ocasionais ao supramental conforme necessário.[5]

Tomando como princípio a concepção da multidimensionalidade, fica claro porque a integração das sabedorias tradicionais e dos conhecimentos da física quântica com a medicina convencional emerge como uma condição fundamental para que seja possível acontecer um cuidado integral, integrado e integrativo.

A integralidade em saúde, mais que um conceito fechado e estático, é um termo polissêmico e dinâmico, um conjunto de valores que representam um ideal de transformação das práticas tradicionais de saúde, uma noção com vários sentidos (**Quadro 6.1**).[6]

Quadro 6.1 – Integralidade em Saúde

- Crítica a uma visão de saúde fragmentada, reducionista, especialista
- Superação do modelo biológico de saúde para integração biopsicossocial
- Superação do modelo centrado na doença
- Articulação entre diferentes saberes ou campos de conhecimento
- Articulação entre ações de promoção, prevenção, tratamento, reabilitação
- Articulação entre diferentes ações, serviços e instituições
- Articulação entre necessidades individuais e sociais ou coletivas, tanto para compreensão dos processos de produção saúde-doença, quanto para definição de estratégias de intervenção
- Ampliação das possibilidades de intervenção diante de necessidades de indivíduos e grupos populacionais, visando à qualidade de vida
- Articulação de políticas públicas que garantam acesso aos recursos dos diferentes níveis de atenção à saúde
- Reorganização dos processos de trabalho

A interdisciplinaridade é condição fundamental para o cuidado integrado, pois, ao se adotar uma perspectiva teórico-metodológica comum para as disciplinas envolvidas, promove-se a integração dos resultados obtidos e, mais do que isso, é pela perspectiva interdisciplinar e pela integração do biopsicossocial-espiritual que o paciente poderá receber o cuidado integral. Quando os profissionais transpõem o foco do cuidado para essas dimensões, eles conseguem perceber as necessidades e expectativas dos pacientes, realizando um trabalho educativo voltado para a saúde Integrativa e indicando a realização de práticas integrativas e complementares em saúde, quando indicadas. Para que essas abordagens possam, contudo, permear o cuidado do paciente, os profissionais da saúde precisam conhecer e entender o modelo multidimensional do ser humano.

No Hospital Alemão Oswaldo Cruz, assistentes sociais, enfermeiros, farmacêuticos, fisioterapeutas, fonoaudiólogos, médicos, nutricionistas, psicólogos e técnicos de enfermagem compões uma equipe interdisciplinar que realiza a assistência de acordo com as premissas do Modelo Assistencial Hospital Alemão Oswaldo Cruz. Dispomos também de um Time de Melhores Práticas em Saúde Integrativa, que é composto por colaboradores das diversas áreas da assistência e cuja atuação é educacional (levando os conceitos da saúde integrativa a todos os colaboradores e à comunidade) e também de promoção de vivências em terapias integrativas para familiares, pacientes e colaboradores.

Todas as demandas desse novo paradigma da saúde são bastante complexas, exigindo das equipes multiprofissionais e das instituições o desenvolvimento de metodologias que contemplem trocas criativas entre diferentes especialidades e áreas do saber, horizontalidade dos poderes, corresponsabilidades, auto-organização e a inclusão de uma perspectiva transdisciplinar.[7]

A transdisciplinaridade é a atitude científica contemporânea que, reconhecendo a complexidade dos fenômenos, assim como a multidimensionalidade, dispõe-se a buscar soluções sustentáveis nos estratos mais sutis e causais (informacionais) da realidade, o que possibilita encontrar situações de genuíno consenso coletivo por meio da inclusão e do respeito às diversidades, potencializando a utilização dos conhecimentos disciplinares de forma sinérgica e transformadora.[8]

Enquanto a interdisciplinaridade pretende integrar diferentes disciplinas, compreendidas como campos específicos do conhecimento científico, a transdisciplinaridade busca, além disso, a integração do conhecimento científico a outros modos de produção de conhecimento construídos historicamente pela humanidade, exigindo profundas transformações das formas tradicionais de investigação, análise e intervenção na realidade nas diversas áreas do conhecimento. Desde as descobertas científicas do início do século XX, os novos paradigmas clamam pela superação da fragmentação do pensamento e das ações à procura de uma visão integralizadora do homem e seu ambiente nos diferentes campos da cultura, da ciência, da filosofia, da arte, da tradição e da religião.[7]

Como o prefixo *trans* indica, transdisciplinaridade diz respeito àquilo que está, ao mesmo tempo, entre as disciplinas, através das disciplinas e além de toda disciplina; sua finalidade é a compreensão do mundo atual, e um dos imperativos para isso é a unidade do conhecimento.[9]

As concepções de saúde e doença também apresentam transformações em diferentes movimentos históricos que refletem os novos paradigmas, como podemos constatar resgatando conceitos do –Sistema Único de Saúde (SUS): "A saúde tem como fatores determinantes e condicionantes o meio físico (condições geográficas, água, alimentação, habitação etc.), os meios socioeconômico e cultural (ocupação, renda, educação etc.), fatores biológicos (idade, sexo, herança genética etc.) e a oportunidade de acesso aos serviços que visem a promoção, proteção e recuperação da saúde".[10]

Essa concepção de saúde, fundamentada em uma perspectiva interdisciplinar e transdisciplinar, pretende a superação do modelo centrado na doença e o desenvolvimento de estratégias que abordem a complexidade inerente à saúde.[7]

Diante do paradigma emergente, o cotidiano dos profissionais da saúde enfrenta necessidades de mudanças técnicas e de recursos e, principalmente, de uma profunda transformação cultural que permita novas formas de abordar a realidade, estabelecer relações interpessoais e conceber a ciência com uma reestruturação das relações de poder que possibilite interações e trocas mesmo diante da diversidade.[7]

Tomada de decisão compartilhada

A tomada de decisão compartilhada pode ser definida como uma abordagem em que a equipe de saúde e os pacientes compartilham a melhor evidência disponível quando confrontados com a tarefa de tomar decisões e na qual os pacientes são apoiados para considerar as opções, obter informações e expor suas preferências.[11]

A medicina baseada em evidências e a decisão compartilhada são essenciais para um cuidado de saúde de qualidade, mas a interdependência entre essas duas abordagens geralmente não é considerada. A medicina baseada em evidências deve começar e terminar com o paciente: após encontrar e avaliar as evidências e integrar suas inferências com sua experiência, a equipe interdisciplinar deve tentar tomar uma decisão que reflita os valores e as circunstâncias de seu paciente. Incorporar valores, preferências e circunstâncias é provavelmente a etapa mais importante, mas também a mais difícil.[12] Deve ocorrer uma interseção da visão das habilidades de comunicação centrada no paciente com a medicina baseada em evidências, porque, sem a tomada de decisão compartilhada, a medicina baseada em evidências pode se transformar em tirania de evidência.[13]

Evidências de 86 estudos randomizados mostraram ganho de conhecimento pelo paciente e mais confiança nas decisões tomadas. O maior envolvimento do paciente o torna mais ativo e, em muitos casos, estando ele bem-informado, é capaz de fazer opções acerca de seu tratamento.[14]

Para a tomada de decisão compartilhada, Glyn Elwyn *et al.*[15] propuseram um modelo simplificado de três etapas para a prática clínica – conversa de escolha, conversa de opção e conversa de decisão, em que a equipe apoia a deliberação durante todo o processo –, reconhecendo que esse processo também tem fatores psicológicos, sociais e emocionais que influenciarão esse espaço de deliberação e que precisarão ser gerenciados por um diálogo médico-paciente eficaz, buscando o que Epstein[16] chamou de "mente compartilhada".

Existe certa confusão sobre a relação entre as decisões compartilhadas, o apoio ao autocuidado e o planejamento personalizado do cuidado. Podem ser consideradas filosofias semelhantes, nas quais os profissionais da saúde reconhecem e respeitam o papel do paciente na gestão de sua própria saúde; todas exigem habilidades de comunicação avançadas e o uso de diversas ferramentas e técnicas que favoreçam a partilha de informações, a comunicação de riscos e a discussão sobre as opções. As decisões compartilhadas são adequadas nos casos em que é preciso decidir se o paciente deve ser submetido a um exame diagnóstico ou de rastreamento, a um procedimento clínico ou cirúrgico, participar de um programa de educação para o autocuidado ou de intervenção psicológica, tomar medicamentos ou tentar modificar seu estilo de vida.[17]

As decisões compartilhadas são vistas como um imperativo ético pelos organismos de regulamentação profissional, que esperam que os profissionais da saúde trabalhem em parceria com os pacientes, informando-os e envolvendo-os sempre que possível. Os pacientes que têm a oportunidade de um maior envolvimento nas decisões acerca de sua própria saúde e do seu processo de cuidado apresentam melhores resultados que aqueles que recebem o cuidado passivamente. Isso é importante para os gestores de recursos financeiros, pois reduz as variações injustificadas na prática clínica, sendo o principal mecanismo para assegurar que os pacientes recebam o cuidado de que precisam e nada menos, o cuidado que querem e nada mais, sendo a base fundamental para um cuidado verdadeiramente centrado no paciente.[17]

Planejamento personalizado do cuidado

O planejamento do cuidado centrado no paciente exige uma atuação interdisciplinar e, muitas vezes, transdisciplinar, comprometida com a avaliação integral e com a tomada de decisão compartilhada.

Os conceitos da psiconeuroimunologia podem fornecer um suporte para os profissionais da saúde realizarem esse planejamento, compreendendo as interações entre os sistemas nervoso, endócrino e imunológico por intermédio do eixo neuropsicoimunoendócrino. Evidências crescentes têm demonstrado que o estresse é capaz de influenciar o sistema imunológico e, inversamente, que esse sistema pode alterar o comportamento e as emoções, inclusive deflagrar transtornos psiquiátricos.[18]

Como estratégia de cuidado personalizado, surgiu o desenvolvimento da pesquisa em genômica e biologia molecular nas últimas décadas, trazendo a possibilidade de ser realizada a medicina personalizada ou medicina de precisão, que tem por objetivo a customização do tratamento de acordo com as características biológicas dos indivíduos ou subgrupos da população. A medicina personalizada promete oferecer, com base na identificação das características genéticas do paciente, o medicamento preciso, na dose exata e no momento certo, tornando a prática médica mais eficiente e diminuindo os custos da atenção médica. As propostas e visões de futuro da medicina personalizada, no entanto, não são consensuais e têm sido alvo de muitas críticas por pesquisadores e clínicos preocupados com seu impacto sobre a pesquisa, a prática médica e a sustentabilidade dos sistemas de saúde por conta do alto custo das novas tecnologias.[19]

Como podemos utilizar esses conhecimentos no planejamento terapêutico personalizado? Precisaremos fazer uma avaliação interdisciplinar tirando o foco da doença e trazendo para o indivíduo, buscando compreender onde está ocorrendo o desequilíbrio, se existe alguma situação de estresse agudo, prolongado ou crônico, e propor a ele estratégias interdisciplinares e integrativas que possam, em conjunto, promover melhora em sua saúde, qualidade de vida e bem-estar, respeitando suas preferências.

Essas estratégias incluem intervenções no comportamento, como música, yoga, meditação, *tai chi chuan* e psicoterapia, bem como mudanças no estilo de vida por meio, por exemplo, de exercícios físicos, dieta adequada e cessação do tabagismo, além de alterações no ambiente de trabalho.[18]

No Hospital Alemão Oswaldo Cruz, o planejamento personalizado do cuidado também inclui considerar o que é importante para o paciente a cada dia, tornando-se uma meta para a equipe interdisciplinar, a qual fica registrada no quadro referência do cuidado dentro do leito do paciente (**Figura 6.1**) para que o planejamento terapêutico interdisciplinar tenha como objetivo que sua necessidade seja contemplada.

Ressaltamos aqui que todas as intervenções deverão ser complementares ao tratamento biomédico e baseadas em evidências, ampliando as possibilidades terapêuticas mediante o compartilhamento das decisões entre equipe interdisciplinar, pacientes e familiares.

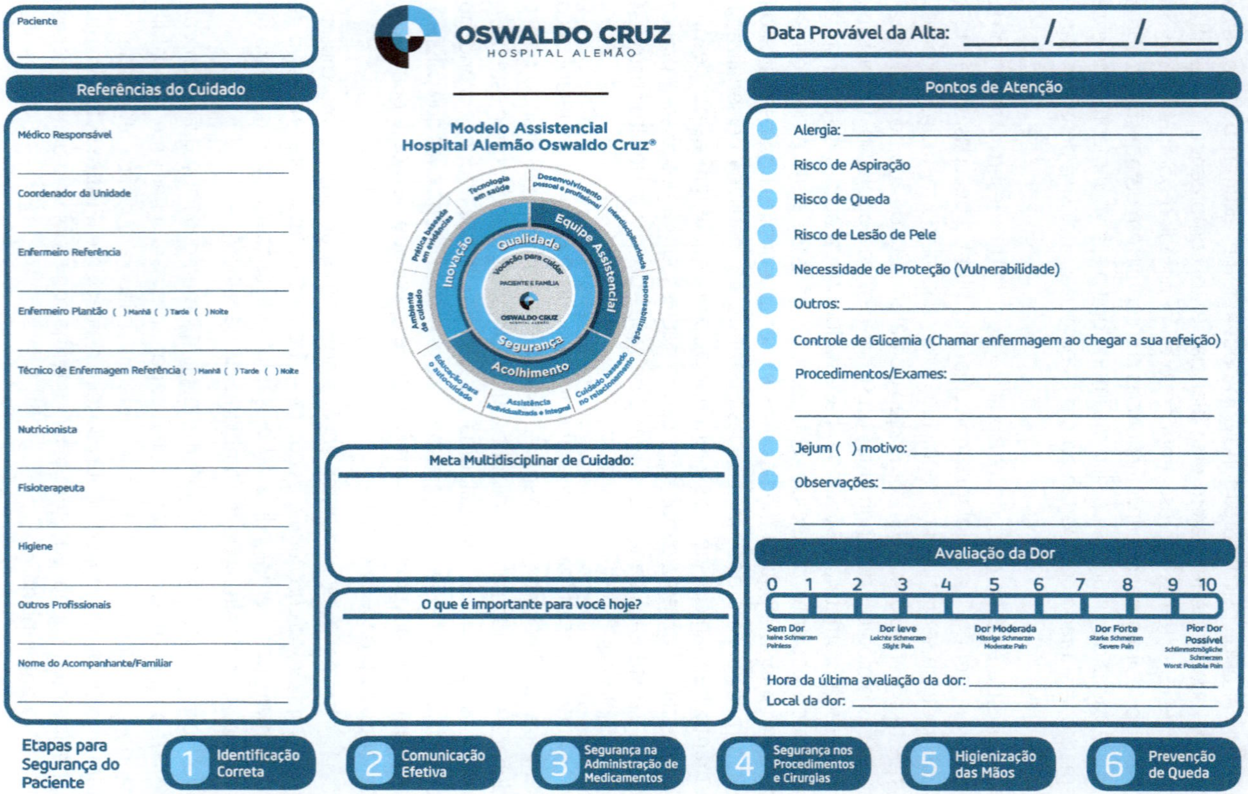

Figura 6.1 – Quadro Referência do Cuidado Hospital Alemão Oswaldo Cruz.

Visita Multidisciplinar na Unidade de Terapia Intensiva

A Unidade de Terapia Intensiva (UTI) funciona como local de acompanhamento e atendimento de pacientes com instabilidade fisiológica potencialmente grave e bastante complexa, requerendo suporte técnico e/ou artificial de vida. Nos últimos anos, houve uma elevação do número de pacientes que necessitam de internação em UTI, além de aumento em sua complexidade em relação ao cuidado (aumento da expectativa de vida, mais intervenções e procedimentos em pacientes idosos e com mais comorbidades etc.).

Nesse cenário de maior complexidade e mais necessidade de recursos, as UTIs precisam, cada vez mais, trabalhar com alto desempenho. A tecnologia e a inovação muito presentes nesse setor certamente ajudam nessa tarefa, porém o material humano é de extrema importância.

Em um estudo[20] com 112 hospitais e 107.324 pacientes na Pensilvânia, EUA, a visita multidisciplinar foi capaz de reduzir a mortalidade em até 30 dias de internação em comparação com as unidades que não a utilizavam. Nesse estudo, a presença de equipe médica com especialização específica em terapia intensiva teve menos impacto na mortalidade que os *rounds* multidisciplinares. Outro estudo americano[21] com 181 hospitais incluindo 60.330 pacientes clínicos e cirúrgicos (pós-operatórios) em UTIs gerais demonstrou resultados semelhantes. Houve redução da mortalidade hospitalar nas unidades que utilizavam a visita multidisciplinar como ferramenta e no grupo de pacientes cirúrgicos, mas não houve benefícios no grupo de pacientes clínicos. Outras publicações também mostram essa diferença de efeito da visita multidisciplinar entre pacientes cirúrgicos e clínicos. De modo geral, há evidências para apoiar a visita multidisciplinar em todos os pacientes internados em UTI, uma vez que, além do benefício na diminuição da mortalidade, há melhoria de processos, comunicação, redução de erros, de eventos adversos, além de contribuir para o entrosamento dos diferentes profissionais da saúde.

Os estudos citados são um pequeno exemplo de que a equipe interdisciplinar e seus vários atores podem, mesmo sem mudanças estruturais ou com grandes aumentos de recursos, mudar desfechos importantes como a mortalidade hospitalar.

Visita multidisciplinar e equipe interdisciplinar

A visita multidisciplinar tem como objetivo principal a elaboração de um plano terapêutico e a definição de metas de curto prazo. A continuidade da assistência, a melhor integração dos profissionais da saúde e a melhora do vínculo entre o paciente/familiares e a equipe assistencial são ganhos adicionais dessa metodologia.

Os diversos profissionais que podem se envolver nessa visita estão citados adiante, bem como seu papel. Uma equipe interdisciplinar mínima deve incluir:

médico, enfermeiro, fisioterapeuta, farmacêutico e nutricionista. A presença de todos esses profissionais é extremamente recomendável e traz grandes benefícios ao time interdisciplinar.

Equipe interdisciplinar e seu papel

- Médico: especializado no atendimento ao paciente crítico, deve ser certificado em uma especialidade médica (terapia intensiva, cardiologia, anestesiologia ou outra correlata) e recebe educação especial, treinamento, e certificação de subespecialidade. Os intensivistas podem ser designados para a UTI em tempo integral e trabalhar com outros membros da equipe de atendimento para fornecer aos seus pacientes cuidado contínuo e consistente.

- Enfermeiro: especializado no atendimento ao paciente critico, é-lhe necessária especialização em áreas inerentes ao cuidado ao paciente crítico (terapia, intensiva, cardiologia, nefrologia etc.). Dispende a maior parte do tempo com o paciente; fornece um cuidado de alto nível e qualificado, além de facilitar a comunicação entre todas as pessoas envolvidas no cuidado ao paciente. É responsável por todo o planejamento de cuidados de enfermagem; supervisiona, orienta e educa a equipe de técnicos de enfermagem acerca da melhor prática. Sua experiência e presença contínua permitem o reconhecimento precoce de sutis mudanças nas condições do paciente, podendo prevenir o agravamento das condições e minimizar complicações. Pelo seu contato próximo com a família e o paciente, enfermeiro de cuidados intensivos se torna parte integrante da tomada de decisão do processo do paciente, família e equipe de cuidados intensivos. Os enfermeiros e médicos trabalham juntos para desenvolver um plano de atendimento para cada paciente.

- Técnico de enfermagem: atua diretamente com o paciente. Seu papel é fundamental no cuidado, mas também no reconhecimento de situações de risco e agravos clínicos. Em muitas situações, atua como porta-voz das necessidades/desejos do paciente. É desejável que esse profissional possua especialização ou receba treinamento específico constante, proporcionando melhores resultados em suas atividades. Tem papel fundamental e trabalha em conjunto com o enfermeiro.

- Farmacêutico: especialista certificado no uso clínico de medicamentos com experiência em assistência farmacêutica em UTI, é capacitado para reconhecer as necessidades e problemas específicos do paciente de cuidados intensivos e trabalha com os membros da equipe de saúde para promover segurança e eficácia terapêutica dos itens prescritos.

- Fisioterapeuta: especialista no atendimento ao paciente crítico, deve possuir pós-graduação em terapia intensiva ou urgência e emergência ou outra correlata. Pode atuar tanto no tratamento como na reabilitação, seja ela motora, respiratória ou neurológica. Seu papel pode incluir oxigenoterapia, ventilação mecânica invasiva e não invasiva, monitoramento cardiorrespiratório, recuperação da funcionalidade e orientação ao paciente e/ou cuidador.

- Nutricionista: especialista em nutrição clínica ou nutrição enteral e parenteral, tem como funções estabelecer e monitorar as metas nutricionais, implementando condutas para que as mesmas sejam atingidas, e avaliar o estado nutricional, atuando fortemente na recuperação dos pacientes.

- Equipe de controle de infecção hospitalar (SCIH): composta por médicos infectologistas com especialização em SCIH e enfermeiros também especialistas em SCIH, atua ativamente na UTI. Esse grupo, além de participar discutindo os casos de pacientes com infecção, seus patógenos e as opções terapêuticas, também faz a vigilância e a prevenção de infecções hospitalares, de dispositivos invasivos, além do controle sanitário local.

- Assistente social: especialista em ajudar os pacientes e suas famílias a lidar com o estresse opressor associado aos cuidados intensivos, é desejável que tenha especialização na área da saúde, como saúde coletiva, cuidados paliativos, saúde de família, terceira idade ou outra correlata. Está disponível para fornecer uma riqueza de informações, incluindo aconselhamento financeiro, serviços clericais, referências de grupos de apoio, auxílio em desospitalizações e instituições de longa permanência (busca de locais) e questões éticas.

- Psicólogo: especialista em Psicologia Hospitalar e da Saúde com atuação multidisciplinar voltada para acolhimento, psicoeducação e acompanhamento psicológico dos pacientes críticos e seus familiares, a fim de promover saúde mental, minimizar os estressores e geradores de ansiedade desencadeados pelo adoecimento e pela hospitalização. Facilita a comunicação entre equipe, pacientes e familiares, busca promover alívio de angústias, expressão de sentimentos, adaptação emocional e maior adesão ao tratamento. Atuação em conjunto com equipe de cuidados paliativos para favorecer a vivência do luto antecipatório, cuidado emocional em situações de fim de vida, além de viabilizar rituais de despedida e promover acolhimento pós-óbito.

A condução da visita multidisciplinar deve ser feita por enfermeiro experiente ou pelo médico. É muito importante o uso de *checklists* para direcionar a visita e facilitar a consulta por toda equipe posteriormente – o **Anexo 6.1** representa o *checklist* usado no Hospital Alemão Oswaldo Cruz. Durante a visita deve haver oportunidade para que todos os profissionais envolvidos possam falar e contribuir para a criação do plano de cuidado do paciente. Esse plano deve conter, de forma objetiva, as metas terapêuticas e pendências. As metas terapêuticas devem ser as mais específicas e precisas possíveis. Metas descritas como "desmame de fármacos vasoativos" devem ser substituídas por metas objetivas e específicas como "desmame de noradrenalina até 48 h com alvo de PAM acima de 65 mmHg até __/__/__". Nesse exemplo temos não só um alvo claro da meta como um prazo, o que irá gerar uma revisão na meta terapêutica e uma oportunidade de discussão caso ela não tenha sido atingida no tempo proposto.

A visita multidisciplinar deve, ao seu final, ter um claro direcionamento do plano de cuidado para cada paciente da unidade e metas terapêuticas bem definidas e com tempo determinado. A experiência da equipe do Hospital Alemão Oswaldo Cruz mostra que o período da manhã é o melhor momento para sua realização. Recomenda-se que os itens que devem compor o *checklist* sejam individualizados para cada instituição, de forma a contemplar as necessidades locais, mantendo o foco na assistência ao paciente.

Safety Huddle na UTI

O *safety huddle* – também chamado de "reunião de segurança" – foi proposto pelo Institute of Healthcare Improvement (IHI). Sua metodologia difere da visita multidisciplinar, pois seu foco é maior em segurança do paciente e em prevenção de eventos, não sendo uma discussão de planos terapêuticos e metas clínicas, por isso é complementar à visita multidisciplinar nos ambientes de UTI.

Antecipar possíveis falhas, identificando-as antes mesmo de acontecerem, colocá-las em debate junto às equipes interdisciplinares e, então, investir em ações de melhoria são os direcionamentos do *safety huddle* como ferramenta estratégica para a ampliação da qualidade do atendimento e da segurança do paciente. Os *rounds* devem ser curtos, com duração de 20 a 30 minutos no máximo, no início do plantão e das trocas de equipes assistenciais. Basicamente devem responder a duas principais perguntas: "Você teve algum problema com a segurança do paciente nas últimas 24 horas? O que podemos fazer para proteger nossos pacientes hoje?". Na prática, o funcionamento do *safety huddle* deve estar atrelado a um *checklist* que possa não só direcionar a equipe, mas também trazer as informações anteriores para que sejam dados *feedbacks* dos riscos prévios apontados e suas soluções.

Por analogia, pode-se comparara o *huddle* com uma cebola, pois de ambos são retiradas camadas. Do *huddle*, diariamente removem-se as camadas de risco que envolvem o paciente até que se reduzam ao máximo as condições perigosas. As questões suscitadas devem seguir um roteiro mínimo, conforme proposto pelo IHI,[22] mas adequadas à realidade de cada serviço de saúde. Os cinco pontos que devem guiar a criação do instrumento local para o *safety huddle* devem ser os que se seguem.

1. Quais foram as preocupações e os sucessos em relação à qualidade e à segurança dos pacientes no dia anterior? *(Review)*
2. Quais são os riscos possíveis nas agendas dos pacientes hoje?

3. Revisão dos problemas anteriores e das ações de resolução.
4. Preocupações outras pela equipe assistencial.
5. Anúncios e informações a serem compartilhados.

Em 2018, uma publicação do *The Joint Commission Journal on Quality and Patient Safety*[23] observou o uso do *Patient Safety Huddle* em um hospital da Califórnia, nos EUA. Após a criação da ferramenta e sua aplicação pelos profissionais da linha de frente da saúde, foram demonstrados importantes progressos: melhora da adesão à higienização das mãos, queda no número de infecções, aumento de 14,9% no grau de satisfação dos pacientes internados e redução de 50% da mortalidade geral na unidade.

A adoção de ferramentas como a visita multidisciplinar e o *safety huddle* é fundamental para o funcionamento de uma UTI focada em qualidade e desempenho. Nesse curto espaço vimos que os benefícios não só são observados pela melhoria de processos, comunicação, acolhimento, redução de eventos adversos, mas também impactam diretamente o paciente com a redução da mortalidade hospitalar. As melhorias alcançadas com essas ferramentas não dependem de inovações, tecnologias ou investimentos financeiros, mas apenas do compromisso e do engajamento da equipe interdisciplinar.

Protocolos e Desfechos: A Importância da Interdisciplinaridade

A interdisciplinaridade é conceituada pelo grau de integração entre as disciplinas e a intensidade de trocas entre os especialistas; desse processo interativo, todas as disciplinas devem sair enriquecidas. Não basta somente tomar de empréstimo elementos de outras disciplinas, mas comparar, julgar e incorporar esses elementos na produção de uma disciplina modificada.[24]

Um modelo de atenção centrado no cuidado do paciente de forma multiprofissional e interdisciplinar, baseado em diretrizes, torna-se essencial para a completa integração da assistência em busca do mesmo objetivo, otimiza o serviço, melhora a relação entre as equipes e garantindo um excelente atendimento individualizado.

O sucesso na terapia só é alcançado com a distribuição das responsabilidades da assistência entre as categorias profissionais e a contribuição do conhecimento, agregando novas experiências a todos os profissionais envolvidos.

A comunicação efetiva entre os membros da equipe da saúde acontece quando há contato visual, escuta ativa, confirmação e compreensão da mensagem, liderança clara envolvendo todos os membros da equipe, discussões saudáveis de informações pertinentes e a capacidade de antecipar com precisão problemas futuros.[25]

Estudos demonstram que existe a necessidade de desenvolvimento de programas de treinamento de habilidades de comunicações dos profissionais envolvidos no cuidado da saúde. Além disso, há relatos de que esses programas demonstram melhora no desempenho e na comunicação da equipe interdisciplinar,[26,27] bem como garantem mais segurança nas práticas do cuidado.[28]

O paciente tem direito a receber cuidado individualizado, de qualidade e que atenda às suas expectativas, e, para atingir ótimos resultados, é necessária uma atuação padronizada, sistematizada e alinhada com todos os profissionais do cuidado.[29]

Conforme a melhora ou piora clínica do paciente, o cuidado deve ser desenvolvido e revisado. É necessário estabelecer uma meta individualizada por profissionais de diversas áreas, objetiva e realista, de fácil reavaliação e com definição de prazo para sua realização.

Para a obtenção de qualidade nos serviços prestados é importante que os protocolos tenham estratégias fundamentais tanto no processo de planejamento, implementação e avaliação das ações, quanto na padronização das ações dos processos de trabalho. Para comprovar a efetividade de um programa terapêutico é imprescindível a avaliação individual para cada paciente.

Recomendações

1. Desenvolver potenciais lideranças para tomada de decisão, gestão de conflitos, participação em pequenos fóruns para discutir estratégias e outras atividades relacionadas.

2. Implementar o sistema de profissional referência (Primary Nursing) em todas as disciplinas que compõem a equipe do cuidado.

3. Promover uma transformação cultural para que a concepção de saúde seja baseada em uma perspectiva interdisciplinar e transdisciplinar, com o desenvolvimento de estratégias que abordem a assistência à saúde.

4. Capacitar as equipes para que o planejamento do cuidado seja feito de forma personalizada, com foco no paciente, permitindo que as decisões sejam compartilhadas.

5. Instituir visitas multidisciplinares utilizando *checklists* construídos pela equipe.

6. Implementar o *safety huddle* diário e em todos os plantões como ferramenta de qualidade e segurança.

7. Desenvolver, implementar e monitorar os resultados dos protocolos interdisciplinares de padronização das ações dos processos de trabalho.

Referências Bibliográficas

1. Gerolin FSF. Cuidado baseado no relacionamento um modelo para a transformação da prática. São Paulo: Atheneu; 2012.
2. Manthey M. A prática do primary nursing – prestação de cuidados dirigida pelos recursos, baseada no relacionamento. 2. ed. São Paulo: Atheneu; 2014.
3. Goswami A. A janela visionária. São Paulo: Ed. Cultrix; 2000.
4. Bignardi FAC. A atitude transdisciplinar aplicada a saúde e sustentabilidade, uma abordagem multidimensional: a importância da meditação. Terceiro Incluído. 2011;1(1):14-24.
5. Goswami A. O médico quântico – orientações de um físico para a saúde e a cura. São Paulo: Ed. Cultrix; 2006.
6. Mattos RA. Os sentidos da integralidade: algumas reflexões acerca de valores que merecem ser defendidos. In: Pinheiro R, Mattos RA. Os sentidos da integralidade na atenção e no cuidado à saúde. Rio de Janeiro: ABRASCO; 2001. p. 39-64.
7. Feriotti ML. Equipe multiprofissional, transdisciplinaridade e saúde: desafios do nosso tempo. Vínculo – Revista do NESME. 2009;(2):179-193.
8. Neves EG. Arqueologia da Amazônia. Rio de Janeiro: Jorge Zahar Editor; 2006.
9. Nicolescu B. O Manifesto da transdisciplinaridade. 3. ed. Lucia Pereira de Souza, tradutora. São Paulo: TRIOM; 2005. pP. 52-53.
10. BRASIL.ABC do SUS: Doutrinas e Princípios. Ministério da Saúde. Brasília: Secretaria Nacional de Assistência à Saúde; 1990. p. 8
11. Elwyn G, Coulter A, Laitner S, Walker E, Watson P, Thomson R. Implementing shared decision making in the NHS. BMJ. 2010;341:c5146.
12. Sackett DL, Rosenberg WM, Gray JA, Haynes RB, Richardson WS. Evidence based medicine: what it is and what it isn't. BMJ. 1996;312(7023):71-72.
13. Tammy C, Hoffmann VM, Montori CDM. The connection between evidence-based medicine and shared decision making. JAMA. 2014;312(13).
14. Stacey D, Bennett CL, Barry MJ, Col NF, Eden KB, Holmes-Rovner M, et al. Decision aids for people facing health treatment or screening decisions. Cochrane Database of Systematic Reviews. 2011; (10). Art. No.: CD001431. Doi: 10.1002/14651858. CD001431.pub3.
15. Elwyn G, Frosch D, Thomson R, Joseph-Williams N, Lloyd A, Kinnersley P, et al. Shared decision making: a model for clinical practice. J Gen Intern Med. 2012;27(10):1361-7.
16. Epstein RM, Street RL. Shared mind: communication, decision making, and autonomy in serious illness. Annals of Family Medicine. 2011; 9(5):454–61.
17. Coulter A, Collins A. Making shared decision – making a reality. No decision about me, without me. London: The King's Fund; 2011. Disponível em: https://www.kingsfund.org.uk/sites/default/files/Making-shared-decision-making-a-reality-paper-Angela-Coulter-Alf-Collins-July-2011_0.pdf.
18. Cendon Filha SP, Marques AH. O processo imunológico na perspectiva da Medicina Integrativa. In: Lima PTR. Manuais de especialização. Medicina integrativa. São Paulo: Manole; 2015.
19. Iriart JAB. Precision medicine/personalized medicine: a critical analysis of movements in the transformation of biomedicine in the early 21st century. Cad. Saúde Pública. 2019;35(3):e00153118.

20. Kim MM, Barnato AE, Angus DC, Fleisher LF, Kahn JM. The effect of multidisciplinary care teams on intensive care unit mortality. Arch Intern Med. 2010;170(4): 369-376. Doi:10.1001/archinternmed.2009.521.

21. Yoo EJ, Edward JD, Dean ML, Dudley RA. Multidisciplinary critical care and intensivist staffing: results of a statewide survey and association with mortality. Journal of Intensive Care Medicine. 2016;31(5):325-332. Doi: 10.1177/088506661453460.

22. Institute for Healthcare Improvement. How to Conduct Safety Huddles That Stick. IHI Multimedia Team. 2018. Disponível em: http://www.ihi.org/communities/blogs/how-to-conduct-safety-huddles-that-stick.

23. Brass SD, Olney G, Glimp R, Lemaire A, Kingston M. Using the patient safety huddle as a tool for high reliability. Jt Comm J Qual Patient Saf. 2018;44(4):219-226. Doi: 10.1016/j.jcjq.2017.10.004. PMID: 29579447.

24. Costa, RP. Interdisciplinaridade e equipes de saúde: concepções. Mental. 2007;V(8):107-124.

25. Johnson HL, Kimsey D. Patient safety: break the silence. AORN J. 2012; 95(5):591-601. Doi: https://doi.org/10.1016/j.aorn.2012.03.002.

26. Bagnasco A, Tubino B, Piccotti E, Rosa F, Aleo G, Di Pietro P, et al. Identifying and correcting communication failure among health professional working in the Emergency Department. Int Emerg Nurs. 2013;21(3):168-72. Doi: https://doi.org/10.1016/j.ienj.2012.07.005.

27. Daniels K, Auguste T. Moving forward in patient safety: multidisciplinary team training. Semin Perinatol. 2013;37(3):146-50. Doi: https://doi.org/10.1053/j.semperi.2013.02.004.

28. Martins CCF, Santos VEP, Pereira MS, Santos NP. The nursing team's interpersonal relationships v. stress: limitations for practice. Cogitare Enferm. 2014;19(2):287-93. Doi: https://doi.org/10.5380/ce.v19i2.36985.

29. Berlofi LM, Bianchini SM. Metas do plano de cuidado: estratégia para gestão do cuidado. Revista Acred. 2013;3(6).

Anexo 6.1 – *Checklist* da visita multidisciplinar à UTI do Hospital Alemão Oswaldo Cruz[a].

```
            VISITA MULTIDISCIPLINAR - UTI [HTML]

          VISITA MULTIDISCIPLINAR - UTI [HTML] NOVO
```

* Dor controlada:
( ) Sim
( ) Não

* Dellirium:
( ) Sim
( ) Não

Dispositivos:

```
Sonda Naso Gástrica - Data Instalação:
Cateter Venoso Central - Data Instalação:
Cateter Venoso Central - Data Instalação:
```

Dispositivos que podem ser removidos:
( ) CVC   ( ) Cateter de hemodialise   ( ) PAI   ( ) SVD

Meta calórica atingida?
( ) Não
( ) Sim

Controle glicêmico?
( ) Sim
( ) Não

Protocolo de insulina?
( ) Sim
( ) Não

Respiratório:
Suporte ventilatório

```
O2 suplementar          ▼
```

Ventilação protetora:
( ) Sim
( ) Não

Uso do protocolo de sedação:
( ) Não
( ) Sim

Candidato à extubação hoje:
( ) Não
( ) Sim

Candidato a despertar diário?
( ) Sim
( ) Não

Apresenta risco de broncoaspiração?
( ) Sim
( ) Não

Medidas preventivas para pneumonia associada a ventilação mecânica:
( ) Não
( ) Sim

Lesão de pele:
( ) Não
( ) Sim

Cuidados paliativos:
( ) Sem limitação de suporte orgânico invasivo
( ) Limitação de algum suporte
( ) Cuidado paliativo exclusive

Antibiótico:

Nome:___ Dose:__ Frequência:__ Via:__ Horários:__ DIAS:___
Nome:___ Dose:__ Frequência:__ Via:__ Horários:__ DIAS:___
Nome:___ Dose:__ Frequência:__ Via:__ Horários:__ DIAS:___

Proteção Gástrica indicada:
( ) Não
( ) Sim

Profilaxia para TEV
* Profilaxia Mecânica:
( ) Sim
( ) Não

* Profilaxia Farmacológica:
( ) Sim
( ) Não

* Previsão de alta da UTI
( ) Não
( ) Sim

* Meta/Plano Terapêutico:

Profissionais que participaram da visita multi:
( ) Enfermagem   ( ) Farmácia   ( ) Fisioterapia
( ) Nutrição   ( ) Intensivista   ( ) Psicologia   ( ) SCIH

7 Elaboração do Planejamento Estratégico Assistencial

Fernanda Torquato Salles Bucione
Luisa Fleury Donatelli

Em um mercado em constante mudança, discorrer sobre estratégia tem sido cada vez mais recorrente nas organizações. De origem grega, a palavra estratégia foi inicialmente utilizada no contexto militar, fazendo referência à arte de liderar uma tropa, e, ao longo do tempo, replicada para a teoria dos jogos, modelos matemáticos, até chegar ao contexto empresarial.[1] Nesse âmbito, a estratégia é a capacidade que tem uma empresa de ajustar seus negócios para garantir a sua continuidade no decorrer de sua existência.

Vivemos em um ambiente cada vez mais dinâmico, globalizado, em que as mudanças acontecem de maneira muito rápida e com a tecnologia em constante evolução. Em adição a esses fatores, os brasileiros enfrentam continuamente instabilidades econômica e política, o que gera alto grau de complexidade e incerteza na gestão de um negócio. Segundo Kotler, "O ritmo da mudança é tão rápido, que a capacidade de mudar se tornou, agora, uma vantagem competitiva".[2]

Aumento do desemprego, queda no número de beneficiários, alta no dólar e no preço dos medicamentos, elevação do valor de equipamentos, formação de grandes grupos de saúde, aumento da sinistralidade das operadoras e tendências de desospitalização são só alguns dos fatores que vêm preocupando os gestores do segmento hospitalar. Ter conhecimento sobre os contextos externo e interno em que seu negócio está inserido e agir sobre essas preocupações com assertividade produzem vantagem competitiva e garantem a perpetuidade da instituição.

Considerado o pai da Administração moderna, Peter Drucker foi um dos primeiros a falar em estratégia empresarial: "Quando você vê um negócio bem-sucedido, é porque alguém, algum dia, tomou uma decisão corajosa". Nesse contexto, podemos dizer que uma boa estratégia é aquela que desafia o padrão atual para colher, no futuro, os frutos de decisões tomadas no presente.[3]

De nada adianta, no entanto, ter uma excelente estratégia se ela não estiver alinhada com a identidade da empresa, ou seja, sua missão, sua visão e seus valores. Esse é o tripé de sustentação das organizações que dita por que existimos, aonde queremos chegar e quais são os nossos princípios que nos tornam únicos. E, para garantir o engajamento e o comprometimento dos colaboradores com a estratégia, é necessário investir tempo e dinheiro na criação e no fortalecimento da cultura organizacional. Ou, como já dizia Drucker, "a cultura come a estratégia no café da manhã".[3]

O Planejamento Estratégico

O planejamento estratégico é o processo pelo qual se caminha para estabelecer a melhor direção a ser seguida pela empresa. Não existe um único modo de fazer um planejamento estratégico, mas, sim, algumas possibilidades e metodologias que podem ser utilizadas a depender do contexto em que a empresa se encontra e do modelo de gestão dos seus executivos. Mais importante do que seguir uma metodologia específica é garantir que, ao final do planejamento, a organização tenha clareza sobre seus objetivos de longo prazo, assim como o caminho para atingi-los.[1,3]

O período do planejamento, em geral, varia conforme o setor ao qual ele está em inserido. Em mercados mais estáveis, é possível considerar prazos mais longos, de cinco a dez anos. Na administração pública, pela sua complexidade, o planejamento pode ser feito para um horizonte de 20 a 30 anos. Já em mercados mais dinâmicos, falar de um longo período é quase impossível devido à velocidade em que as mudanças acontecem. Nesse caso, um planejamento de muitos anos se tornaria obsoleto antes que seus objetivos pudessem ser alcançados. Por isso, independentemente do tempo escolhido para o planejamento estratégico, é importante realizar revisões periódicas sobre o plano, ajustando-o conforme a necessidade.

O ciclo do planejamento estratégico passa por algumas etapas, que serão detalhadas a seguir. É importante que todos os *stakeholders* sejam mobilizados e participem ativamente desse processo: executivos, conselho e comitê de estratégia devem participar das formulações estratégicas enquanto líderes e equipes operacionais atuam no desdobramento tático.

Diagnóstico

O ponto de partida para a elaboração de um planejamento estratégico é a realização de um diagnóstico sobre o contexto atual da empresa e do setor em que ela está inserida. Devem ser considerados fatores econômicos, sociais, políticos, demográficos, culturais, legais, tecnológicos, entre outros. Essa análise permitirá a compreensão das pressões que influenciam o negócio e trará clareza sobre os caminhos que devem ser percorridos a fim de se obter vantagem competitiva ante os concorrentes.

Capítulo 7

• Análise SWOT

Alguns instrumentos são bastante utilizados nessa etapa, como, por exemplo, a análise SWOT elaborada pelo norte-americano Albert Humphrey. Em inglês, a sigla se refere a forças, fraquezas, oportunidades e ameaças, sendo uma ferramenta de fácil entendimento e aplicação. O processo se inicia pela análise do ambiente interno, com o levantamento das forças e fraquezas da organização, o que permite compreender o que a instituição já faz bem e deve ser mantido e/ou fortalecido e quais são os pontos que precisam ser corrigidos. Na sequência, o ambiente externo é analisado a partir do levantamento das oportunidades e ameaças, o que permite que sejam identificadas potenciais oportunidades a serem exploradas e, ao mesmo tempo, compreender os riscos que permeiam o negócio atual (**Tabela 7.1**).[4]

Tabela 7.1 – Análise SWOT

	Fatores positivos	Fatores negativos
Ambiente interno	**Forças** • Pelo que somos reconhecidos pelos nossos clientes? • Qual é nosso diferencial competitivo? • Onde geramos valor? • Onde somos mais eficientes?	**Fraquezas** • O que não estamos fazendo bem? • Quais são as principais reclamações de nossos clientes? • Onde somos ineficientes? • O que eu não consigo oferecer tão bem quanto meus concorrentes?
Ambiente externo	**Oportunidades** • Quais demandas de mercado estão surgindo? • Existe algum nicho de mercado que não esteja sendo atendido? • Como a tecnologia pode agregar valor ao negócio?	**Ameaças** • Existem produtos substitutos chegando no mercado? • Como a queda no PIB e o aumento do desemprego influencia no poder de compra dos meus clientes? • Existem novos concorrentes entrando com soluções inovadoras?

Fonte: adaptado de Humphrey, Albert S – Instituto de Pesquisa Stanford, 1960-1970.[4]

Outro instrumento bastante utilizado foi criado por Michael Porter em 1979 e permite uma análise sobre as cinco forças que influenciam a competitividade de um setor. Diferente da análise SWOT, as forças de Porter (**Figura 7.1**) observam apenas o ambiente externo à organização, permeando os principais *stakeholders* do setor.

• Ameaça de novos entrantes: analisar as barreiras de entrada ajuda a entender o grau de dificuldade de surgirem novos concorrentes em um setor. Devem ser considerados a necessidade de investimentos, a necessidade de escala, os aspectos regulatórios, os *players* atuantes em outros setores que poderiam expandir sua operação e qualquer outro fator que possa significar uma ameaça aos atuais *players*.

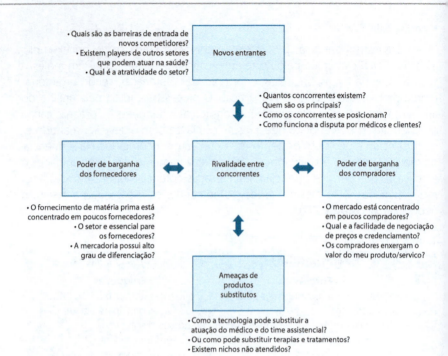

Figura 7.1 – As 5 forças de Porter.
Fonte: Porter ME. Vantagem competitiva. São Paulo: Editora Atlas; 1989.

- Rivalidade entre concorrentes: a compreensão sobre como os atuais concorrentes estão posicionados, o campo de atuação e os diferenciais competitivos de cada um, como disputam os clientes e médicos e a concentração de *market share* são alguns dos fatores que ajudam a entender o grau de competitividade em um setor.
- Produtos substitutos: a ameaça de produtos substitutos vem se tornando ainda mais palpável com o avanço da tecnologia. Hoje já temos funções humanas sendo substituídas por inteligência artificial e a entrada de *healthtecs* com produtos cada vez mais inovadores.
- Poder de barganha dos fornecedores: determina o quanto os compradores são dependentes de quem fornece a matéria-prima (materiais, medicamentos, próteses, órteses e materiais especiais [OPME], entre outros). Em geral, os fornecedores detêm alto poder de barganha quando há baixa quantidade de fornecedores e alta quantidade de compradores, quando o setor não é essencial para o fornecedor ou quando a mercadoria é diferenciada e gera custo de mudança aos compradores.
- Poder de barganha dos compradores ou clientes: quanto maior o poder de barganha dos compradores, maior a pressão por redução de preços. Em ge-

Capítulo 7

ral, os compradores têm alto poder quando compram altos volumes, quando não há diferenciação entre os produtos/serviços e quando representam parcela significativa do faturamento do fornecedor[5]

Formulação estratégica

Uma vez concluído o diagnóstico, é possível ter clareza sobre as principais oportunidades e desafios que a organização enfrentará nos próximos anos. Sendo assim, é hora de partir para a revisão do posicionamento competitivo, apontando o caminho que deve ser seguido para o desenvolvimento do negócio.

Existem duas matrizes, abordadas adiante, bastante utilizadas no mercado que auxiliam nessa formulação estratégica.

• Matriz de Ansoff

Enquanto a maioria dos pensadores do século XX acreditava que as empresas deveriam olhar para seu interior para encontrar soluções para seus problemas, Igor Ansoff foi um dos primeiros pensadores a acreditar que as empresas deveriam olhar para o contexto externo como estratégia de crescimento.[6] Em meados da década de 1950, criou uma matriz que cruza as variáveis de mercado e produtos que é utilizada até hoje nos ciclos de planejamento estratégico (**Tabela 7.2**).

Tabela 7.2 – Matriz de Ansoff

		Produtos	
		Existentes	**Novos**
Mercados	**Existentes**	Penetração de mercado	Desenvolvimento de produtos
	Novos	Desenvolvimento de mercado	Diversificação

Fonte: adaptado de Ansoff IH. Corporate strategy: an analytic approach to business policy for growth and expansion. Penguin Books; 1973.

A combinação dos dois eixos resulta em quatro diferentes estratégias que uma empresa pode seguir.

- Penetração de mercado: pode ser considerado o quadrante com menor risco, pois já atua em campos conhecidos (mesmo mercado com os mesmos produtos). Isso não significa, entretanto, que seja uma tarefa fácil, porque a estratégia está baseada em aumentar sua fatia de mercado, o que implica captar clientes de concorrentes e fidelizar os clientes atuais. O ponto de partida é trabalhar o cliente em alta percepção de valor, tendo diferencial competitivo claro.

- Desenvolvimento de produtos: atuando no mesmo mercado, a empresa inova em produtos e serviços complementares, visando a atender as necessidades dos clientes e os fidelizar. Essa estratégia é normalmente realizada por mercados mais maduros, que já dominam o seu campo de atuação. Um exemplo simples de desenvolvimento de produtos foi a onda de serviços de teste de Covid por meio de *drive thrus* nos hospitais, empresas de diagnóstico e até *shoppings*.

- Desenvolvimento de mercado: mantendo o produto ou serviço atual, a empresa pode encontrar novos mercados. Algumas formas de entrar em novos mercados são por expansão geográfica, criação de novas marcas para atingir públicos de idades ou classes sociais diferentes, ou a partir da diversificação de canais de distribuição. Grandes redes hospitalares são bons exemplos de diversificação de mercado, com atuação em geografias diferentes e atingindo públicos distintos.

- Diversificação: essa é a estratégia com maior risco, pois atua com o desconhecido, entrando em novos mercados, com a oferta de novos produtos/serviços. Bons exemplos são as grandes empresas globais de tecnologia que vêm ampliando seu portfólio com aplicativos de saúde e monitoramento de dados dos usuários.[6]

- Estratégias genéricas de Porter

Outras abordagens bastante utilizadas no mercado são as estratégias competitivas genéricas de Porter, que, de acordo com o autor, devem ser utilizadas para enfrentar as cinco forças competitivas detalhadas anteriormente. As estratégias estão baseadas na principal forma de geração de valor ao cliente (**Tabela 7.3**).

Tabela 7.3 – Estratégias competitivas genéricas

		Diferencial competitivo	
		Baixo custo	**Diferenciação**
Âmbito estratégico	**Toda a indústria**	Liderança no custo atual	Diferenciação
	Segmento específico	Foco ou Enfoque	

Fonte: Porter ME. Vantagem competitiva. São Paulo: Editora Atlas; 1989.

- Liderança no custo total: tem como premissa a oferta de produtos e serviços com baixo custo, sendo uma opção econômica aos clientes. Para isso, é necessário que a empresa seja mais eficiente que seus concorrentes, o que pode ser alcançado a partir de ganhos de escala, acesso a matérias-primas mais baratas e eficiência em processos. Gerar valor por meio de preço não significa, entretanto, oferecer um produto de menor qualidade do que os concorrentes, mas, sim, de qualidade semelhante com custo inferior ao consumidor. Hospitais com quartos coletivos são bons exemplos de estratégia de custo total.

- Diferenciação: criação de produtos e serviços únicos, sendo percebidos como diferenciados pelos consumidores, o que permite cobrar um preço superior por eles. Em geral, a experiência do cliente com a marca precisa surpreendê-lo. Essa estratégia implica custos maiores, mas não significa que a eficiência não deva ser perseguida, visando a aumentar a rentabilidade do negócio. Hospitais reconhecidos pela alta qualidade dos corpos clínico e assistencial se encaixam nessa categoria.

- Foco: também chamado de estratégia de nicho. A empresa foca em um pequeno segmento ao oferecer produtos ou serviços direcionados àquele público. Bons exemplos são hospitais que oferecem estrutura semelhante à de hotéis de luxo.[3]

A partir do estudo das duas metodologias é possível estabelecer a orientação estratégica da empresa. Essa orientação pode ser revisitada ao longo dos anos, porém não é recomendável que sofra alterações bruscas em curto período, uma vez que a mudança na estratégia exige tempo, dinheiro e um grande esforço de comunicação sobre o novo posicionamento com os clientes.[6] Vale destacar que as metodologias aqui apresentadas são orientadoras e podem ser adaptadas conforme a realidade do setor.

Desdobramento da estratégia

Com a estratégia definida, parte-se para a sua aplicação prática, ou seja, estabelecer o resultado final esperado em determinado período e como será o caminho até lá. A partir desse ponto, o Balanced Scorecard (BSC) é amplamente utilizado pelas organizações.

Criado em 1992 por David Norton e Robert Kaplan, o BSC é uma metodologia que permite definir objetivos e medir o desempenho estratégico de longo prazo, observando a relação entre causa e efeito das diferentes iniciativas em distintas perspectivas (**Figura 7.2**). A estruturação do BSC é feita em quatro etapas.

1. Definição dos objetivos: os objetivos estratégicos estabelecem os grandes desafios a serem buscados. Eles estão alinhados à visão e à missão da organização e devem representar de maneira clara aonde a instituição deseja chegar no horizonte de tempo estabelecido. Sendo assim, objetivos são diferentes de metas, que serão formuladas posteriormente e indicarão o

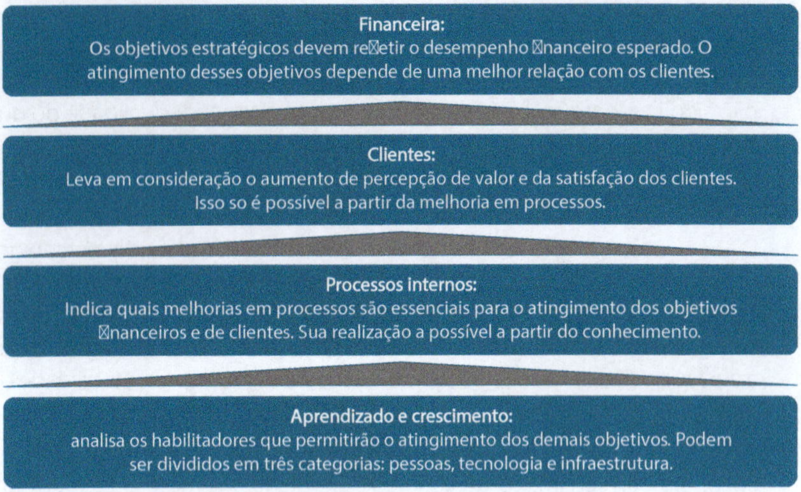

Financeira:
Os objetivos estratégicos devem refletir o desempenho financeiro esperado. O atingimento desses objetivos depende de uma melhor relação com os clientes.

Clientes:
Leva em consideração o aumento de percepção de valor e da satisfação dos clientes. Isso so é possível a partir da melhoria em processos.

Processos internos:
Indica quais melhorias em processos são essenciais para o atingimento dos objetivos financeiros e de clientes. Sua realização a possível a partir do conhecimento.

Aprendizado e crescimento:
analisa os habilitadores que permitirão o atingimento dos demais objetivos. Podem ser divididos em três categorias: pessoas, tecnologia e infraestrutura.

Figura 7.2 – Perspectivas do BSC.
Fonte: Kaplan RS, Norton DP. A estratégia em ação – Balanced Scorecard. Rio de Janeiro: Elsevier; 1997.

que se fazer para alcançar a visão de futuro estabelecida nessa etapa. São exemplos de objetivos: aumentar a rentabilidade, tornar-se referência no tratamento de pacientes oncológicos, expandir a base hospitalar, entrar no segmento de telessaúde, fortalecer a formação dos profissionais assistenciais, entre outros.

2. Criação do mapa estratégico: de acordo com a metodologia, cada objetivo estratégico deve ser alocado em uma perspectiva do BSC, observando a inter-relação entre eles. As perspectivas básicas sugeridas por Norton e Kaplan são: financeira, clientes, processos internos e aprendizado e crescimento. É possível que durante essa etapa sejam identificadas lacunas entre as perspectivas, que devem ser eliminadas ou preenchidas a partir de nova rodada de discussões sobre os objetivos estratégicos.[7]

É importante destacar que, como o próprio nome diz, no Balanced Scorecard deve haver um equilíbrio entre as quatro perspectivas e a relevância entre cada uma delas. É possível alterar ou incluir outras perspectivas conforme a necessidade da organização, sempre se observando a relação de causa e efeito entre elas.

3. Definição de indicadores e metas: a escolha dos indicadores deve ser criteriosa e refletir o progresso dos objetivos traçados. Eles devem permear todas as perspectivas e abranger a totalidade do plano. É importante que, nessa etapa, sejam priorizados indicadores estratégicos, que serão acompanhados pelos executivos e pelo conselho, o que implica um número

limitado de itens. Após a definição de quais indicadores serão acompanhados, é necessário estabelecer metas periódicas e progressivas de forma que, ao final do ciclo de planejamento, os objetivos sejam atingidos. São exemplos de indicadores: aumentar a receita, o número de pacientes cirúrgicos e a fidelização do corpo clínico, melhorar o índice de qualidade e segurança, reduzir o *turnover*, entre outros.

4. Elaboração do plano de implementação: tão importante quanto formular a estratégia é desenhar como ela será implementada e qual o envolvimento de cada membro da organização nesse processo, desde a liderança até as atividades mais operacionais. É nessa etapa que são desenhados os projetos com seus respectivos prazos e responsáveis, assim como os grandes marcos e entregas esperadas de cada um dos projetos. Durante o plano de implementação são levantadas as necessidades de investimentos, custos adicionais e expectativa de geração de receita potencial de cada uma das iniciativas, assim como realizados estudos de viabilidade e definida a priorização dos investimentos, o que deve estar intimamente ligado ao processo orçamentário.

É nessa etapa também que são estabelecidos os indicadores e metas operacionais que devem ser medidos ao longo do período para garantir que os indicadores e objetivos estratégicos, por sua vez, também sejam cumpridos. Dessa forma, o planejamento passa a permear todos os níveis da instituição, o que torna imprescindível um plano de comunicação eficiente sobre ele. Para garantir o engajamento de todos os níveis é necessário que toda a instituição esteja alinhada sobre os rumos e visão de futuro da empresa, de forma que cada um enxergue como irá contribuir para esse caminho. Uma das formas de garantir a compreensão do plano estratégico e aumentar o engajamento é atrelar metas relacionadas com o BSC ao plano de remuneração variável dos funcionários, atuando em conjunto com o departamento de recursos humanos da empresa.[7]

Acompanhamento do plano

Com a conclusão do desdobramento de indicadores, projetos, prazos e responsáveis, inicia-se o acompanhamento da execução do plano. É importante que cada área faça o acompanhamento dos seus projetos de forma autônoma e que a área de planejamento estratégico consolide todas as informações, dando clareza ao progresso do plano, ao atingimento de metas e às contribuições aos objetivos definidos. Nesse momento, a área de planejamento deve atentar a possíveis riscos que possam impactar a execução do plano, assim como identificar atividades correlacionadas entre os projetos que podem afetar o andamento das atividades. Como citado anteriormente, o BSC se baseia na relação de causa e efeito das iniciativas, e a não conclusão de uma etapa irá afetar diretamente o sucesso de outra.[5-7]

O acompanhamento do plano deve ser feito tanto no nível operacional, olhando para os projetos, prazos e indicadores operacionais, com o gerenciamento de atividades de forma mais detalhada, quanto no nível estratégico, observando de forma mais ampla o progresso dos objetivos, mapa e acompanhamento dos indicadores estratégicos. Dessa forma, o acompanhamento é realizado junto aos times operacional e executivo, respectivamente.

Os mercados estão mudando cada vez mais rápido e as instituições precisam saber responder a essas mudanças. Por isso é recomendável que o plano estratégico seja revisado anualmente para identificar possíveis arestas que precisam ser remodeladas de acordo com as mudanças de mercado identificadas no período.

Planejamento Estratégico da Área Assistencial

- Importância da sua aplicação para a assistência

Os últimos anos foram desafiadores para o cenário da saúde. Apesar do contexto de incertezas, mudanças e instabilidades, as equipes assistenciais demonstraram, em sua prática, a resiliência e o compromisso com a qualidade do cuidado. Para que o cuidado seja executado de maneira organizada e planejada, faz-se necessária a existência de um modelo assistencial. Modelo assistencial pode ser definido como uma ação organizada em uma dada sociedade para atenção à saúde que envolve recursos tecnológicos e assistenciais. Dessa maneira, o cuidado torna-se organizado e articulado para o enfrentamento das necessidades de saúde de uma coletividade.[8]

O modelo assistencial norteia as práticas cotidianas para a entrega do melhor cuidado ao paciente e deverá ser pautado em conceitos teóricos.[9]

Teorias assistenciais na literatura apresentam modelos assistenciais tradicionais e são fortemente baseadas no diagnóstico e na atenção da doença, e não no paciente e sua família.

A equipe assistencial multiprofissional está a todo momento norteando e planejando o cuidado aos pacientes. As instituições hospitalares possuem cada vez mais atividades desenvolvidas por profissionais da saúde em prol do paciente. Todas as atividades desenvolvidas pela equipe deverão estar em consonância. É essencial que a equipe multiprofissional reconheça que o objetivo maior de sua prática profissional é cuidar de pacientes e familiares. Os melhores resultados são obtidos quando o paciente se sente seguro dentro de um relacionamento de confiança. O estabelecimento de vínculo é reforçado entre profissionais que prestam assistência, familiares e pacientes quando há continuidade do cuidado da assistência prestada.[10,11] A atuação da equipe multiprofissional é essencial para a consolidação do modelo assistencial.

Nesse contexto, colocar no centro a atenção ao paciente e à família, fornecendo atendimento no tempo correto e com precisão diagnóstica, além de profissionais competentes, garante melhores desfechos em saúde e melhor experiência do paciente.[12]

É essencial que a equipe reconheça que o motivo da sua prática profissional é entregar o melhor cuidado ao paciente. Assim, a capacitação da equipe para um modelo assistencial baseado nos princípios de equidade e centrado no paciente e na família torna-se imprescindível para a mudança do cenário assistencial das organizações. O processo de educação permanente auxilia os profissionais no fortalecimento e aprimoramento de seus conhecimentos técnico-científicos e de gestão do cuidado, por esse motivo é elemento fundamental na perpetuação da prática e do fortalecimento do modelo assistencial.

Sendo assim, pautado no modelo assistencial da organização, é pertinente a criação de um planejamento estratégico da assistência que reflita o processo do cuidado.

O planejamento estratégico assistencial deverá estar em congruência com o planejamento estratégico da organização e permitir que o time assistencial se aprofunde em temas relevantes para a assistência, de forma a trazer mais clareza a seus próximos passos. Esse planejamento deverá ser construído com a colaboração da equipe assistencial para melhor aplicabilidade e disseminação das ações.

Primeiramente, deve-se pensar na ambição estratégica: *o que queremos ser?* Essa etapa deverá permitir a clareza sobre as ambições estratégicas, pois elas guiarão os desdobramentos das ações e direcionarão as prioridades. Essa primeira pergunta muitas vezes já foi respondida no planejamento estratégico corporativo e, nesse momento, precisa ser replicada de forma clara sobre o que isso significa para a assistência. A ambição estratégica definida deve contribuir para que o planejamento corporativo seja alcançado.

Após definida a ambição estratégica, o planejamento deverá contemplar os objetivos estratégicos: *o que devemos atingir para chegar nas ambições estratégicas?* Os objetivos deverão direcionar a trajetória para o atingimento da ambição estratégica. Em conjunto com os objetivos deverá ser pensado um grupo de indicadores de progresso para acompanhamento dos objetivos selecionados.

Após as definições da ambição estratégica, dos objetivos estratégicos e do conjunto de indicadores, deverá ser organizada a estratégia da execução para a obtenção de atingimento das metas dos objetivos: *como atingiremos os objetivos?*

Após essa etapa, o plano tático deverá ser instituído: *como implantarmos a estratégia?* Como o planejamento estratégico assistencial será desdobrado para toda a organização? Nessa etapa, é importante implementar indicadores de de-

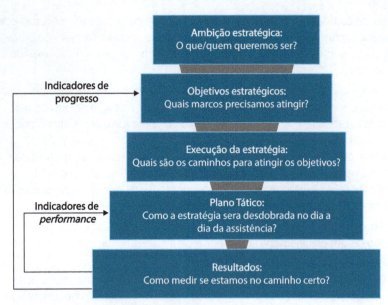

Figura 7.3 – Modelo gráfico da construção do planejamento médico-assistencial.
Fonte: elaborado pelas autoras.

sempenho, além de indicadores de progresso, para acompanhar-se o desdobramento do planejamento assistencial.

A **Figura 7.3** ilustra o entendimento gráfico da construção do planejamento estratégico assistencial e suas etapas.

O planejamento estratégico de sucesso se inicia com as ambições e os objetivos esperados pela equipe assistencial. A partir disso é desenhado o plano a ser seguido para se atingirem esses objetivos. Esse percurso requer disciplina e trabalho em equipe.

Recomendações

1. Mobilizar a alta liderança para a definição da visão de longo prazo da instituição e apoio para a existência de um planejamento dedicado à assistência.
2. Garantir que o planejamento estratégico assistencial se conecte com o existente na organização.
3. Fazer o diagnóstico completo sobre a instituição e o mercado.
4. Realizar reuniões com as lideranças assistenciais para a construção dos objetivos estratégicos.
5. Definir os objetivos estratégicos e traçar as rotas que levem até ele.

6. Definir e acompanhar indicadores da execução dos objetivos estratégicos.
7. Desdobrar o planejamento assistencial em ações táticas e operacionais.
8. Envolver todo o time assistencial no entendimento e na execução do plano.

Referências Bibliográficas

1. Slack N. Administração da produção. São Paulo: Atlas; 1997.
2. Kotler F, Kartajaya H,Setiawan I. Marketing 4.0 do tradicional ao digital. Rio de Janeiro: Sextante; 2017.
3. Drucker P. Administração na era das grandes transformações. Rio de Janeiro: Campus; 2012.
4. HUMPHREY, A. SWOT analysis for management consulting. SRI Alumni Newsletter, 7-8, 2005
5. Porter ME. Vantagem competitiva. São Paulo: Editora Atlas; 1989.
6. Ansoff IH. Corporate strategy: an analytic approach to business policy for growth and expansion. Londres: Penguin Books; 1973.
7. Kaplan RS, Norton DP. A estratégia em ação – Balanced Scorecard. Rio de Janeiro: Elsevier; 1997.
8. Morosinil MVGC, Corbo ADA (organizadores). Modelos de atenção e a saúde da família. Rio de Janeiro: EPSJV/Fiocruz; 2007. p. 27-41. [citado em 11 out 2017] Disponível em: http://www.epsjv.fiocruz.br/index. php?Area=Material&MNU=&Tipo=1&Num=26.
9. Gerolin FSF. A assistência como essência da trajetória do hospital Alemão Oswaldo Cruz. São Paulo: Atheneu; 2017. p. 2-16.
10. Vecina GN, Malik AM. Gestão em saúde. 2. ed. Rio de Janeiro: Guanabara Koogan; 2016. p. 248-255.
11. Koloroutis M. Cuidado baseado no relacionamento: um modelo para transformação da prática. Fátima Silvana Furtado Gerolin, coordenadora. São Paulo: Atheneu; 2012. p. 27.
12. Porter ME. What is value in healthcare? English Journal of Medicine. 2010; 363:26.

8 Gestão de Indicadores: Qualidade e Segurança na Entrega do Cuidado

Camila Nascimento
Cristiane Schmitt
Guilherme dos Santos Zimmermann
Sandra Cristine Silva

Quando se pensa em qualidade na assistência à saúde, é preciso destacar que são observadas diferenças significativas quando comparamos o segmento saúde com a indústria. Na indústria automobilística, por exemplo, o conceito de qualidade é objetivo. De forma simplista, trata-se de identificar defeitos na produção e instituir um sistema de melhoria contínua, além de reduzir a variação e o desperdício na cadeia de abastecimento. Em resumo, temos quesitos objetivos para avaliar o produto que sai da linha de montagem.

O conceito de qualidade na atenção à saúde é abstrato e pode ser definido de diversas maneiras, conforme o paradigma disciplinar do avaliador. Donabedian (1999) define qualidade em saúde como o tipo de cuidado esperado para maximizar uma medida abrangente do bem-estar do paciente, considerando riscos e benefícios envolvidos no processo de atendimento. Em consonância com essa definição, o Institute of Medicine (IOM) descreve a qualidade em saúde como sendo a capacidade de um serviço ou programa de saúde de promover desfechos positivos para indivíduos ou populações, segundo as evidências científicas disponíveis.[1,2]

A mensuração e a análise da qualidade em saúde, tanto no sentido amplo no que se refere a programas de saúde quanto às práticas de assistência direta ao paciente, não são simples. Avaliar um programa de saúde ou uma terapêutica como satisfatórios ou não vai além de mensurar o percentual de cura ou a sobrevida da população sob estudo. Sabe-se que, em saúde, os desfechos envolvem tanto a qualidade das práticas como as características próprias da população. Assim, observa-se uma situação crescente de estudos voltados a esse tema com o objetivo de definir conceitos e criar ferramentas adequadas à mensuração da qualidade em saúde.

Na análise da qualidade em saúde, algumas dimensões devem ser consideradas para que seja possível uma avaliação mais ampla e detalhada. As mais utilizadas são eficácia, eficiência, segurança, equidade, pertinência, grau de atualização das práticas, resposta do paciente, satisfação, melhoria da saúde e continuidade do cuidado.[2]

Qualidade e Segurança: Como Devem Ser Avaliadas?

A avaliação da qualidade e da segurança constitui um processo dinâmico por meio do qual é possível medir (com o auxílio de instrumentos e técnicas específicas) e comparar entre si fatos, situações, realidades, estratégias, procedimentos e serviços para se emitir um juízo de valor que possa nortear determinada tomada de decisão.[3] A avaliação deve ser compreendida como um processo intencional, técnico e político, portanto isento de neutralidade, que deve ser auxiliado por diversas áreas do conhecimento e ser aplicado a qualquer prática profissional, a uma organização ou a uma rede de serviços, inclusive no setor da saúde.

O processo avaliativo deve ser considerado um dos instrumentos da gestão dos serviços de saúde indispensáveis para mensurar os esforços da Instituição voltados para o alcance da qualidade, excelência, utilidade e relevância social.[4]

A avaliação do desempenho dos serviços de saúde é um elemento importante para caracterizar um sistema de saúde desejável e economicamente acessível, podendo ser conduzida de acordo com critérios, padrões e normas preestabelecidas, tendo-se em vista a multiplicidade das práticas de saúde.[5] O quadro conceitual mais aceito no delineamento da avaliação dos serviços de saúde é o estabelecido por Donabedian,[6] que propõe três áreas cujo desempenho busca avaliar a estrutura, o processo e o resultado. Classicamente consideradas uma tríade, essas áreas correspondem às noções da teoria geral de sistemas, ou seja, *input-process-output*. Para o autor, o modelo justifica-se, uma vez que as três áreas são nitidamente inter-relacionadas.

A **estrutura** denota atributos para que o cuidado ocorra e estuda o *input* relacionado com a atenção à saúde. Trata-se dos objetivos e refere-se às características organizacionais (instrumental normativo e administrativo) e aos recursos disponíveis na instituição provedora de tratamento (planta e equipamentos), sejam humanos ou materiais. Pressupõe que a presença de uma estrutura adequada ofereça pré-condições para um bom desempenho nas áreas de processo e resultado e compõe-se de medidas de valor quantitativo, mas que apoiam e norteiam as análises qualitativas dos serviços. Alguns exemplos mais utilizados de indicadores de estrutura são: número de profissionais por leito, capacidade instalada de salas cirúrgicas, capacidade produtiva de equipamentos diagnósticos, valor investido por leito instalado, entre outros.[6]

O **processo** envolve todos os procedimentos utilizados para entrega de serviços. Abrange atividades relativas à utilização de recursos nos aspectos quantitativos e qualitativos voltados ao cuidado com os pacientes, incluindo as atividades do paciente no autocuidado e as atividade do profissional na realização do diagnóstico e do tratamento. O processo tem seu enfoque na descrição do trabalho e no desempenho de procedimentos e protocolos vigentes tanto no aspecto técnico quanto relacional. É desse componente que se retiram as bases para a valoração da qualidade. Esses indicadores podem incluir dados quantitativos e qualitativos, dependendo da necessidade de análise. Alguns exemplos utilizados são: ocorrência de flebites por punção venosa, completitude de registros em prontuário por categoria profissional, utilização e/ou adesão a protocolos clínicos institucionais, entre outros.[6]

A análise do **resultado** envolve o efeito do cuidado no estado de saúde do paciente e sobre a população, geralmente referenciado como o *output* da assistência. Em síntese, corresponde às consequências das atividades da instituição de saúde ou do profissional em termos de melhoria do nível de saúde dos indivíduos ou da população.[6]

Os indicadores de resultados demonstram o alcance ou não de um objetivo e/ou meta prevista de uma atividade ou processo. Exemplos clássicos desses indicadores em ambientes de cuidados à saúde incluem: taxa de mortalidade hospitalar, taxa de mortalidade cirúrgica, taxa de infecção em sítios cirúrgicos, satisfação dos clientes, entre outros.

Com relação aos resultados propriamente ditos da assistência, pode-se acrescentar que, embora devam ser considerados do ponto de vista de quem recebe os cuidados (direta ou indiretamente), eles serão garantidos apenas se também forem extensivos aos profissionais que os originam. Daí a necessidade de avaliá-los e medi-los considerando-se, ao mesmo tempo, os benefícios e a satisfação dos clientes externos (pacientes, familiares e sociedade) e dos clientes internos (administradores e profissionais). Em outras palavras, os resultados devem ser observados dos pontos de vista clínico (qualidade clínica) e administrativo (qualidade gerencial).[5]

Premissas para a elaboração de indicadores de desempenho institucional

Antes de discutirmos as premissas para a construção dos indicadores, é importante entender a sua utilidade. Indicadores são formas de medida que sumarizam informações quanto a determinado tópico em uma população ou em um sistema. São aplicados para medir alguma situação ou processo e gerir desempenho, uma vez que embasam a análise dos resultados obtidos. São indispensáveis na melhoria de processos, assim como para planejamento e controle de desempenho por meio da comparação de resultados interna e externamente. Também podem ser aplicados pontualmente para a gestão de projetos, atividades, processos e programas de duração definida ou não.[6]

Os indicadores são representações de uma dada realidade, portanto são suscetíveis aos vieses de quem os produziu, coletou e/ou interpretou. Dessa forma, não se deve confiar cega e eternamente nas medidas, o que significa dizer que o gestor deve, periodicamente, realizar uma avaliação crítica acerca da adequabilidade dos indicadores selecionados e levar em consideração a experiência qualitativa que tem sobre determinada atividade para compor a análise crítica.[7]

Os indicadores devem ter significância, ou seja, a finalidade deve estar atrelada a um objetivo. Todo indicador representa o comportamento de alguma atividade, por isso pode ajudar a entender as melhorias.

Indicadores são um instrumento de gestão essencial nas atividades de controle e avaliação que contribuem para identificar e medir aspectos relacionados com um determinado fenômeno de modo simplificado, compreensível e comparável.[7] Dessa forma, os indicadores servem para:

- mensurar os resultados e gerir o desempenho;
- embasar a análise crítica dos resultados obtidos e do processo de tomada de decisão;
- contribuir para a melhoria contínua dos processos organizacionais;
- facilitar o planejamento e o controle do desempenho;
- viabilizar a análise comparativa do desempenho da organização e de diversas organizações atuantes em áreas ou ambientes semelhantes, tornando possível entender se o padrão de determinado processo está adequado ou não.[7]

Para a elaboração de um Indicador é necessário definir alguns componentes básicos, como:

- **unidade de medida:** número, porcentagem, índice, dias, horas, minutos, entre outros;
- **fórmula:** padrão matemático que expressa a forma de realização do cálculo do indicador;
- **meta:** valor desejado a ser alcançado em um determinado período. É o alvo que se deseja atingir do resultado de um indicador. Formulada a partir da série histórica, *benchmarking* ou análise da literatura. Alguns cuidados devem ser tomados ao se estabelecerem metas: considerar os desempenhos anteriores, definir metas factíveis, ser cauteloso para não estabelecer metas inatingíveis para indicadores novos. Pode-se fasear a meta, ou seja, aumentá-la ou diminuí-la com o passar do tempo;
- **sentido de melhoria:** comportamento esperado do indicador. Pode ser: quanto maior, melhor; quanto menor, melhor; ou tanto igual, melhor;
- **referência:** recomenda-se buscar referenciais comparativos pertinentes quando se tratarem de indicadores consagrados e de ampla utilização;

- **responsável:** pessoa determinada para a apuração do indicador, análise crítica e criação de plano de ação. Em alguns casos, o responsável pela análise e pela coleta do indicador pode ser o mesmo.

O uso de indicadores de estrutura (referente a características organizacionais e recursos disponíveis na instituição) ou de indicadores de resultado (que mensura o efeito das atividades realizadas), isoladamente, fornece dados pontuais. Assim, uma instituição pode dispor de estrutura adequada e não utilizar as melhores práticas disponíveis, o que poderá ser avaliado com o auxílio de indicadores de processo. Se, no entanto, medirmos apenas os desfechos, o panorama será de resultados, sem a identificação das causas. Para evitar conclusões enviesadas é necessário considerar as características próprias de cada indivíduo, como doenças preexistentes, gravidade da doença sob tratamento, fatores genéticos dos indivíduos, entre outros que podem ser desconhecidos e, portanto, não considerados.

A análise de uma instituição e de seus resultados é mais completa à medida que faz uso de indicadores que analisam não só resultados, mas também a estrutura e os processos empregados para a promoção do cuidado. Em outras palavras, é importante saber o que se faz, com que recursos, de que forma isso é feito e quais resultados são obtidos. Segundo Donabedian *apud* Donaldson (1999),[1-6] uma boa estrutura aumenta a possibilidade de um processo adequado, que, por sua vez, predispõe a um resultado desejável.

As etapas do processo de gestão de indicadores incluem:

- seleção dos indicadores;
- construção da ficha técnica;
- coleta de dados;
- análise crítica dos dados;
- planejamento de ações de melhoria;
- monitoramento e implementação de melhoria;
- validação de dados.[8]

Não há dúvida quanto à necessidade da implantação de métricas para o monitoramento da qualidade da assistência prestada, no entanto, para que os indicadores sejam aplicáveis, devem ter uma boa definição, considerando-se os seguintes aspectos: áreas e/ou práticas a serem avaliadas, potencial para a melhoria do cuidado e grau de controle da qualidade, atribuído às práticas dos profissionais da saúde.[9]

A escolha das áreas e/ou práticas deve ser pautada na importância delas, ou seja, se estão associadas a altos índices de mortalidade ou morbidade, se são amplamente utilizadas e/ou se estão associadas a altos custos. Com relação ao potencial de aplicação das práticas na melhoria do cuidado, é necessário assegurar-se de que estejam bem descritas e fundamentadas em evidências científicas, que sejam mensuráveis e que tenham variabilidade na sua aplicação. Quanto ao grau de controle da qualidade relacionado com as práticas avaliadas, é necessário determinar o grau de participação da equipe de saúde quanto à escolha das práticas, seu impacto nos desfechos e se isso pode ser quantificado.[9]

A análise de uma instituição e de seus resultados como um todo se torna mais completa à medida que se faz uso de indicadores que avaliam resultados, estrutura e processos empregados para a promoção do cuidado.

Sob o ponto de vista sistêmico, quando se pensa em gestão do desempenho de determinada área ou instituição, tem-se como base um conjunto de indicadores que compõem um sistema de medição. Esse conjunto de medidas deve ser abrangente e balanceado, ou seja, deve ser composto por indicadores que representem o todo e cada uma das unidades que o compõem.

A seleção dos indicadores para a composição do sistema de medição deve considerar a importância do problema ou condição, se tem relação com a segurança do paciente, potencial para melhoria e possibilidade de controle. Consideram-se importantes as condições de saúde de grande volume, morbimortalidade significativa e/ou alto custo de tratamento. Com relação à segurança do paciente, os indicadores podem ser genéricos, como taxa de mortalidade padronizada e taxa de eventos adversos, ou específicos, como taxa de infecção relacionada com a assistência à saúde, complicações cirúrgicas evitáveis e queda, por exemplo. Por fim, há que se considerar as condições para as quais há variabilidade e potencial de melhoria.

É importante que a escolha dos indicadores esteja pautada na opinião de especialistas e usuários do sistema de monitoramento em potencial. Ainda devem se observar os seguintes atributos:

1. relevância: comunica a intenção do objetivo e é útil na tomada de decisão;
2. validade: mede o que deve medir;
3. confiabilidade/reprodutibilidade: fornece medidas consistentes na mesma população e configurações, independentemente de quem mede;
4. tem explícita base científica: foi construído com base na avaliação das evidências científicas;
5. aceitabilidade: o indicador representa dados aceitáveis sob o ponto de vista dos avaliados e dos avaliadores;
6. viabilidade: os dados que compõem o indicador estão disponíveis, assim como os recursos necessários para a coleta;
7. sensibilidade: o indicador é capaz de detectar mudanças no componente do cuidado e essas são refletidas nos resultados;
8. especificidade: os resultados do indicador refletem apenas as mudanças na área em questão;
9. representatividade: representa o que se quer medir;

10. economicidade: a relação entre os custos para s obtenção do indicador e os benefícios decorrentes da sua aplicação é positiva.[10]

Para ilustrar, podemos analisar o indicador de densidade de queda que é calculado com base no número de quedas de pacientes internados num dado período dividido pelo número de pacientes-dia. O valor encontrado é multiplicado por 1.000 pacientes-dia. O indicador é relevante, pois permite o diagnóstico da situação e a tomada de decisão, além de válido e reprodutível (queda será queda independente do observador). O indicador tem base científica e é possível fazer *benchmarking*, uma vez que temos publicações de indicadores em âmbito nacional e internacional, é aceitável, os dados que o compõe são de fácil acesso e a relação custo-benefício é positiva. Ademais, o indicador permite a detecção de mudanças no cuidado relacionado com a queda e seus resultados estão associados apenas à queda.[11]

É importante destacar que o indicador deve estar claramente definido, de forma a garantir sua reprodutibilidade. Para tanto, recomenda-se a construção de uma ficha técnica envolvendo as seguintes informações:

1. definição: descrição clara e simples do indicador;
2. justificativa: destaque para a importância do assunto que está sendo medido;
3. população-alvo: está presente no numerador (indivíduo afetado pela condição de interesse) e no denominador do indicador (pacientes de uma determinada ala, considerando-se um único dia, período maior ou o risco acumulado – paciente-dia). Caso pertinente, podem-se incluir critérios de inclusão e exclusão;
4. ex.: densidade de queda na UTI = pacientes que sofreram queda na UTI em um dado período/número de pacientes-dia internados na UTI no mesmo período $\times$ 1.000;
5. critérios de inclusão/exclusão: pacientes de 18 anos ou mais que sofreram queda na UTI (excluídos pacientes pediátricos e aqueles internados em outras unidades do hospital);
6. meta: uma meta deve ser definida e oferecer um desafio a ser alcançado. O objetivo é motivar a equipe em direção a um objetivo comum. A meta também funciona como ferramenta de gestão, para comunicar prioridades e expectativas às partes interessadas, bem como para promover a responsabilização dos tomadores de decisão;
7. limites: os limites superior e inferior indicam a variabilidade aceitável do indicador em questão; caso haja variações acima ou abaixo do esperado, podem funcionar como um alerta e apoiar a tomada de decisão e a intervenção;

8. Fórmula e frequência da coleta de dados e publicação;
9. Fontes e método de coleta de dados;
10. Plano de auditoria interna voltado aos indicadores.

Ciência da melhoria

Metodologia criada e difundida pelo Institute for Healthcare Improvement (IHI) com objetivo de redesenhar o sistema de saúde de forma científica e com alguns passos que não podem ser ignorados. Trata-se de um modelo que conduz a uma nova maneira de trabalhar e reorganizar os processos. Muitas das intervenções propostas não têm custo porque partem da premissa da mudança de determinados comportamentos.[12]

Um conceito fundamental para o estudo e a melhoria dos processos é o de que a variação numa medida é provocada por dois motivos: causa comum e causa especial. A causa comum é inerente ao processo, à forma como foi projetado, afeta todos os resultados de um processo, resultando em um processo "estável", que é previsível. Já a causa especial surge devido a circunstâncias especiais e resulta em um processo instável", que não é previsível.[12]

Para analisar a variação utilizamos o gráfico de tendências, uma ferramenta adequada para avaliar se mudanças em um processo resultam em melhoria (**Quadro 8.1**). Trata-se de um gráfico simples, fácil de construir e que é uma das ferramentas mais importantes para a jornada da melhoria. Ele pode revelar ciclos, tendências ou mudanças de desempenho ao longo do tempo. É necessária a coleta inicial dos dados para construir a linha de base e analisar a melhoria a partir da utilização da mediana.

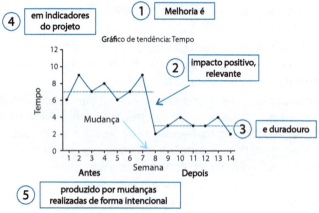

Quadro 8.1 – Modelo de Gráfico de Tendência.
Fonte: www.ihi.org.

Capítulo 8

Outras Estratégias para Classificação dos Indicadores
Balance scorecard

As possibilidades para o gerenciamento dos indicadores são diversas e trata-se de uma decisão estratégica da organização. Além disso, a forma como ocorre pode variar de acordo com o perfil do negócio, do ramo de atuação e do tipo de gestão. Uma possibilidade para implementar a gestão dos indicadores de uma forma estruturada é a utilização do método intitulado *balance scorecard* (BSC).

O BSC é uma forma de medida e gestão de desempenho desenvolvida na década de 1990 por dois conceituados pesquisadores, Robert Kaplan e David Norton, na Universidade de Harvard. Sua utilização nas instituições de saúde contribui positivamente para a gestão organizacional mediante o fortalecimento da comunicação entre gestores e a operação, a melhora do processo de *feedback*, além do aumento da responsabilidade individual e coletiva com os resultados e a metas institucionais (Nippak PM).[13]

Esse método permite que as organizações verifiquem e administrem seus resultados por intermédio de quatro domínios: clientes, aprendizagem e crescimento, financeiro e processos internos. No que tange ao domínio clientes, os indicadores são aqueles percebidos diretamente pelos clientes; no caso das instituições de saúde, os pacientes e familiares. Nele estão incluídos os resultados, que refletem a qualidade percebida que é oferecida pela equipe assistencial e de apoio, como, por exemplo, indicadores de satisfação dos pacientes, tempo de espera, tempo até a alta hospitalar etc. No domínio processos internos, os indicadores são aqueles que estão ligados ao *backoffice* da organização e aos processos que agregam valor ao paciente e à família – seja um processo assistencial ou operacional. Exemplos disso são indicadores clínicos, como taxa de infecção hospitalar, taxa de higienização de mãos, índices de queda etc.[14]

A perspectiva relacionada com o domínio financeiro trata dos resultados financeiros e da rentabilidade da instituição. Nesse requisito estão englobados indicadores que refletem a produtividade da equipe assistencial, além da redução de custos associados ao cuidado, como, por exemplo, custo de procedimentos cirúrgicos, de processamento de resíduos hospitalares, com enxoval, giro de leitos, giro de salas cirúrgicas, entre outros. Sobre a perspectiva da aprendizagem e crescimento estão indicadores que refletem treinamentos, capacitações, valorização do capital humano e inovação. Os exemplos mais comumente avaliados são horas de treinamento, taxa de rotatividade, taxa de acidentes de trabalho etc.[14]

Estratégias de *Benchmarking*

A leitura dos indicadores, sejam eles de estrutura, processos ou resultados, quando analisadas de maneira isolada e sem entender o contexto de outros locais, pode, por vezes, não subsidiar adequadamente ações gerenciais e favorecer a tomada de decisão mais assertiva. Uma forma de melhorar a análise dos dados e fazer que as ações de melhoria sejam mais bem conduzidas é o *benchmarking*. Essa estratégia trata-se da mensuração e comparação colaborativa de indicadores-chave para as instituições para avaliar o desempenho organizacional, equiparando-as com parceiros ou com a concorrência.[15]

Os benefícios da realização do *benchmarking* são claros atualmente e essa prática já está amplamente difundida em diversos tipos de organização. Alguns desses benefícios são a melhora da percepção da qualidade da instituição, o favorecimento da cultura de busca da melhoria contínua, a compreensão da posição institucional no mercado, o insumo para a tomada de decisão de gestores assistenciais e de áreas de apoio, a contribuição para incorporação de novas práticas e a melhor clareza para o estabelecimento de metas.

Duas práticas de *benchmarking* podem ser realizadas, a interna e a externa. O *benchmarking* interno está relacionado com a comparação entre setores dentro da mesma instituição, como, por exemplo, a verificação dos resultados de indicadores de lesão por pressão entre diferentes unidades de internação, ou, até mesmo, a comparação do resultado de pneumonia associada a ventilação mecânica em diferentes unidades de terapia intensiva. Já no *benchmarking* externo, a comparação dos dados ocorre entre diferentes organizações e, para isso, é importante que alguns cuidados sejam tomados. A comparação deverá sempre levar em consideração o perfil da instituição. Por exemplo, hospital de média complexidade deve ser comparado com hospital de média complexidade; do contrário, pode ocorrer a falsa impressão de uma entrega do cuidado pior ou melhor e deturpar a visão de qualidade ou induzir uma tomada de decisão negativamente tendenciosa.[15]

Atualmente, na área hospitalar, existem plataformas ou bases de comparação consolidadas às quais as instituições podem submeter seus dados e, assim, fazer parte desse *benchmarking*. A maioria dessas bases utiliza uma filosofia de cooperação para qualidade, na qual a instituição submete seus dados de maneira anônima e, assim, verifica sua posição entre as outras organizações de mesmo perfil. Entre as diversas possibilidade de comparação, existem algumas mais comumente utilizadas: o Sistema de Indicadores Hospitalares (SINHA), da Associação Nacional dos Hospitais Privados (ANAHP), o Programa do Compromisso com a Qualidade Hospitalar (CQH), em nível nacional, e o National Database of Nursing Quality Indicators (NDNQI), em nível internacional.

O SINHA é uma plataforma vinculada aos hospitais que possuem relação com a ANAHP, na qual mensalmente incluem seus dados e resultados hospitalares. Para isso existe uma relação de indicadores a serem encaminhados que estão classificados nas categorias associadas a gestão de pessoas (p. ex., índice de rotatividade de enfermagem), sustentabilidade (p. ex., geração de resíduo não reciclável por leito operacional em quilograma), gestão econômico-financeira (p. ex., índice de glosas) e gestão assistencial (p. ex., incidência de lesão por pressão). A interface da plataforma possibilita ao usuário, seja ele um gestor ou analista de informações gerenciais, visualizar de forma gráfica os dados incluídos e sua comparação e utilizar filtros como: região do país, estado, tipo de acreditação de qualidade, perfil do serviço e porte da instituição.

Ademais, a plataforma disponibiliza a ficha técnica de cada um de seus indicadores e anualmente publica um relatório denominado *Observatório ANAHP*, no qual é realizado um compilado de todos os dados e informações da saúde suplementar em nível nacional.

Outra iniciativa relacionada com *benchmarking* de indicadores são os Núcleos de Apoio à Gestão Hospitalar (NAGEH), vinculados ao CQH. O programa do CQH surgiu na década de 1990 como uma proposta de analisar e compartilhar as práticas de qualidade em instituições de saúde do estado de São Paulo e, a partir disso, os NAGEHs foram criados com a proposta de partilhar, padronizar e validar indicadores, além de compartilhar dados dos principais resultados institucionais relacionados com enfermagem, hotelaria, infecção hospitalar, farmácia, nutrição, pessoas, entre outros.[16]

Quando verificada a possibilidade de *benchmarking* em nível internacional, o NDNQI atualmente fornece uma vasta possibilidade de comparação. Por volta de 1998, a Associação Americana de Enfermagem, buscando fortalecer o corpo da categoria profissional nos EUA, consolidou diretrizes e boas práticas para comparação dos dados de hospitais norte-americanos. Naquela época, gerenciado pela Escola de Enfermagem do Centro Médico da Universidade do Kansas, o NDNQI apresentou medidas que refletiam os resultados institucionais sensíveis à enfermagem subdivididos em indicadores de estrutura, processos e resultados.[17]

Mais recentemente, sob a gestão da empresa americana Press Ganey®, o ND-NQI passou a fornecer comparação de aproximadamente 43 indicadores envolvidos no compartilhamento de informações referentes a hospitais de diversas localizações ao redor do mundo, como Japão, Austrália, países do Oriente Médio e Brasil. Ademais, parcela significativa dos hospitais que buscam o reconhecimento Magnet® de excelência de enfermagem, concedido pela American Nurses Credentialing Center, faze parte desse banco de dados, o que eleva a comparação a um patamar de alto nível internacional. Entre os exemplos de indicadores disponíveis nessa base de dados podem-se citar:

1. índice de rotatividade de enfermagem (estrutura);
2. gerenciamento da dor (processo);
3. prevalência de contenção mecânica (processo);
4. infecção de trato urinário relacionado com a sonda vesical de demora (resultado);
5. infecção de corrente sanguínea associada a cateter central (resultado);
6. incidência de queda de pacientes (processo/resultado);
7. incidência de lesão por pressão (processo/resultado).

Indicadores e Incorporação de Tecnologias

Com o avançar de novas tecnologias e automação de processos, a utilização de diferentes e inovadoras ferramentas e formas de mensuração de indicadores tornou-se uma realidade para as organizações, principalmente as de assistência à saúde.

A partir do aprimoramento dos prontuários eletrônicos, os serviços de saúde tiveram um aumento expressivo na quantidade de dados sendo processados e, com isso, houve a necessidade de consolidar toda essa informação a fim de fornecer aos gestores de saúde subsídio na tomada de decisão de questões assistenciais, financeiras, logísticas e operacionais. Nesse contexto, a estratégia de utilização da *business intelligence* (BI) possibilita um caminho para a análise de processos em saúde de forma orquestrada para o alcance de metas e resultados sustentáveis.

Pode-se definir a BI como um "consolidado de métodos, processos e tecnologias para integrar, analisar e disponibilizar dados, transformando-os em informações significativas e úteis para permitir *insights* estratégicos, táticos e operacionais mais eficazes e tomada de decisão".[18] A incorporação da análise de indicadores por meio da BI favorece a rapidez da verificação dos dados, possibilitando o foco nas ações de melhoria, em que o tempo despendido seja para o desenvolvimento e a condução de ações de melhoria, e não para a coleta de dados de forma manual.

Apesar do desenvolvimento tecnológico em ascensão, ainda existem desafios a serem superados no que tange à automação de dados em saúde. Entre eles está o acesso a dados estruturados e a qualidade e a natureza dos dados disponíveis. Uma vez superados esses desafios, a inteligência de negócios torna-se disponível para a elaboração de modelos de aprendizado de máquina e inteligência artificial e, assim, predizer o comportamento dos dados em benefício do serviço de saúde, como, por exemplo, em sistemas de deterioração clínica, predição de comportamentos epidemiológicos em situações de epidemia, apoio em diagnósticos, previsão de agravos, redução de riscos assistenciais, entre outros.[19,20]

Avaliações e Certificações dos Serviços de Saúde

No conjunto de iniciativas para a melhoria da qualidade e da segurança estão incluídos os programas de avaliação de desempenho internos e externos à organização. De uma maneira geral, essa avaliação tem por objetivo estimular as empresas a melhorar a qualidade, a segurança e a produtividade, aumentar a vantagem competitiva, estabelecer orientações e critérios para que as organizações possam avaliar o seu próprio trabalho e prestar reconhecimento às conquistas das empresas que alcançam melhor qualidade e segurança nos seus produtos e serviços, tornando-as exemplos de sucesso.[21]

Entre as várias áreas às quais os modelos de avaliação são aplicados, encontra-se a área da saúde, cuja perspectiva de atendimento gira em torno da melhoria contínua da qualidade dos serviços oferecidos e da garantia da segurança de pacientes e colaboradores. Nesse contexto, foram desenvolvidos modelos de avaliação específicos para a área da saúde denominados sistemas de acreditação ou certificação.

O processo de acreditação ou certificação consiste na avaliação externa da qualidade dos serviços de saúde, apresentando como referência padrões e critérios preestabelecidos que expressam a visão de grupos da sociedade interessados nas boas práticas e melhoria do desempenho.[22] Os programas de acreditação verificam o desempenho do hospital em termos de conformidade com padrões conhecidos de processos, resultados organizacionais e clínicos. São programas independentes e voluntários com foco no treinamento para avaliações multidisciplinares de funções em organizações e cadeias de assistência à saúde. A decisão de acreditação em um serviço de saúde é realizada após uma avaliação periódica *in loco*, feita geralmente a cada dois ou três anos por uma equipe de avaliadores composta por pares. Nesse contexto, é importante destacar que, a cada avaliação, deve haver uma progressiva mudança cultural que impulsione os profissionais em todos os níveis e serviços para a análise de falhas, fragilidades, forças e potencialidades da instituição, definindo-se metas claras com a mobilização de todos os envolvidos.[23] A razão mais importante para se buscar a acreditação está nas melhores qualidade e segurança no atendimento ao paciente. Acreditação significa comprometimento com a qualidade, a segurança e a melhoria contínua.

O movimento de acreditação teve início nos EUA, com a criação da Joint Commission on Accreditation of Hospitais em 1951. Em 1987, a organização foi renomeada Joint Commission on Accreditation of Health Care Organizations (JCAHO). A JCAHO é a maior agência acreditadora dos EUA, tendo avaliado mais de 85% dos hospitais norte-americanos, com reavaliação periódica a cada três anos.[24] Em 1998, a Joint Commission criou uma subsidiária, a Joint Commission International (JCI), que passou a avaliar hospitais em outros países, inclusive no Brasil. A JCI promove, por meio de uma equipe de consultores e avaliadores, o desenvolvimento e a manutenção de padrões internacionais de acreditação. Os padrões da JCI estabelecem expectativas uniformes possíveis quanto a estrutura, processo e resultado dos hospitais. O processo visa a conciliar fatores legais, religiosos e culturais específicos de um país. Os padrões concentram áreas de maior impacto direto sobre a assistência ao paciente. O procedimento de acreditação pela JCI é composto por duas fases: educação e avaliação. A fase de educação se inicia quando a organização define a entrada no processo e parte da capacitação de todos os colaboradores nos padrões do manual. É realizada uma autoavaliação seguida de uma avaliação diagnóstica. A avaliação diagnóstica tem por objetivo detectar as não conformidades para desenvolver planos de ação. A partir da implantação de planos de ação, é agendada a avaliação de acreditação assim que a organização se encontra preparada. Essa avaliação é realizada por uma equipe multiprofissional (médico, administrador e enfermeiro) que detém conhecimento especializado em sua área, estando apta a avaliar todos os padrões do manual. Essa fase leva, em média, três a cinco dias, dependendo do tamanho da instituição e da quantidade de serviços. Como resultado, a instituição é declarada acreditada ou não. Não existe uma graduação, pois a avaliação pela JCI pressupõe o atingimento de padrões ótimos de qualidade da organização de saúde, e não apenas de padrões mínimos.[25] No Brasil, a JCI atua em parceria com o Consórcio Brasileiro de Acreditação (CBA) desde 2000. As certificações de acreditação internacional das instituições de saúde são fornecidas por um certificado, um selo JCI/CBA que valida a instituição em território internacional.[23]

Paralelamente, na década de 1990, no Brasil, ocorreram iniciativas independentes de acreditação hospitalar nos estados de São Paulo, Rio Grande do Sul, Paraná e Rio de Janeiro. Em 1996, o Programa Brasileiro de Qualidade e Produtividade priorizou o Projeto de Avaliação e Certificação dos serviços de saúde. Em novembro de 1998, o Ministério da Saúde aprovou o Programa Brasileiro de Acreditação Hospitalar. No ano seguinte, a Organização Nacional de Acreditação (ONA) foi criada para estabelecer um sistema de controle e certificação constante dos serviços de saúde, objetivando a melhoria contínua dos serviços oferecidos à população brasileira. Com o cumprimento dos padrões estabelecidos pela ONA, a instituição acreditada por esse sistema garante segurança para os pacientes e profissionais, qualidade na assistência e busca contínua por melhoria dos processos assistenciais.[26]

Atualmente existe uma nova opção de certificação de qualidade, a Canadian Council on Health Services Accreditation (CCHSA), cujo objetivo é avaliar a excelência em gestão e, principalmente, a assistência segura ao paciente. Para conferir o certificado, realiza-se uma comparação detalhada dos serviços e métodos de uma instituição com um conjunto de padrões preestabelecidos e aprovados. Todos os pré-requisitos do programa de acreditação canadense foram validados pelo Instituto Qualisa de Gestão (IQG), órgão que representa a certificação canadense no Brasil.

A certificação é sinal de que as organizações apresentam conformidade com normas que têm como objetivo a melhoria constante dos serviços. Segundo os profissionais do setor da saúde, isso traz variados progressos. O processo de acreditação é reconhecido mundialmente como uma ferramenta eficaz de gerenciamento e avaliação de qualidade e segurança dos processos. Reconhecem-se as melhorias na qualidade assistencial que ela possibilita, oferecendo ao público e aos provedores medidas objetivas de atendimento às expectativas explícitas, formalizadas em padrões. Ademais, também proporciona o autodesenvolvimento das organizações participantes,[27] portanto, como iniciativa de qualidade, a acreditação causa impacto à organização pela melhoria de processos e desempenho externo superior, oferecendo um produto diferenciado em sua qualidade.

É essencial, portanto, que um hospital que busque a excelência na assistência esteja inserido em um processo de certificação ou acreditação.

O HAOC possui a certificação internacional pela Joint Commission International desde 2009, além de cerificações como as de prevenção de lesões por pressão e fixação segura pela 3M, Selo do Idoso e selo Leed Gold. Apesar disso, está sempre em busca do estado da arte na assistência à saúde, com projeções futuras para alcançar as certificações Magnet® pela American Society of Clinical Oncology (ASCO) e Enhanced Recovery After Surgery (ERAS).

Recomendações

1. Capacitar gestores para elaboração, implantação, avaliação e controle de indicadores de estrutura, processo e resultado.
2. Implantar reuniões periódicas para a discussão dos resultados de indicadores e análise crítica.
3. Estimular discussão in loco dos indicadores setoriais.
4. Ingressar em jornada para certificação de qualidade e segurança.

Referências Bibliográficas

1. Donaldson MS. The national roundtable on health care quality, measuring the quality of health care. Institute of Medicine. Washington: National Academy Press; 1999. Measuring the Quality of Health Care; p. 1-3.
2. Legido-Quigley H, McKee M, Nolte E, Glinos IA. Assuring the quality of health care in the European Union. A case for action. Copenhagen: WHO; 2008. p. 1. [citado 2010 abr. 24]. Disponível em: http://www.euro.who.int/document/e91397.pdf.
3. Carvalho G, Rosemburg CP, Buralli KO. Avaliação de ações e serviços de saúde. O Mundo da Saúde. 2000;24(1):72-77.
4. Burmestcr H, Malik AM. Controle de qualidade no atendimento médico-hospitalar. In: Rodrigues EAC, editor. Infecções hospitalares: prevenção e controle. São Paulo: Sarvier; 1997. p. 46-54.
5. Figueiredo AMA, Tanaka O. Avaliação do SUS como estratégia de reordenação da saúde. Rev Fund Desenv Admin. 1996;(19):98-105.
6. Donabedian A. A quality assessment and assurance: unity of purpose, diversity of means. Inquiry. 1988;25(1):173-92.
7. Silva CPR, Nora AM. Indicadores de qualidade. In: Leão ER, Silva CPR, Alvarenga DC, Mendonça SHF. Qualidade em saúde e indicadores como ferramenta de gestão. São Paulo: Yendis; 2008. p. 1-13.
8. Cunha ICKO. Uma nova estratégia em foco: o Programa de Saúde da Família: identificando as suas características no cenário do SUS. São Paulo: Ícone; 2005. p. 271-85.

9. McGlynn EA, Steven MA. Developing a clinical performance measure. Am J Prev Med. 1998;14(3S):14-21.
10. PAHO – Organização Pan-Americana da Saúde. Indicadores de saúde. Elementos conceituais e práticos. Washington, D.C.: OPAS; 2018.
11. Health Information and Quality Authority. Guidance on developing key performance indicators and minimum data sets to monitor healthcare quality: February 2013 (Version 1:1). Dublin: Health Information and Quality Authority; 2013.
12. Langley GJ, Moen RD, Nolan KM, Nolan TW, Norman CL, Provost LP. Modelo de melhoria: uma abordagem prática para melhorar o desempenho organizacional. Campinas: Mercado de Letras; 2011.
13. Nippak PM, Veracion JI, Muia M, Ikeda-Douglas CJ, Isaac WW. Designing and evaluating a balanced scorecard for a health information management department in a Canadian urban non-teaching hospital. Health Informatics J. 2016;22(2):120-139. Doi: 10.1177/1460458214537005.
14. Zimmermann GDS, Siqueira LD, Bohomol E. Lean Six Sigma methodology application in health care settings: an integrative review. Rev Bras Enferm. 2020;73(Suppl 5): e20190861. Doi: 10.1590/0034-7167-2019-0861.
15. Lovaglio PG. Benchmarking strategies for measuring the quality of healthcare: problems and prospects. Scientific World Journal. 2012;13. Doi:10.1100/2012/606154
16. Novaes MA. Construção e implantação de grupo de estudo de indicadores de recursos humanos: uma experiência de benchmarking em saúde. Rev. Adm. Saúde. 2017;17(67):1-26. Doi: 10.23973/ras.67.36.
17. Garrard L, Boyle DK, Simon M, Dunton N, Gajewski B. Reliability and Validity of the NDNQI® Injury Falls Measure. West J Nurs Res. 2016 Jan;38(1):111-28. Doi: 10.1177/0193945914542851
18. Salimon CC, Macedo MCS. Aplicações de business intelligence na saúde: revisão de literatura. J. Health Inform. 2017;9(1):31-5. Disponível em: http://www.jhi-sbis.saude. ws/ojs-jhi/index.php/jhi-sbis/article/view/452/303.
19. Torres DR, Cardoso GCP, Abreu DMF, Soranz DR, Oliveira EA. Aplicabilidade e potencialidades no uso de ferramentas de business intelligence na atenção primária em saúde. Ciênc. Saúde Coletiva. 2021;26(6):2065-74. Doi: 10.1590/1413-81232021266.03792021.
20. Kumar SA, Nasralla MM, García-Magariño I, Kumar H. A machine-learning scraping tool for data fusion in the analysis of sentiments about pandemics for supporting business decisions with human-centric AI explanations. Peer J Comput Sci. 2021;7:e713. Doi:10.7717/peerj-cs.713.
21. Schiesari LMC. Resultados de iniciativas de qualidade em hospitais brasileiros [doutorado]. Ciências. Faculdade de Medicina da Universidade de São Paulo. São Paulo: USP; 2003.
22. Miranda AT. Valores e atitudes do médico sobre o processo de decisão clínica. [Doutorado]. Saúde Coletiva – Política, Planejamento e Administração em saúde. Instituto de Medicina Social da Universidade do estado do Rio de Janeiro. Rio de Janeiro: UERJ/Instituto de Medicina Social; 2005.
23. Aquino CR, Giaponesi ALL, Santos IN. Enfermagem e acreditação hospitalar. In: Leão ER, Silva CPR, Alvarenga DC, Mendonça SHF. Qualidade em saúde e indicadores como ferramenta de gestão. São Paulo: Yendis; 2008. p. 15-25.

24. Noronha JC, Pereira TRS. Health care reform and quality initiatives in Brazil. Joint Commission Journal on Quality Improvement, St Louis; 1998;4(5):251-63.
25. Seabra SAK. Acreditação em organizações hospitalares. [dissertação]. Porto Alegre: Faculdade de Administração, Contabilidade e Economia – PUCRS; 2007.
26. Brasil. Portaria n. 466, de 4 de junho de 1998. Dispõe sobre a portaria que estabelece regulamento técnico para o funcionamento dos serviços de tratamento intensivo e sua respectiva classificação de acordo com o grau de risco inerente ao tipo de atendimento prestado. Diário Oficial da República Federativa do Brasil, Brasília, 5 de jun. 1998. Seção I, p. 9-1.
27. Shaw CD. Some issues in the design and redesign of external health care assessment and improvement systems. Toolkit for Accreditation Programs. Melbourne/AUS: ISQUA; 2004.

9 Autocuidado – Processos Educacionais Voltados a Pacientes e Familiares

Andrea Martinez
Juliana Santos Amaral da Rocha
Paula Cazzonatto Zerwes
Saskia Iasana Pontes Fleury
Tuigi Reis Burlina

Os conceitos de saúde e doença não são simples como, a princípio, podemos pensar. Os valores e objetivos individuais são diferentes para cada pessoa, portanto o melhor cuidado em saúde pode ser oferecido apenas mediante o estabelecimento de uma parceria e da relação de confiança entre o paciente e os profissionais que o assistem.

Em 2016, a Health Foundation, instituição filantrópica comprometida com a qualidade do modelo de cuidado na saúde do Reino Unido, publicou alguns pontos interessantes sobre como é possível simplificar o cuidado centrado na pessoa, sendo um deles a necessidade de repensar como se dá a relação entre aquele que busca o serviço de saúde e os provedores do cuidado. Destaca-se o quanto é importante que o profissional da saúde seja um gerenciador do processo de desenvolver no paciente a capacidade de realizar o seu autocuidado a partir de conhecimento, habilidades que precisam ser desenvolvidas para conquistar confiança de forma que possa modificar o seu comportamento em saúde.[1]

É importante que os sistemas e serviços desenvolvam práticas no sentido de apoiar os pacientes a reconhecer e desenvolver seus próprios pontos fortes e/ou recuperar determinados problemas de saúde para que possam ter uma vida o mais independente e gratificante possível.[2]

Já existem evidências de que decisões compartilhadas e autogestão melhoram a qualidade do cuidado, a experiência do paciente e os desfechos clínicos, com resultados como redução de hospitalizações, aumento da adesão ao tratamento e diminuição de procedimentos invasivos, além do aumento da chance de o paciente adotar hábitos saudáveis.[1] Em um mundo, porém, com tantos termos e conceitos técnicos de difícil entendimento, é um desafio capacitar pacientes e familiares de forma efetiva.

No ambiente hospitalar, o paciente tem um tempo limitado para a criação de vínculo e orientação por parte dos profissionais da saúde. A estratégia de cuidado, portanto, deve envolver planos educacionais desde a admissão, visando à capacitação do paciente e de seus familiares para a alta hospitalar. O objetivo é que o conhecimento seja construído aos poucos, as informações sejam consolidadas por meio de repetição e que haja tempo para que dúvidas possam surgir e ser esclarecidas. A presença do profissional de referência auxilia pacientes e familiares a centralizar suas demandas e dúvidas, além de facilitar a confiança e a criação de vínculo com a equipe de saúde.

O Conceito de Consumerismo na Saúde e o Impacto no Processo de Educação

Quem nunca se deparou com pacientes que questionam seu diagnóstico, demonstram grande conhecimento acerca da sua nova condição de saúde e até discutem alternativas de tratamento? Pois é, esse é o novo perfil de consumidor que busca por serviços de saúde no Brasil e no mundo.

O termo "consumerismo", criado em resposta à crescente preocupações da sociedade quanto à necessidade de consumo consciente, "é um movimento social que se pauta no consumo responsável, promovendo escolhas mais conscientes para uma melhoria na qualidade de vida". Esse movimento social faz oposição ao capitalismo.[3] O consumerismo originou o "direito do consumidor" e o *Manual de Direito do Consumidor*, criado no Brasil em 1990.[4]

Ao importarmos esse termo para área da saúde, queremos traduzir a preocupação do consumidor – aqui leia-se paciente/cliente – em ter informações relevantes sobre bem-estar e saúde e, dessa forma, conhecimento pautado em ciência para auxiliar a tomada de decisão no cuidado da sua saúde. A relação entre profissionais da saúde e pacientes deve conter a premissa da medicina centrada no paciente, logo o paciente deve ter um papel central na tomada de decisão acerca da assistência à sua saúde e de seus familiares. Nesse contexto, as **tecnologias de informação e comunicação** (TICs) via internet possibilitam vislumbrar alguns cenários:[5,6]

- O crescimento exponencial de acesso a conhecimento técnico-científico com o avanço da Internet nas últimas décadas tem possibilitado o acesso a informações acerca de saúde, diagnóstico, tratamentos e autocuidado. Muitas informações sobre saúde e bem-estar são difundidas por intermédio da Internet, podendo ser confiáveis e pautadas na ciência ou não. Atualmente é possível encontrar-se referências acerca de saúde e bem-estar em portais de dados científicos, *sites* da Internet (relacionados com a saúde ou geral) e até em mídias sociais, que podem ou não ser administradas por profissionais da saúde. Sem dúvida, o avanço da Internet é um facilitador para o acesso do consumidor a informações, no entanto nós, profissionais da saúde, precisamos estar atentos a como os consumidores dessas informações obtêm conteúdos de relevância e pautados em ciência para embasar as decisões de saúde e bem-estar. O paciente deve ser orientado sobre quais bases de acesso são confiáveis, fundamentadas na ciência e como esse conhecimento é aplicável ou não ao seu caso, tratando-o com individualidade e respeito.[5-7]

- Acesso às novas tecnologias em saúde, como telemedicina ou telessaúde, que são termos atribuídos ao cuidado com saúde a distância, utilizando-se a tecnologia para garantir a comunicação entre profissional e paciente. Essa modalidade cresceu exponencialmente durante a pandemia do novo coronavírus, doença denominada COVID-19, em 2020. Para garantir o isolamento social e o acompanhamento de pacientes não graves e com doenças crônicas, o Conselho Federal de Medicina (CFM) regulamentou, em caráter emergencial, a telemedicina no Brasil. Apesar da recente regulamentação, a prática do cuidado a distância por meio de tecnologias já é difundida há alguns anos.[6] Essa modalidade de atendimento permite o alcance, em grande escala, de cuidados especializados por populações menos favorecidas e/ ou por regiões com poucos profissionais da saúde. O benefício do consumidor é ter acesso a informações, consultas e orientações de saúde e bem-estar com qualidade técnica e embasamento científico em menor tempo, sem deslocamento físico e de forma ágil e segura.[7,8]

- Apesar dos muitos benefícios das TICs, no Brasil a limitação de acesso às informações por parte das populações desfavorecidas financeiramente ainda é uma realidade. A desigualdade social é um limitador relevante quando falamos de acesso às tecnologias e às informações de saúde. No âmbito da saúde pública, o livre acessos às TICs poderia trazer grandes benefícios para o consumidor, garantindo prevenção de doenças e de agravos à saúde, promoção de autocuidado, diagnósticos precoces e tratamentos especializados; porém o acesso às informações é limitado, seja por falta de tecnologia ou de conhecimento de como acessá-las.[8]

Ademais, nesse contexto, é necessário considerar o avanço da Internet como facilitador para o consumo de informações de saúde e nós profissionais da saúde, somos responsáveis por orientar o consumidor – paciente/ cliente – para aa obtenção de conhecimento sobre saúde com qualidade, ou seja, informar quanto a bem-estar e saúde com base em evidências científicas e produzir conteúdo científico de fácil acesso à população. Consumidores informados e engajados no autocuidado, na prevenção e no tratamento fazem a diferença no sucesso do gerenciamento da sua saúde e dos seus familiares.[7,8]

Destaca-se, ainda, que a Internet amplia de forma exponencial a participação do cidadão no seu processo de doença, podendo auxiliá-lo na criação de amplas redes de apoio, facilitando o compartilhamento de experiências com o tratamento, além de oferecer ajuda para outros indivíduos que passam por situação semelhante.[9]

A Importância da *Health Literacy* (Letramento Funcional em Saúde) no Processo de Educação do Paciente

A capacidade de tomada de decisões e autogestão do cuidado é dependente do conhecimento e da interpretação que o paciente e seus familiares possuem sobre a doença, o tratamento e o sistema de saúde em que estão inseridos. Para que sejam alcançados os melhores resultados em cuidado e qualidade de vida, deve-se quebrar o paradigma da polarização entre aquele que recebe o cuidado e aquele que cuida. Para tanto, o profissional da saúde, que detém o conhecimento, precisa compartilhar e capacitar os indivíduos para que consigam buscar informações em fontes confiáveis, assim como lê-las, compreendê-las e utilizá-las.

O conceito de letramento funcional em saúde é a capacidade cognitiva e social que determina a motivação e a habilidade de os indivíduos buscarem, compreenderem e utilizarem as informações para provocarem mudança de hábitos e de estilo de vida.[10] Trata-se de um conceito abrangente e que envolve a capacidade de decodificar instruções (como calcular doses), símbolos e tabelas, pesar risco x benefício, tomar decisões e transformá-las em ação. Os fatores que afetam tal letramento são determinados pelo National Institutes of Health como: conhecimento do jargão médico, compreensão do funcionamento do sistema de saúde, habilidade de se comunicar com profissionais da saúde, competência de encontrar informações confiáveis sobre saúde, idade, alfabetização, educação, cultura e doença mental ou física.

O profissional da saúde precisa ter empatia e compreender que o indivíduo não deve ser culpado pelo não entendimento de informações que não lhe foram passadas de maneira clara e que todos, independentemente do grau de instrução, estão sujeitos a má interpretação se o tópico for complexo ou se houver viés emocional. Pessoas com pouco letramento funcional em saúde são mais propensas a ter piores desfechos de saúde (como mais internações e passagens pelo pronto atendimento), sofrerem com erros de medicação, dificuldade com o manejo de doenças crônicas e não aderir a ações preventivas (como a vacinação contra a gripe).[10]

Pesquisas em letramento funcional em saúde mostram que: em alguns casos, os pacientes acreditam ter entendido as orientações, contudo sentem-se envergonhados de fazer perguntas para confirmar a compreensão; é cada vez mais difícil para as pessoas diferenciarem informação baseada em evidência de informações falsas ou propagandas; a comunicação sobre "risco" de maneira efetiva continua sendo um desafio tanto para o profissional da saúde quanto para o paciente.[10]

Reconhecendo tais fragilidades, é possível propor algumas medidas para promover o empoderamento em saúde dos indivíduos. A Health Resources & Services Administration[11] e o National Institutes of Health,[10] sugerem:

- usar linguagem simples e definir termos técnicos;
- fornecer fontes confiáveis e garantir fácil acesso a informações necessárias;
- criar e distribuir materiais educacionais com linguagem simples para complementar orientações fornecidas pessoalmente;
- utilizar o método *teach-back* ou demonstrar o procedimento;
- organizar informações destacando os pontos mais importantes e repeti-los;
- oferecer treinamento para profissionais da saúde sobre melhores práticas em letramento em saúde.

A educação efetiva de pacientes e familiares é complexa por envolver fatores emocionais, culturais, educacionais, entre outros. É um desafio constante, embora necessário, para os profissionais da saúde, o discernimento do grau de letramento em saúde para que seja oferecido um cuidado concentrado nas necessidades específicas do indivíduo, para que, juntos, busquem o melhor desfecho possível.

Destaca-se que jovens e mulheres com maior nível de literacia, ou seja, alfabetização em saúde, e com redes de apoio familiar se envolvem mais nas questões relacionadas com o seu próprio cuidado e também com as questões de segurança.[12] Além disso, o profissional da área da saúde deve demonstrar respeito pelas crenças e vulnerabilidade de cada paciente quanto ao processo saúde-doença, ouvindo atentamente o paciente e considerando sua base prévia de conhecimento.

Como Proporcionar ao Paciente Acesso à Informação para a Tomada de Decisão

A crescente necessidade de informações por parte da sociedade nos remete à promoção do acesso à informação e, ao mesmo tempo, à restrição de informações consideradas sensíveis, que possam ferir a dignidade da pessoa humana, como designado por legislações e priorizado nos códigos de ética profissional.[13]

O direito à saúde é reconhecido como fundamental de segunda dimensão. De acordo com a Organização Mundial da Saúde (OMS), o paciente tem o direito de conhecer todas as informações pertinentes a seu atendimento e protocolo de conduta.[14]

O direito a informações claras e objetivas sobre diagnósticos, exames e quaisquer procedimentos realizados, o direito de consentir ou recusar procedimentos, o direito a acessar seu prontuário se legitimam a partir da informação mediada pelo profissional da saúde, permitindo que o paciente se apodere dessas informações com a possibilidade de gerar conhecimento.[15]

O prontuário é um documento que contém todas as informações relacionadas com o paciente e cujo objetivo é oferecer um registro completo dos cuidados profissionais proporcionados e facilitar os cuidados prestados.

A utilização da tecnologia da informação e comunicação em saúde cresce a cada dia. Inúmeras são as possibilidades, os recursos e benefícios que a informática traz para a área da saúde. O prontuário eletrônico do paciente (PEP) é uma das principais ferramentas de que o profissional da saúde necessita para as suas atividades diárias, seja no âmbito ambulatorial ou hospitalar. É fundamental que esses profissionais utilizem uma ferramenta de alta qualidade, confiável e que os auxilie no armazenamento e compartilhamento seguros das informações do paciente.

O PEP é caracterizado como um conjunto de informações relativas ao paciente armazenadas em formato digital e cuja finalidade principal é propiciar a qualidade do atendimento, a veracidade da informação e a assistência em lugares e cenários distintos.[16]

O prontuário deve conter os dados que contemplem o histórico do paciente, o registro do exame físico, o diagnóstico, o planejamento da assistência, a prescrição de saúde, os exames laboratoriais e complementares, os procedimentos realizados por todos os profissionais que compõem a equipe multiprofissional nos ambientes hospitalar, ambulatorial ou domiciliar. Os dados devem ser claros, concisos e completos, compreendidos por todos os profissionais para que seja possível dar continuidade à assistência prestada ao paciente.[17,18]

As informações referentes aos pacientes contidas no PEP são fornecidas em atendimento individualizado, reservadas pelo mesmo ao profissional da saúde e, por esse motivo, os dados contidos no prontuário só podem ser divulgados com a autorização do paciente ou de seu responsável, por dever legal ou justa causa.[16]

O PEP é considerado um importante veículo de comunicação entre a equipe multiprofissional, assegurando a continuidade da assistência, proporcionando uma atenção integral, garantindo a segurança dos dados e permitindo acesso às informações à equipe e ao paciente, facilitando a tomada de decisão.[16-19]

O empoderamento é um processo educativo destinado a auxiliar os pacientes a desenvolver conhecimentos, habilidades, atitudes e autoconhecimento necessários para assumir efetivamente a responsabilidade pelas decisões acerca de sua saúde.[20] Pacientes mais informados, envolvidos e responsabilizados (empoderados) interagem de forma eficaz com os profissionais da saúde, buscando agir de forma a produzir bons resultado de saúde.[21]

O conhecimento e o acesso às informações são imprescindíveis para as escolhas, e nisso se incluem as práticas de empoderamento, que podem atender à estratégica básica para a promoção da saúde, considerada tecnologia educacional inovadora.[22]

A educação, que se destina a formar consciência crítica e autonomia, requer escuta ativa e diálogo aberto e nivelado, já que o objetivo final da educação não é apenas a compreensão da informação, mas incentivar as pessoas a definir os próprios problemas, encontrar soluções para si e lidar com eles de forma eficaz, mesmo em seu aspecto emocional.[23]

Já se percebeu que há maior adesão ao autocuidado quando a relação entre a equipe multiprofissional e o paciente é baseada em confiança, respeito, escuta das necessidades; e, quando existe um vínculo estabelecido, a autonomia para a tomada de decisão é favorecida, construindo propostas terapêuticas com os melhores resultados. Além disso, promover a participação do paciente e família no processo do cuidado, colocando-os no centro do cuidado, é um meio de alavancar a segurança e o engajamento do paciente.

O estabelecimento de parcerias entre equipes multiprofissionais, pacientes, famílias e acompanhantes garante comunicação, informação e assistência segura. Para que essas estratégias de cooperação sejam efetivas são necessárias equipes preparadas para atender ao paciente e a seus familiares engajados no seu cuidado, que promovam boa comunicação e pratiquem a tomada de decisão compartilhada.[22] Como exemplo de estabelecimento de parcerias multiprofissionais temos a visita multiprofissional ao paciente internado, na qual há a oportunidade de incluir-se o paciente e seu familiar ou acompanhante no cuidado, oferecendo as informações sobre a assistência prestada, esclarecendo dúvidas e envolvendo-os na tomada de decisão.

Conhecimento insuficiente sobre problemas de saúde, cuidado prestado, seja por falta de informação ou pela não compreensão das informações recebidas pela equipe multiprofissional, é uma das principais causas de falta de adesão ao tratamento.

Orientar o paciente, familiar ou acompanhante para integrá-lo ao cuidado e à tomada de decisão não significa "inundá-lo" de informações em um só momento. Deve-se iniciar o processo logo após a admissão hospitalar, em visitas diárias e multiprofissionais, estabelecendo vínculo de confiança, identificando as habilidades cognitivas e motoras e o nível de escolaridade para que seja utilizado o melhor e mais adequado método de orientação, comunicação ou informação ao paciente.

O tratamento individualizado e o desenvolvimento da autonomia do paciente, levando-se em consideração valores e circunstâncias pessoais, são imprescindíveis à promoção da adesão ao tratamento e, consequentemente, à obtenção de melhores resultados do tratamento.[24]

Para o sucesso da adesão ao tratamento, da participação do cuidado e das tomadas de decisões em conjunto com a equipe multidisciplinar são importantes a clareza da informação, a comunicação do profissional da saúde e a compreensão por parte do paciente, familiar ou acompanhante.

A comunicação em saúde é considerada um aspecto fundamental da prestação de cuidados, pois as relações terapêuticas são intrinsecamente relações pessoais que produzem resultados em saúde,[25] contudo os pacientes se lembram de menos da metade daquilo que se tentou explicar, havendo maior possibilidade de ruído na transmissão da informação, particularmente o aparecimento de erros sobre os próximos passos a serem dados na intervenção seguinte.[26]

A técnica *teach-back* é um método valioso para interagir com o paciente a fim de melhorar sua compreensão e adesão ao tratamento. Trata-se de uma técnica de comunicação capaz de ajudar os pacientes a lembrar e entender as informações importantes relativamente ao seu diagnóstico e tratamento. O profissional deve pedir ao paciente que lembre, explique ou demonstre qual a informação importante que reteve após as orientações dadas.[27]

O *teach-back* é associado a aumento da memória e compreensão da informação em saúde, redução da readmissão hospitalar e do tempo de internação quando a readmissão foi necessária.[28]

No domínio da saúde, quando não compreendemos a informação, quando não conseguimos aceder, ou quando não sabemos utilizá-la, é como se estivéssemos de "costas voltadas" para as questões complexas da vida.[25.]

Como Preparar a Equipe Assistencial para a Educação de Pacientes e Familiares e como Implementar Equipes de Melhores Práticas que Apoiem o Processo de Educação

Hoje entendemos que, para oferecer um cuidado efetivo e satisfatório ao paciente, devemos considerá-lo em sua integralidade, um ser biopsicossocial que possui não somente necessidades humanas básicas, mas também desejos, interesses e expectativas de outros âmbitos além dos relativos à recuperação ou à manutenção de sua saúde, como, por exemplo, aspectos familiares, religiosos, financeiros, políticos, tecnológicos, entre diversos outros. O paciente e seus familiares procuram encontrar no atendimento referenciais que lhes agreguem valor, portanto, como cada ser humano é único e complexo, torna-se necessário ampliar o campo de estudos e a assistência oferecida para alcançar a satisfação completa no seu cuidado.

No Hospital Alemão Oswaldo Cruz (HAOC), utilizamos, há muitos anos, uma importante estratégia para engajar os profissionais no processo de educação do paciente. Trata-se de grupos específicos ligados a algumas temáticas, os quais foram intitulados, desde 2014, como Times de Melhores Práticas Assistenciais (TMPAs) e que têm como objetivo promover um cuidado mais direcionado a essas necessidades do cliente, com foco na melhoria dos processos institucionais.

Os TMPAs são compostos por equipes multiprofissionais que desenvolvem diversas atividades, como estudos científicos, atualização de rotinas e processos assistenciais, treinamento dos colaboradores, orientação ao paciente e seus familiares, monitoramento e análise de resultados por meio de indicadores com foco na promoção da saúde dos pacientes e na melhoria contínua dos processos.

Essas ações estão diretamente vinculadas ao modelo assistencial da instituição, que preconiza, entre muitos aspectos, assistência individualizada e integrada, cuidado baseado no relacionamento, orientação para o autocuidado, interdisciplinaridade, desenvolvimento pessoal e profissional.

Além dos profissionais terem um perfil que se relaciona com os valores preconizados no modelo assistencial, existe ainda um incentivo das lideranças na sensibilização e disseminação desses conceitos como forma de preparar as equipes assistenciais para maior envolvimento nos TMPAs, tornando-as mais engajadas nas atividades, com foco na promoção da saúde e na educação do paciente e seus familiares.

Como alicerce, temos a Teoria da Enfermagem, de Dorothea Orem, na qual o autocuidado é entendido como a prática de atividades iniciadas e executadas pelos indivíduos em seu próprio benefício para a manutenção da vida e do bem-estar, como já citado em capítulos anteriores. Em consonância com a teoria do autocuidado, uma das vertentes dos TMPAs é justamente trabalhar na capacitação do paciente para o empoderamento do seu autocuidado, permitindo-lhe gerir sua própria saúde e cuidado, melhorando seu desfecho clínico. Além disso, ter autonomia na tomada de decisão do seu plano terapêutico, juntamente com a equipe multiprofissional, resulta em maior adesão ao tratamento e melhor grau de satisfação do atendimento oferecido.

Na literatura, encontramos diversos trabalhos que demonstram os benefícios de inserir o paciente no foco do seu cuidado e, certamente, este é um caminho assertivo para a assistência segura, com qualidade e que propicia a melhor experiência ao paciente.

Recomendações

1. Implementar um modelo assistencial que tenha como pilar a educação de pacientes e familiares.
2. Instituir times multiprofissionais de melhores práticas por especialidade ou linha de cuidado.
3. Elaborar manuais de apoio para orientação de pacientes e familiares.
4. Instituir metodologia para a orientação de pacientes e familiares.
5. Padronizar o processo de orientação no prontuário do paciente.
6. Construir uma metodologia para instruir pacientes e familiares acerca de diagnóstico e tratamento.
7. Instituir um canal de comunicação efetivo entre profissional e pacientes.

Referências Bibliográficas

1. The Health Foundation. Person-centred care made simple [Internet]. London; 2016. [citado em: 8 Jan 2022]. Disponível em: https://www.health.org.uk/publications/person-centred-care-made-simple.
2. Collins A. Measuring what really matters Towards a coherent measurement system to support person-centred care. Towards a coherent measurement system to support person-centred care. Londres: The Health Foundation; 2014.

3. Dicionário Online de Português [Internet]. Dicio; 2022. Disponível em: https://www.dicio.com.br/consumerismo.
4. Ministro da Educação. Consumo Sustentável: Manual de educação. Brasília: Consumers International/ MMA/ MEC/IDEC; 2005.
5. Demiris G. Consumer health informatics: past, present, and future of a rapidly evolving domain. Yearb of Med Inform. 2016;(Suppl1):S42-S47.
6. Conselho Federal de Medicina. CFM Publicará Nova Resolução Para Regulamentar Telemedicina. Disponível em: https://portal.cfm.org.br/noticias/cfm-publicara-nova-resolucao-para-regulamentar-telemedicina/); 2020.
7. Castiel ID, Silva-Vasconcelos PR. Internet e o autocuidado em saúde: como juntar os trapinhos? Hist Cienc Saude Manguinhos. 2002;9(2):291-314.
8. Silva PRV, Castiel LD, Bagrichevsky M, Griep RH. As novas tecnologias da informação e o consumismo em saúde. Cad Saude Publica. 2010;26(8):1473-1482.
9. Frossard VC, Dias MCM. The impact of internet on patients interaction: new scenarios in health. Interface (Botucatu). 2016;20(57):349-361.
10. National Institutes of Health. Health Literacy. [citado em: 8 jan 2022. Disponível em: https://www.nih.gov/institutes-nih/nih-office-director/office-communications-public-liaison/clear-communication/health-literacy.
11. Health Resources & Services Administration. Health Literacy [Internet] 2019 [citado em: 8 jan 2022). Disponível em: https://www.hrsa.gov/about/organization/bureaus/ohe/health-literacy/index.html.
12. Santos MC, Grilo A. M. Envolvimento do paciente: desafios, estratégias e limites. In: Sousa P, Mendes W, organizadores. Segurança do paciente: criando organizações de saúde seguras. Rio de Janeiro: Fiocruz; 2014. v. 2, p. 159-186.
13. Santos EC. A confidencialidade e o sigilo da informação sensível em saúde: importância de normas e procedimentos para o acesso ao prontuário do paciente nas instituições de saúde universitárias [dissertação] [Internet]. Salvador: Universidade Federal da Bahia; 2021. Disponível em: https://repositorio.ufba.br/handle/ri/33744.
14. Alves LMSS, Nelson RC. Direito à informação do usuário da saúde pública no Brasil: um estudo sobre os possíveis impactos na tomada de decisão do paciente. Rev Recifaqui. 2022;1(12).
15. Ventura CAA. Direito à informação em saúde: análise do conhecimento do paciente acerca dos direitos [dissertação]. Ribeirão Preto: Escola de Enfermagem de Ribeirão Preto; 2010.
16. Monteiro EKR, Santos JAM, Santos AAP. Prontuário eletrônico como ferramenta da gestão do cuidado: uma proposta para atualização. Revista de Saúde Dom Alberto. 2019;4(1):77-90.
17. Patrício CMO. Prontuário eletrônico do paciente no sistema de saúde brasileiro: uma realidade para os médicos? Rev. Scientia Médica. 2011;21(3):121-131.
18. Secchi L. Modelos organizacionais e reformas da administração pública. Rev de Administração Pública. 2009;2:347-349.
19. Santos APD. As vantagens do prontuário eletrônico do paciente na atenção básica de saúde [monografia] [Internet]. Aracaju: Universidade Regional da Bahia; 2019. Disponível: http://dspace.unirb.edu.br:8080/xmlui/bitstream/handle/123456789/201/TCC.pdf?sequence=1&isAllowed=y.

20. Feste C, Anderson EM. Empowerment: from philosophy to practice. Patiente Education Counselling. 1995;26(1-3):139-144.
21. Wagner EH. Chronic disease management: what will take to improve care for chronic illness? Effective Clinical Practive. 1998:1(1):2-4.
22. Hammerschimdt KSA, Lenardt MH. Tecnologia educacional inovadora para o empoderamento junto a idosos com diabetes mellitus. Texto Contexto Enferm. 2010:19(2):358-365.
23. Freire P. Pedagogia do oprimido. 45. ed. São Paulo: Paz e Terra; 2005.
24. Rantucci MJ. Pharmacists talking with patients: a guide to patient counseling. 2. ed. Baltimore: Lippincott Williams & Wilkins; 2007.
25. Vaz de Almeida, Cristina. De costas voltadas? Como a comunicação e a literacia em saúde nos põem frente-a-frente [Internet]. A Pátria. 2020. Disponível em: https://apatria.org/saude/de-costas-voltadas-como-a-comunicacao-e-a-literacia-em-saude-nos-poem-frente-a-frente/.
26. Kripalani S, Weiss BD. Teaching about health literacy and clear communication. J Gen Intern Med. 2006;21(8):888-890.
27. Fonseca M. As competências dos profissionais de saúde ao serviço do envelhecimento saudável: o uso da técnica teach-back como promotor de literacia em saúde. Jornal de Investigação Médica. 2021;2(2):077-093.
28. Griffey RT, Shin N, Jones S, Aginam N, Gross M, Kinsella Y, et al. The impact of teach-back on comprehension of discharge instructions and satisfaction among emergency patients with limited health literacy: a randomized, controlled study. J Comm Healthcare. 2015;8(1):10-21.

10 Saúde e Conforto no Ambiente Construído

Andréa Diogo Sala
Camila Cristina Pires Nascimento
Jaci Jociane Barbosa de Oliveira
Luisa Blanco Fechio
Tarcisio Marques

A hospitalização é o processo no qual um indivíduo necessita ser internado para maior assistência, precisando, assim, se ausentar de seu lar e se afastar de seus entes queridos e sua rotina, experimentando intenso sofrimento psíquico e físico em uma instituição de saúde.[1] A experiência no ambiente hospitalar desperta sentimentos individuais em cada usuário, podendo causar trauma psicológico, uma vez que o hospital é considerado um local de angústia, por vezes cercado de lembranças traumáticas anteriores (procedimentos dolorosos que provocam estresse, incerteza da recuperação, entre outros).[1]

No início da história dos hospitais, eles eram concebidos como ambientes para pessoas em fase terminal de vida, todavia, com o decorrer dos anos, houve mudanças significativas em sua organização espacial, tanto pela transformação n modo de atendimento à saúde, quanto pela criação de normas e leis. Com o passar do tempo surgiram novas tecnologias na forma de atendimento e na arquitetura hospitalar, contribuindo para que a saúde do paciente fosse vista de maneira mais cuidadosa. Observa-se, no entanto, que dispor de tecnologia de ponta e de bons profissionais deveria se acompanhar de ambientes físicos apropriados às verdadeiras necessidades dos usuários. A preocupação em distanciá-los do aspecto institucionalizado e hostil desses estabelecimentos se fortalece cada vez mais, o que destaca a importância da humanização.[2]

O movimento da humanização hospitalar se direciona não apenas para o processo de treinamento e educação dos profissionais da saúde, mas também para intervenções estruturais que possibilitem uma experiência de hospitalização mais confortável para o paciente.[3]

Conforto Ambiental

O ambiente hospitalar, em sua essência, não apresenta condições favoráveis ao conforto humano devido a características diferentes em cada espaço e às necessidades técnicas para as atividades. Segundo as orientações do *Manual de Conforto Ambiental em Estabelecimentos Assistenciais de Saúde*, desenvolvido pela Agência Nacional de Vigilância Sanitária (ANVISA), há estudos sobre o impacto do espaço físico (luz, clima, ruído, odores, cores) em seus usuários e em sua produtividade e bem-estar.[4]

Além das percepções físicas do espaço (percepções visual, lumínica, acústica, higrotérmica, olfativa e ergonômica), devemos considerar as características culturais e a fisiologia humana valores de composição para a efetiva percepção de conforto humano. As principais abordagens apresentadas na análise do conforto são: visual e lumínica (pelas cores), higrotérmica (relativa à umidade e ao calor) e olfatória (pela qualidade do ar).

Entende-se que a necessidade do conforto humano não deve se basear apenas em tecnologias e equipamentos sofisticados, mas também no aproveitamento das condições naturais de cada região e ambiente, buscando o equilíbrio entre as partes.

O ambiente hospitalar é onde frequentemente ocorrem situações de alto grau de estresse envolvendo relações interpessoais e indivíduos com algum grau de sofrimento físico ou psíquico, portanto os fatores de conforto ambiental (acústico, visual, lumínico, higrotérmico, olfativo e ergonômico) são essenciais para o desenvolvimento do projeto arquitetônico.

Cabe destacar que o equilíbrio entre as demandas dos usuários, as determinações legais e as técnicas dos espaços de saúde é um desafio constante.

Sustentabilidade

Segundo os conceitos estabelecidos pelo documento *Os Limites do Crescimento*, publicado pelo Programa das Nações Unidas para o Meio Ambiente (UNEP) durante a Conferência das Nações Unidas sobre o Meio Ambiente Humano, realizada em Estocolmo, Suécia, em 1972, adaptado posteriormente pela Comissão Brundtland, coordenada pela primeira-ministra da Noruega, Gro Harlem Brundtland, "o desenvolvimento sustentável é aquele que satisfaz às necessidades do presente sem comprometer a capacidade das gerações futuras de satisfazer às suas próprias necessidades".[5]

Uma orientação importante é a utilização do paisagismo a fim de contribuir para a qualidade climática da edificação, podendo até influenciar a trajetória dos ventos, além de auxiliar no conforto dos pacientes já debilitados, estressados ou com poucos estímulos.

Quanto ao conforto climático dentro da edificação, é citada a necessidade da análise sobre a melhor solução de cobertura, que pode ser a grande responsável pelo sobreaquecimento, podendo também ser aproveitada para a captação de energia solar, aquecimento de água e uso de energia fotovoltaica.

Algumas áreas também necessitam de atenção especial quanto às condições térmicas devido às atividades realizadas, como lavanderia, cozinha, centro de material esterilizado e salas de caldeiras, precisam de temperaturas mais altas, e laboratórios, salas cirúrgicas, banco de ossos, locais para armazenamento de vacinas e unidades de queimados, que, ao contrário, exigem temperaturas mais baixas.

A eficiência energética em ambientes hospitalares é, por questões estruturais, funcionais ou de gestão, um desafio. Segundo a ANVISA (2014), estudiosos e profissionais com atuação no ambiente hospitalar concordam ser possível reduzir as deficiências por meio de ações de baixo custo e medidas simples, porém com impacto ambiental expressivo. Outro facilitador da implementação da sustentabilidade é analisar e considerar a reciclagem e a economia energética de equipamentos e materiais ante das aquisições.

Conforto higrotérmico

Segundo Ashare (2011), conforto térmico é a condição da mente que expressa satisfação com o ambiente térmico.[6]

O indicador mais utilizado para medir o conforto térmico é a temperatura do ar, mas não é o único a ser considerado. Outro fator importante é a umidade relativa do ar.

A preocupação com a qualidade do ar interior (QAI) tornou-se uma preocupação de saúde pública e mundial. No Brasil, há legislações que a padronizam, assim como se valorizam a ventilação e a iluminação naturais e a qualidade do ar interior. Dessa forma, a publicação da ANVISA sobre *Conforto Ambiental em Estabelecimento da Saúde* comenta a necessidade de se considerarem as soluções paisagísticas e o uso de fontes de água, espelhos d'água e outras adequações arquitetônicas que possam aliviar as condições térmicas dos ambientes de saúde.[7]

Conforto acústico

"O ruído desnecessário é a mais cruel ausência de cuidado."[8]

O ambiente hospitalar é um paradoxo: por um lado, tem-se a enorme necessidade de silêncio e, do outro, grandes geradores de ruído, todos na mesma edificação. Muitas soluções possíveis podem e devem ser avaliadas durante a etapa de planejamento do complexo hospitalar, inclusive a utilização do paisagismo como barreira acústica. Fica claro que a tolerância ao ruído é geralmente menor durante o período de adoecimento, e a exigência do silêncio em hospitais é uma das tradições mais antigas no cuidado com o doente.

Além das soluções físicas da edificação, indica-se implementar hábitos para reduzir os ruídos, principalmente noturnos. A ANVISA cita algumas sugestões de estratégias utilizadas em unidades de terapia intensiva (UTIs) e demais ambientes hospitalares:

- substituição dos alarmes acústicos por visuais;
- criação de variadas categorias de alarme para distinguir os eventos graves das intercorrências de rotina;
- revisão do impacto acústico dos equipamentos utilizados;
- divulgação dos achados de pesquisa sobre o assunto, conscientizando a equipe profissional a respeito dos possíveis efeitos auditivos, fisiológicos e emocionais da exposição a níveis elevados de ruído.

Quanto à estrutura física da edificação, um aspecto que merece especial atenção é o posicionamento da fonte sonora, pois os ruídos podem se propagar pelo ar (ruídos aéreos ou aerotransportados) ou por estruturas sólidas. Forças impostas diretamente sobre as estruturas reverberam, podendo transmitir o ruído por maior alcance.

Quanto aos aspectos projetuais e construtivos para melhorar a absorção acústica, o memorial já comentado anteriormente, cita as seguintes orientações:

- utilizar revestimentos que promovam a absorção dos ruídos sem interferir nas condições necessárias à assepsia, componente de prevenção e controle da infecção hospitalar;
- adequar os revestimentos, principalmente piso e teto, atendendo às funções demandadas e às recomendações das normas sem deixar de proporcionar a imperativa sensação de conforto humano para usuários, pacientes, visitantes e profissionais da saúde;
- aquisição e utilização de carrinhos, telefones fixos e celulares, materiais e mobiliários menos ruidosos, sobretudo pelos setores com alto nível de reverberação.[4]

Um dos desafios das especificações de material com boa qualidade de absorção acústica é o atendimento às legislações de controle de infecções hospitalares, portanto é necessário ter muita prudência na especificação dos revestimentos destinados a corrigir o desempenho acústico.

A utilização de determinados materiais em revestimentos de pisos, como mantas ou placas vinílicas, borracha ou linóleos, pode reduzir a reverberação de ruídos no ambiente hospitalar, além de atender às exigências legais. Esses materiais encontram-se disponíveis em toda as regiões do Brasil, são de fácil aquisição e instalação, compatíveis com áreas críticas, como UTIs, centrais de materiais esterilizados, circulação, internação etc. Também estão disponíveis pisos condutivos especiais para ambientes que exijam condições específicas de aterramento.

Nas áreas molhadas não se utilizam manta vinílica, borracha ou linóleos, mesmo já existindo no mercado opções para tal uso. Podem ser adotados revestimentos com materiais de alta resistência, desde que apresentem índice de absorção compatível com as necessidades da Resolução RDC n. 50/2002 (RDC, 2002).[9]

Os revestimentos de teto são importante auxiliares no conforto acústico. Podem ser fixos ou removíveis, considerando-se sempre as determinações e orientações quanto ao controle de infecção com base nas recomendações de assepsia e limpeza.

Conforto visual: iluminação e cores

"Uma boa iluminação propicia a visualização do ambiente, permitindo que as pessoas vejam, se movam com segurança e desempenhem tarefas visuais de maneira eficiente, precisa e segura, sem causar fadiga visual e desconforto. A iluminação pode ser natural, artificial ou uma combinação de ambas."[10]

• Iluminação

São claras a função terapêutica da luz solar e a importância de seu controle, portanto o desenho do ambiente pode e deve considerar a demanda de luz dos usuários, com aberturas para a paisagem externa, levando-se sempre em consideração a privacidade do paciente.[11]

A implantação de sacadas nos setores de internação, seguindo a orientações de segurança, pode ser uma ferramenta de conforto para o paciente, exemplo apresentado nas unidades de internação da unidade paulista do Hospital Alemão Oswaldo Cruz.

O já citado *Manual de Conforto Ambiental* (ANVISA) diz que o organismo humano funciona com características específicas e compatíveis com um "relógio" biológico que define as atividades internas conforme as oscilações das 24 horas do dia. Essas oscilações fazem parte do funcionamento fisiológico em um processo denominado ritmo circadiano, decorrente do ciclo circadiano. Os principais sinalizadores de horário, conforme a avaliação fisiológica individual, são: a alternância entre dia e noite, os contatos sociais, as atividades profissionais e a mais elementar percepção da hora do dia. Por consequência, as funções que caracterizam o ritmo circadiano são, além do sono e da capacidade de executar atividades, o metabolismo, a temperatura corpórea, a frequência cardíaca e a pressão sanguínea.[4]

Quanto ao desenvolvimento dos projetos de iluminação em ambientes hospitalares no Brasil, deve seguir as recomendações da Associação Brasileira de Normas Técnicas (ABNT) publicada em 21 de abril de 2013.[10]

Recomenda-se analisar e considerar os seguintes itens no planejamento da iluminação: ambiente luminoso, distribuição da luminância no campo de visão, escala de iluminância, ofuscamento, direcionalidade, aspecto da cor, luz natural, manutenção, energia elétrica, iluminação de estações de trabalho, cintilação e efeito estroboscópico e iluminação de emergência.

As regulamentações e as normas técnicas consideram que a iluminação para o trabalho médico ou de enfermagem poderá ser complementada com focos cirúrgicos fixos ou portáteis.

• Cores

A utilização de referências cromáticas variadas em ambientes e edificações da saúde tem sido uma nova prática recorrente. De modo geral, quebraram-se o paradigma e o preconceito da utilização de revestimento com cores diversas até mesmo em áreas críticas. Usadas como ferramentas para humanizar os ambientes, podem tornar o ambiente hospitalar menos austero e, ao mesmo tempo, manter o rigor e a formalidade inerentes aos seus procedimentos e funções.

Sarah Hosking, do National Health Service (NHS), arquitetura inglesa, observa que "o custo e o tempo para aplicar a cor é o mesmo, independente se ele dá prazer a um, a alguns ou a muitas pessoas".[8] Complementa que os custos da elaboração de um projeto cromático para um estabelecimento assistencial de saúde devem ser vistos como investimento, pois impactam diretamente no bem-estar e conforto dos colaboradores e pacientes.

O projeto de arquitetura de um estabelecimento assistencial de saúde (EAS) deve compatibilizar a produção dos serviços com a função terapêutica do espaço; a arquitetura tem função fundamental na humanização e as cores representam valores abstratos para cada usuário e sua respectiva percepção. A qualidade do serviço de saúde não é alterada, mas a harmonia entre a qualidade do serviço e o espaço físico pode ser um registro na experiência do paciente. Ao quebrar o paradigma de que apenas o branco pode refletir a limpeza e a assepsia, as cores podem ser uma ferramenta poderosa capaz de afetar não apenas as sensações psicológicas, mas também a percepção de tempo, volume, forma, espaço e perspectiva.[8]

A diferenciação de cores também pode ser utilizada na sinalização, demarcando blocos e fluxos, auxiliando no entendimento do espaço e na autonomia dos seus usuários. No Hospital Alemão Oswaldo Cruz, utilizamos cada bloco com uma referência de cor, assim todas as placas de sinalização seguem a mesma orientação.

• Conforto ergonômico

O papel da ergonomia é adequar o trabalho ao homem.[12] Implementar orientações de ergonomia ao ambiente de saúde é uma promoção de qualidade de vida, impactando diretamente o dia a dia dos colaboradores, a qualidade do serviço de saúde e a segurança de todos, prevenindo erros e acidentes.

Capítulo 10

Com o propósito de formalizar e normatizar essas ações, foram desenvolvidos regulamentos cuja aplicação é estimulada por meio da International Standardization Organization (ISO). No Brasil, temos a Norma Regulamentadora NR 17 – Ergonomia, Portaria n. 3.214, de 8 de junho de 1978, do Ministério do Trabalho, modificada pela Portaria n. 3.751, de 23 de novembro de 1990, do Ministério do Trabalho e Emprego,[13] além de se considerarem as orientações da Norma Regulamentadora NR 32 – Segurança e saúde no trabalho em serviços de saúde, Portaria n. 485, de 11 de novembro de 2005, que estabelece as diretrizes básicas para a implementação de medidas de proteção à segurança e à saúde dos trabalhadores dos serviços de saúde.[14]

• Sinalização e informação visual

A sinalização e a informação visual de um ambiente de saúde podem encorajar ou inibir comportamentos e atitudes.[4] Essa é uma preocupação relevante para quem deseja a objetividade da circulação, pois as informações visuais podem despertar atenção, priorizar atividades e auxiliar no tratamento, na medida em que o acesso facilitado ao consultório ou a outro ambiente significa restringir a circulação ao que seja minimamente necessário, sobretudo em edificações hospitalares.

A sinalização efetiva e a fácil circulação independente do paciente podem representar alguns dos componentes mais imediatos do conforto humano no ambiente, trazendo autonomia para questões simples, como localizar sanitários ou a saída.

Esse tipo de comunicação tem a função de traduzir a mensagem de forma simplificada e efetiva para inúmeros usuários com características diferentes. Os usuários de qualquer estabelecimento de saúde precisam se deslocar por caminhos adequadamente direcionados e livres de obstruções físicas e, consequentemente, da possibilidade de acidentes.

A sinalização precisa ser óbvia, clara e facilmente visível, devendo ser fixada em local igualmente visível ao público e utilizada principalmente nos seguintes locais:

- acessos principais e entradas;
- locais de estacionamento de veículos e respectivas vagas, com sua caracterização de uso (idosos, portadores de deficiências e outras necessidades especiais);
- áreas acessíveis de embarque e desembarque;
- sanitários, lavatórios e bebedouros;
- áreas de assistência para resgate, locais de refúgio, saídas de emergência;
- áreas reservadas para cadeirantes;
- equipamentos e mobiliários exclusivos para o uso de pessoas com deficiência.

Toda informação visual em um estabelecimento de saúde deve orientar e indicar a localização de um acesso mais próximo que atenda às orientações estabelecidas pela ABNT NBR 9.050/2004 – Acessibilidade a edificações, mobiliário, espaços e equipamentos urbanos.[15] As seguintes formas de comunicação e sinalização a serem adotadas são as seguintes:

- **visual** – realizada com a utilização de textos ou figuras;
- **tátil** – realizada com a utilização de caracteres em relevo, escrita em braille ou figuras em relevo;
- **sonora** – realizada com a utilização de recursos auditivos.

A legislação citada apresenta inúmeras recomendações, entre elas acerca da sinalização e iluminação direcionadas à acessibilidade. Não se deve esquecer de que as legislações complementam umas às outras.

- Acessibilidade

A Norma Brasileira NBR 9.050 – Acessibilidade a edificações, mobiliário, espaços e equipamentos urbanos define acessibilidade como a exata dimensão dos princípios dos direitos humanos, apresentando-os como "indivisíveis, indissociáveis e interdependentes".[15]

A acessibilidade é a possibilidade e condição de alcance, a percepção e o entendimento para a utilização, com segurança e autonomia, de edificações, espaço, mobiliário, equipamento urbano e elemento,[15] estando vinculada à eliminação de barreiras arquitetônicas, urbanísticas ou ambientais. Nos ambientes de saúde, essas barreiras podem ter funções positivas, como o controle de fluxos.

A NBR 9.050 diz que uma barreira pode ser "qualquer elemento natural, instalado ou edificado que impeça a aproximação, transferência ou circulação no espaço, mobiliário ou equipamento urbano".[15]

As deficiências estão ligadas às limitações ou à impossibilidade da percepção das características do ambiente, ou de mobilidade e da utilização das edificações, do espaço, do mobiliário, do equipamento urbano e demais elementos.

As legislações criam parâmetros para as características do espaço a fim de atender aos inúmeros usuários, com suas diferentes características, trazendo independência, segurança e conforto.

Conforto olfativo

Um dos meios de percepção e compreensão do ambiente pelo ser humano é o olfato. Muitas vezes o ambiente hospitalar é lembrado por odores característicos que podem causar sensações diferentes nos usuários, muitas vezes desagradáveis.

Devemos ter especial atenção aos ambientes produtores de odores específicos ou de grande intensidade, como laboratórios, áreas de nutrição e dietética, farmácias, centros de material e esterilização (CME), abrigos de resíduos, salas de utilidades e expurgos. Os CMEs devem receber dedicação específica visando à segurança do paciente e dos colaboradores, seguindo as orientações da legislação vigente, como a RDC n. 15, de 15 de março de 2012, que dispõe sobre requisitos de boas práticas para o processamento de produtos para saúde e dá outras providências.[16]

Outro ponto lembrado no *Manual de Conforto Ambiental* para estabelecimentos de saúde é o cuidado que se deve ter com os gases e os vapores anestésicos utilizados nas salas cirúrgicas, conforme previsto na Norma Regulamentadora de Segurança e Saúde no Trabalho em Estabelecimentos de Saúde, NR 32, Portaria n. 485 de 11 de novembro de 2005, capítulo 3.9.3 – Dos gases e vapores anestésicos.[4]

O lançamento do ar da exaustão deve cumprir as orientações técnicas da legislação quanto a proteção, tratamento e segurança para os locais de captação do ar. São exigências fundamentais para atender à climatização de áreas críticas e proteger os usuários de odores desconfortáveis.

Gestão de Projetos

"Um projeto é um esforço temporário realizado para criar um produto ou serviço único, diferente, de alguma maneira, de todos os outros produtos e serviços, com início e fim definidos, que utiliza recursos, é dirigido por pessoas e obedece a parâmetros de custo, tempo e qualidade. O gerenciamento de projetos se refere à aplicação de conhecimento, habilidades, ferramentas e técnicas às atividades do projeto a fim de satisfazer seus requisitos, e é realizado com o uso de processos tais como iniciar, planejar, executar, controlar e encerrar."[17] O ciclo de vida de um projeto é composto por cinco grupo de processos distintos: iniciação, planejamento, execução, monitoramento e controle e encerramento.[18]

Como descrito, gerenciamento de projeto é a aplicação de conhecimento, habilidade, ferramentas e técnicas a fim de iniciar, planejar, executar, monitorar, controlar e encerrar essa atividade, produto ou serviço único, passando pelas seguintes áreas de conhecimento: escopo, tempo, custo, qualidade, recursos humanos, comunicação, risco, aquisição e interessados.

Independentemente da quantidade de projetos ou da dimensão da equipe, é sempre importante utilizar conceitos e ferramentas que auxiliam o planejamento, o acompanhamento e o controle das atividades, facilitando a visualização do todo.

Ao término do projeto será possível analisar o material preliminarmente desenvolvido com o resultado e poderemos entender se atingimos as expectativas inicialmente previstas, possibilitando melhorias de planejamento, execução e encerramento, em um constante aprendizado.

Projeto de Arquitetura

O desenvolvimento do projeto de arquitetura deve ser feito por um profissional formado e inscrito no Conselho de Arquitetura e Urbanismo. No caso dos EASs, esse profissional deve ser especialista na área, e não apenas conhecedor da legislação. Além disso, ele é responsável por manter os documentos imobiliários e aprovações legais em dia, o cadastral do hospital atualizado, participar das instalações de todos os equipamentos, padronizar os acabamentos, garantir a qualidade dos projetos de instalação e participar dos orçamentos e execução de obras.

Uma importante etapa é o estudo preliminar que pode ser desenvolvido internamente pela arquitetura ou por empresa terceira, mas, no nosso entendimento, o desenvolvimento interno sempre acarreta mais benefícios e agilidade, pois é desenvolvido por um arquiteto que domina a vivência e o dia a dia da instituição, conhecendo as necessidades, cultura, padrões e fluxos.

O produto final dessa etapa é um *layout* com as informações preliminares do projeto.

Esse material deve ser submetido à análise e à aprovação das equipes subjacentes:

- gestor do projeto;
- Serviço de Controle de Infecção Hospitalar (SCIH);
- Segurança do trabalho (bombeiro);
- enfermagem;
- equipe médica;
- nutrição;
- segurança patrimonial
- higiene;
- engenharia clínica;
- manutenção;
- consultorias, caso necessário, entre outros.

O envolvimento das áreas subjacentes ou impactadas é de extrema importância, pois sem o envolvimento delas o projeto tem grandes chances de ser revisto em diversos momentos, inclusive durante a obra.

A aprovação deverá ser formalizada por e-mail ou por documentos impressos pelas equipes subjacentes e assinatura da planta pelo gestor ou solicitante do projeto.

As próximas etapas, como projeto básico e projeto executivo, podem ser desenvolvidas por equipe externa, porém acompanhadas por equipe interna para manter o alinhamento com as premissas institucionais.

Regulamentações

A principal norma técnica do Ministério da Saúde e da ANVISA em uso para os estabelecimentos de assistências em Saúde é a Resolução da Vigilância Sanitária – RDC n° 50 (RDC, 2002).[19] Nas construções, reformas ou ampliações em todo o território nacional, deve-se utilizar essa resolução para nortear e balizar todas as questões técnicas e estruturais de processo.

Existem outras normas técnicas que complementam a RDC 50, as quais se concentram em áreas específicas.

Para a execução de qualquer nova obra, reforma ou ampliação do EAS é necessária a avaliação do projeto físico pela vigilância sanitária local (estadual ou municipal), que licenciará a execução, conforme o inciso II do art. 10 e o art. 14 da Lei 6.437/77, que configura as infrações à legislação sanitária federal, Lei 8.080/90 – Lei Orgânica da Saúde e Constituição Federal.

Conforme descrito na legislação, ao término da execução da obra e solicitação da licença de funcionamento do estabelecimento, é necessário o protocolo de um conjunto de documentos (representação gráficos, relatórios técnicos e responsabilidades técnicas do projeto) e as vigilâncias sanitárias estaduais ou municipais farão a inspeção do local para verificar a conformidade com o projeto aprovado anteriormente.

O material para protocolo deve ser desenvolvido em equipe, envolvendo os responsáveis pelo setor e o arquiteto autor do projeto. Em nossa instituição, internalizamos esse processo e desenvolvemos todo o material gráfico, pois, assim, temos maior agilidade, controle e uma visão global de todos os processos.

Além das orientações de aprovações legais, a RDC 50 orienta a elaboração do projeto físico do estabelecimento de saúde, com informações sobre o programa físico-funcional, o dimensionamento, a quantificação e as instalações.

As circulações externas e internas do EAS são seus acessos, estacionamentos e circulações horizontais e verticais, as quais devem seguir em conformidade com a NBR-9050.[15]

O atendimento à legislação de acessibilidade é de extrema importância no EAS devido às necessidades de seus púbicos (externo e interno) e à constante circulação de macas, pacientes em cadeiras de rodas, equipamentos ou carrinhos.

Acessos

Os acessos estão diretamente relacionados com a circulação de seus usuários, serviços e materiais, considerando-se a necessidade de limitar os acessos às áreas restritas ou o cruzamento desnecessário do fluxo de pacientes e serviços.

Pela legislação vigente, os tipos de fluxo são separados em:

- paciente externo, ambulante ou transportado, acompanhante e doador;
- paciente a ser internado, ambulante ou transportado, e acompanhante;

- cadáver, acompanhante e visitas relacionadas a ele;
- funcionário e aluno (a distribuição por categorias é definida pela administração do EAS), vendedor, fornecedor, prestador de serviços e outros;
- suprimentos e resíduos.

Deve possibilitar o acesso de serviços e da população usuária ao EAS e ao estacionamento, considerando quantidades e orientações previstas no código de obras municipal.

Especificações técnicas dos ambientes

A especificação técnica de todos os ambientes e acabamentos indicados em um projeto de EAS deve sempre considerar a legislação vigente que norteia as características do ambiente – RDC n° 50.[19]

De acordo com o nível de complexidade, os espaços devem ter orientações adequadas, tanto de materiais quanto de especificações técnicas. Os materiais devem resistir a lavagens constantes e aos diferentes produtos químicos utilizados no espaço, além de possuírem características que facilitem a limpeza, diminuam a possibilidade de ac de sujeira e atendam aos índices de absorção indicados na legislação.

A especificação de cores e pigmentação dos acabamentos deve sempre considerar o conforto dos usuários, lembrando que alguns pacientes podem ter mobilidade ou visão reduzida, portanto itens de decoração precisam ser escolhidos com cautela. Alguns pacientes, por exemplo, têm dificuldade em diferenciar degraus de faixas decorativas da paginação do piso, podendo haver acidentes.

Para os acabamentos de teto, dependendo da importância da área, é indicado forro contínuo, sendo proibido o uso de forros falsos removíveis, do tipo que interfira na assepsia dos ambientes. Nas demais se podem utilizar forros removíveis, inclusive por razões ligadas à manutenção, desde que nas áreas semicríticas eles sejam resistentes aos processos de limpeza, descontaminação e desinfecção.

Quanto à iluminação, de acordo com RDC-50, há demandas específicas segundo a funcionalidade do ambiente, o controle de suas condições de conforto luminoso, as características dos pacientes que a utilizam ou o tipo de atividades realizadas e/ou equipamento usados na área.[19]

As louças sanitárias devem ser, preferencialmente, de cores claras e atender às normas de acessibilidade,[15] especificamente indicadas para lavatórios de vestiários e sanitários. Idealmente, por questões de economia de água, são utilizadas torneiras com fechamento automático ou sensor. Caso não seja possível, levar em consideração questões de ergonomia e acessibilidade, facilitando a abertura e o fechamento das torneiras.

Os sanitários possuem muitos detalhes relevantes que devem atender à norma de acessibilidade – NBR-9050, RCD-50 e Código de Obras.

Itens de decoração são muito importantes, principalmente para humanizar os ambientes hospitalares, portanto sua escolha precisa respeitar as questões de higiene, acessibilidade e segurança do paciente. Quadros com volumes que ultrapassam a superfície ou esculturas, por exemplo, devem ter fechamento em vidro para não acumularem pó.

Os mobiliários sempre devem obedecer às normas de acessibilidade, ergonomia, a RCD, as NRs e o Código de Obras. De modo geral, o assento para pacientes precisa ser estável, já que aqueles debilitados ou idosos têm dificuldade para se levantar e manter o equilíbrio. A preferência é por opções com pé fixo e apoio para os braços, e nunca poltronas ou cadeiras com pé central ou giratório.

Equipamentos Hospitalares: Necessidades e Instalações
Como escolher, quem envolver e como validar?

O processo para a escolha de qualquer tecnologia médica para aquisição é longo e delicado. Na fase inicial, a engenharia tem o papel fundamental de criar um grupo multidisciplinar que seja capaz de identificar as pessoas que irão compor o grupo de pessoas capaz de delinear o melhor caminho para a elaboração do escopo.

As equipes usualmente envolvidas são:

- engenharia clínica;
- enfermagem;
- equipe médica;
- práticas assistenciais;
- padronização de materiais;
- compras.

Engenharia clínica – tem o papel fundamental da pesquisa de mercado para entender novas tendências tecnológicas, quais os novos recursos disponíveis, o índice de eficiência energética das tecnologias e de manutenção e os custos agregados à compra do equipamento, além de contratos de manutenção.

Enfermagem – conhece a rotina, tem a capacidade de validar o "pacote" de possíveis equipamentos escolhidos para aquisição e o poder de validação quanto a usabilidade, conforto e higienização. Fornece apoio no sentido de como se podem integrar as tecnologias às práticas clínicas, sinaliza *gaps* onde novas tecnologias podem ser utilizadas a fim de levar mais assertividade e conforto aos pacientes.

Equipe médica – responsável pela validação clínica de cada uma das tecnologias disponibilizadas, tem o poder de validar se a descrição técnica feita pelo fabricante e pela engenharia clínica de fato se converte em qualidade e desempenho em exames ou diagnósticos.

Profissionais da área de padronização de materiais – responsáveis por validar todo e qualquer material descartável que tenha interação com as tecnologias médicas e garantir que os itens tenham suas validações nos órgãos responsáveis e que sejam funcionais para suas aplicações. Se quaisquer das condições não forem satisfatórias, a aquisição da tecnologia pode ser cancelada.

Departamento de compras – tem a função de realizar a concorrência e a negociação dos itens dentro das regras de *compliance*, garantindo, assim, que o processo de aquisição e logística de entrega sejam conduzidos com as melhores eficiência e transparência possíveis.

Após as rodadas de validação de cada uma das áreas técnicas, está liberado o processo de negociação que será conduzido pelo departamento de compras. Depois de realizada a aquisição, a engenharia clinica fica responsável pelo o acompanhamento logístico do item até a entrega no hospital, após a qual a empresa fornecedora é acionada para que o item adquirido seja desembalado, conferido, instalado e os usuários sejam treinados. Somente após a validação do treinamento o processo é dado como finalizado.

Interface entre máquinas e profissionais

É preciso estar atento às interfaces disponíveis em cada uma das tecnologias médicas, no sentido de buscar aquilo que é mais rápido, intuitivo e interativo possível para o seu operador, seja ele da enfermagem, da equipe de especialistas ou médico.

Permanecer atento a esse item parece óbvio, mas, na verdade, não é, pois o setor de engenharia naturalmente tem facilidade com *softwares* e interfaces e sempre há o risco de se fazer uma leitura incorreta daquilo que pode ou não ser amigável; portanto a fase de validações iniciais é primordial para o sucesso do projeto, devendo-se envolver os usuários desde o início, com visitas externas e/ou demonstração da plataforma, e avaliar o tempo de transição entre os processos e a facilidade de operação do *software*.

Alguns dos principais objetivos da avaliação dos sistemas interativos são:

- identificar as necessidades dos usuários ou verificar o entendimento dos projetistas sobre essas necessidades;
- identificar problemas de interação ou de interface;
- investigar como uma interface afeta a forma de trabalhar dos usuários;
- comparar alternativas de projeto de interface;

- alcançar objetivos quantificáveis em métricas de usabilidade;
- verificar conformidade com um padrão ou conjunto de heurísticas.

O conceito de qualidade de uso mais amplamente utilizado é o de usabilidade, relacionado com a facilidade e a efetividade de aprendizado e de uso, bem como a satisfação do usuário. Mais recentemente, foi elaborado o conceito de comunicabilidade, que busca avaliar o processo implícito de comunicação designer-usuário, que se dá por meio da interface.[20] Já o conceito de aplicabilidade está relacionado com a flexibilidade de um sistema, em particular com relação à sua utilidade em uma variedade de situações.

O conceito de usabilidade permite avaliar a qualidade de um sistema quanto a fatores que os projetistas definem como sendo prioritários ao sistema. Alguns fatores típicos envolvidos no conceito de usabilidade são:[21]

- facilidade de aprendizado;
- facilidade de uso;
- eficiência de uso e produtividade;
- satisfação do usuário;
- flexibilidade;
- utilidade;
- segurança no uso.

Benefício do uso de tecnologias digitais e conforto

A Medicina e a Tecnologia sempre foram grandes aliadas em busca de maior eficiência nos processos de diagnóstico e/ou tratamento de doenças. O mercado encontra-se em constante busca por inovação para apoiar as atividades de instituições ligadas à saúde.

Em uma breve reflexão, podemos notar que há 10 anos o número de soluções tecnológicas é inferior ao apresentado atualmente, e isso não apenas de maneira quantitativa, mas também qualitativa.

Enquanto, há alguns anos, para termos os exames impressos, era preciso encaminhar-se ao local do exame para solicitar uma via impressa, o que acarretava desperdício de tempo e de recursos, hoje é possível ter acesso qualquer tipo de exame a distância, ., o que possibilita a integração do paciente com a empresa ligada à prestação de saúde, sendo necessária apenas conexão com a internet para acessar o portal de interface.

Os avanços na tecnologia de diagnóstico trazem maior velocidade na geração de imagens ou resultados laboratoriais, assim como melhor qualidade de imagens e maior gama de leitura de dados para a construção de um cenário completo para que a tomada de decisão seja o mais assertiva possível. Com isso temos um desfecho clínico mais rápido, com tratamentos mais eficazes e melhores condições de conforto, seja ao longo do tratamento, seja em fase de diagnóstico.

Com relação ao conforto oferecido pelas tecnologias médicas, atualmente é possível se deparar com maior humanização, seja ela por oferecer condições melhores de acomodação, independentemente da altura e do peso do paciente, ou por transformar uma tecnologia médica que naturalmente eleva o nível de estresse (p. ex., ressonância magnética) em um ambiente calmo e que conta com música individualizada para cada paciente. Além disso, houve significativos avanços entre os equipamentos, o que possibilitou o aumento de cirurgias minimamente invasivas. Esse tipo de tecnologia propiciou que procedimentos que antes apresentavam recuperação mais lenta, restritiva e muitas vezes dolorosa, passassem a ter uma recuperação rápida e com a possibilidade de menos dores no local onde ocorreu o procedimento cirúrgico.

Ambiente de cuidado e cura

"O ser humano é parte de um todo chamado por nós de universo. Ele experimenta a sensação de estar separado do todo, uma espécie de ilusão ótica da consciência. Essa ilusão restringe nossa percepção. Nosso propósito deve ser nos libertarmos dessa prisão, aumentando o círculo de compaixão, envolvendo todas as criaturas vivas e toda beleza presente na natureza e no mundo."[22]

Neuroarquitetura

Conforme citado anteriormente, os ambientes construídos podem influenciar significativamente seus usuários. Logo, os estudos da neuroarquitetura são importantes para a compreensão da forma como os ambientes influenciam, negativa e positivamente, o ser humano. Por esse motivo, é possível que o modo como uma edificação é construída aprimore as relações entre os seus usuários e o meio e lhes suscite boas experiências, favorecendo o tratamento e promovendo internação e convívio hospitalar agradáveis.

A neuroarquitetura é classificada como uma área multidisciplinar nascente que concilia neurociência, arquitetura e psicologia e se constitui em definir a relação entre os componentes de um ambiente construído e suas influências no comportamento humano.[23,24]

O termo neuroarquitetura surgiu na década de 1960 com o pesquisador Jonas Salk, que, ao mudar-se para Assis, Itália, enquanto buscava descansar do processo de desenvolvimento da cura da poliomielite, viveu um momento de comoção espiritual na Basílica de São Francisco. Relaxando sua mente, reconectando-se com clareza psíquica e tendo uma espécie de epifania para a descoberta da cura, o cientista compreendeu que a arquitetura da basílica o tocou para a clareza de seu trabalho. Assim, contratou o arquiteto Louis I. Kahn com o objetivo de construir seu instituto de pesquisa, o Instituto Salk, que posteriormente tornou-se apoiador da Academy Neuroscience for Architecture (ANFA), fundada em 2003, para a produção de pesquisas nas áreas de ciências cognitivas, *design* de ambientes e neurociências.[25,26]

Estudos realizados na ANFA revelam a importância da neuroarquitetura para a qualidade dos ambientes construídos em relação ao bem-estar dos usuários e às atividades humanas. Pesquisas apontam que a humanidade permanece 90% do seu tempo em espaços construídos, sendo assim, a área da neuroarquitetura busca compreender como esse tempo e essa frequência afetam desde o nível molecular, a atividade cerebral e as relações fisiológicas do indivíduo, até a sua emoção, percepção (consciente e inconsciente), saúde e comportamento.[26]

A junção da neurociência e da arquitetura é vista atualmente como um instrumento positivo para analisar o desempenho de um ambiente. Ela possibilita subsídios para projetos que visam à melhor qualidade de vida dos usuários, mas, ainda assim, é um desafio desenvolver essa tarefa.[27]

Segundo Milaneze (2013), os estudos realizados pelos princípios da neuroarquitetura em espaços hospitalares visam à ocupação do espaço além das características funcionais, favorecendo laços afetivos entre os indivíduos, com base na análise da influência do ambiente na saúde mental dos pacientes.[28]

Considerando as variadas possibilidades que um ambiente pode favorecer ao usuário, pode-se dizer, portanto, que a neuroarquitetura favorece espaços mais humanizados, que influenciam de forma direta a mente humana e podem possibilitar sensações de bem-estar e de conforto aos usuários, minimizando os efeitos negativos que geralmente os indivíduos associam ao ambiente hospitalar. Dessa forma, a neuroarquitetura é um avanço tecnológico que deve ser utilizado no momento de se pensar no projeto.[24]

Concentrar as escolhas projetuais levando em conta o processo de vivência em um ambiente de saúde motiva a postura colaborativa dos usuários, o que torna o local um espaço que transmite confiança e proporciona melhores condições, impactando diretamente na recuperação, além de oferecer aos funcionários uma atmosfera agradável e de qualidade para o trabalho, capaz de influenciar o desenvolvimento das práticas assistenciais, resultando, assim, em satisfação e produtividade.[29]

Os atributos dos ambientes produzem estímulos nos usuários, de modo que são utilizados elementos com grande potencial de favorecer melhor qualidade de vida. Vale ressaltar, contudo, que cada pessoa tem seu modo de vida, possuindo um grau de diferente suscetibilidade ao meio. Além disso, lembranças pessoais de cada um e lembranças culturais dos variados grupos também influenciam a relação entre o homem e o ambiente. Dessa forma, a depender das experiências pessoais de cada indivíduo e da sua cultura, um mesmo espaço pode produzir comportamentos mentais e percepções diferentes.[24]

Sensorialidade, percepção e neuroarquitetura

Toda vivência comovente com a arquitetura é multissensorial; as qualidades de espaço, escala e matéria são medidas da mesma forma por nossos olhos, nariz, ouvidos, língua, pele, músculos e esqueleto. Em vez dos cinco sentidos clássicos, a arquitetura abrange diversos setores da experiência sensorial que se relacionam e unem entre si.[30]

A percepção vem sendo estudada pela Psicologia e pela Neurociência há muito tempo. Compreender como os sentidos captam informações exteriores ao corpo, como, sons, aromas, imagens, texturas, temperaturas, sabores, e como o cérebro decifra tudo isso auxilia *designers* e arquitetos nas melhores decisões em seus projetos.[24]

O ponto de partida para compreender de maneira mais ampla como os ambientes criados podem ser percebidos é procurar entender quem são os principais grupos de usuários. Ademais, diversos estudos apontam que as diferenças culturais e a somatória de informações trazidas pelos diferentes sentidos também impactam na percepção do ambiente. Por isso, ao elaborar um novo projeto, arquitetos e *designers* precisam lembrar-se não apenas das informações funcionais e visuais, mas também da combinação de todas as informações sensoriais. Sons, iluminação, cores, texturas, temperaturas, entre outros, devem ser pensados de modo a produzir uma atmosfera única que favoreça melhor experiência aos usuários em cada ambiente.[24]

Saúde integrativa

O conceito de cuidado centrado no paciente e família deve contemplar a saúde e o bem-estar mediante múltiplos domínios: biológico, comportamental, social e ambiental. Nesse contexto se insere a saúde integrativa, cuja abordagem tem como foco o indivíduo em sua multidimensionalidade, conectando o saber científico com a prática clínica para que a promoção da saúde ocorra pela integração do biopsicossocial com o meio ambiente e a espiritualidade, emancipando o indivíduo para que ele seja o agente potencializador da restauração do seu bem-estar físico, mental e social. Está ancorada em estratégias terapêuticas que têm como princípio a unicidade de todos os seres e eventos, com uma abordagem transdisciplinar comprometida com o processo de autoconhecimento e desenvolvimento.

As terapias integrativas e complementares em saúde são oferecidas aos familiares dos pacientes gratuitamente, na Sala da Família, por integrantes do Time de Melhores Práticas em Saúde Integrativa, que são profissionais do hospital com formação em terapias integrativas, como yogaterapia, musicoterapia, reiki, cromoterapia, aromaterapia, reflexoterapia. Na UTI temos o projeto Vivência Musical em UTI, que é uma abordagem realizada à beira leito por intermédio da musicoterapia receptiva, na qual os pacientes e acompanhantes ouvem e percebem a música que lhes é tocada ao vivo durante sua estada na UTI.

Ambientes dedicados ao cuidado centrado no paciente e na família

Oferecer um ambiente acolhedor para o paciente e seus familiares, onde possam receber um cuidado integrativo para restabelecer seu equilíbrio, favorece o processo de cura e deve fazer parte do planejamento terapêutico.

A utilização da natureza como componente de manutenção metabólica é intrínseca a todos os seres vivos heterótrofos, sendo um exemplo a relação da ação de minerais, plantas e animais para a restauração de processos biológicos.[31] Trazer a família para o centro do cuidado, concentrando-se em suas necessidades com ações que possam restabelecer seu bem-estar, construirá um suporte emocional para o paciente por meio do fortalecimento desse vínculo, que é um dos alicerces de sua existência.

No Hospital Alemão Oswaldo Cruz, temos um espaço exclusivo para os familiares, a Sala da Família, onde podem ter um momento consigo mesmos e, também, ser cuidados por um dos nossos terapeutas integrativos. Os objetivos são promover a manutenção do bem-estar social e espiritual, acolher paciente e família que necessitem de apoio para enfrentar o processo de doença e proporcionar vivências em saúde integrativa, visando a promover uma experiência de bem-estar e relaxamento, com consequente redução do estresse associado à hospitalização.

Considerando os benefícios biopsicossociais decorrentes da interação ser humano-natureza, a inserção da biofilia (amor às coisas vivas) nos ambientes hospitalares e *hospices* tem se tornado frequente, sustentada por estudos que evidenciam seu benefício para o aspecto emocional. As relações estabelecidas entre os seres humanos e a natureza fomentaram alterações significativas na percepção e representação dos elementos naturais ao longo do seu percurso evolutivo, sendo que nem as inovações tecnológicas extinguiram a necessidade da conexão entre elementos bióticos e abióticos condicionantes da homeostase dos ecossistemas, demandando a retomada gradual do vínculo com a natureza.[32] A hipótese da biofilia fundamenta a existência da necessidade humana de se relacionar com a natureza como meio de promoção de bem-estar biopsicossocial, colaborando, dessa forma, para a constante valoração de espaços de preservação da natureza, bem como sua vinculação com a sensação de paz e tranquilidade.[33]

Zanatta *et al.* (2019), por meio de uma revisão integrativa, evidenciaram que a abordagem inerente à arquitetura demonstrou enfoque nos benefícios alcançados pela biofilia, principalmente a partir dos aspectos contemplativos, e na promoção de ambientes salutogênicos para a melhora da saúde e do bem-estar.[34]

Alinhado a essas teorias construiu-se um ambiente salutogênico dentro do terreno do Hospital Alemão Oswaldo Cruz: o Bosque Bem Estar. Trata-se de um bosque centenário preservado, com mais de 1.600 metros quadrados, que abriga 400 exemplares de espécies vegetais, como ipê-amarelo, jasmim, jacarandá e palmito-juçara (árvore nativa ameaçada de extinção devido à destruição da Mata

Atlântica). Nesse espaço, pacientes, familiares e colaboradores podem contemplar aves como beija-flor e bem-te-vi, meditar, realizar atividades físicas ou artísticas e receber a visita de seus animais de estimação.

A utilização de elementos naturais no processo da afirmação da vida e da concepção da morte como um processo natural para pacientes em cuidados paliativos promove o resgate de sentimentos positivos, muitas vezes difíceis de serem estabelecidos com familiares ou amigos.[35] De igual modo, a contemplação de paisagens, a interação com animais e plantas, além da própria identificação da morte na natureza, inserida nos ciclos naturais curtos ou longos, e a compreensão do fim e do recomeço podem ser os fatores determinantes para a aceitação da morte como um processo natural.[34] O despertar da fascinação por árvores, rochas, plantas e demais componentes da vida selvagem pode elevar o espírito a outro patamar de contemplação, provendo um sentido de estar longe e transpassando o plano da doença.[33]

Quanto às manifestações fisiológicas de recuperação do estresse, investigações laboratoriais e clínicas atestaram que a contemplação da natureza também pode produzir restauração significativa em menos de cinco minutos, como, por exemplo, melhora da pressão arterial, da atividade do coração, da tensão muscular e das atividades cerebrais.[36]

Todas essas observações ressaltam a importância de abordagens interdisciplinares que acessem não somente as necessidades clínicas dos pacientes, mas também as psicossociais e espirituais, assim como as de seus familiares. A presença do elemento natural facilita externar os medos e sentir-se mais confiante para abordar assuntos associados à sua situação com a equipe de saúde e os familiares.[34]

Proporcionar ao paciente a mudança temporária de um ambiente pouco aconchegante de UTI para um local onde ele possa sentir o sol, o vento e contemplar o céu, as árvores e as plantas, bem como realizar atividades de relaxamento e autoconhecimento, de forma segura e planejada, tem o potencial de melhorar o humor e reduzir a ansiedade e a sensação de cansaço. Também é hábil em impactar positivamente os familiares e os profissionais da saúde envolvidos no cuidado, que igualmente se encontram em períodos de vulnerabilidade e acompanham o paciente durante sua permanência no jardim, beneficiando-se pelo alívio do estresse e satisfação com o bem-estar proporcionado ao paciente, além de melhorar a comunicação e a integração com os familiares.

Assistência Contribuindo na Engenharia e Arquitetura do Ambiente de Cuidado

A estrutura física, o ambiente e as tecnologias disponíveis são de suma importância, pois, além de contribuírem para a qualidade dos serviços de saúde prestados, interferem diretamente no processo terapêutico do paciente.

Capítulo 10

A participação dos diferentes saberes no ato de projetar o espaço de cuidar é de extrema importância, pois colabora para as instituições entregarem espaços adequados para a terapêutica e a cura de seus clientes, com todas as necessidades supridas e um ambiente humanizado para o processo de cura.

Para humanizar é necessário ter consciência de que a pessoa que utiliza o espaço é a peça fundamental na definição de como deve ser o ambiente, compreendendo-se as necessidades e expectativas do usuário, para, assim, suprir ou superar as expectativas.

No ambiente arquitetônico hospitalar, tudo se relaciona e interage, portanto a escolha dos elementos é fundamental para resultar em um ambiente confortável e seguro para o paciente, que muitas vezes se sente fragilizado ou à mercê da equipe médica.

Por se tratar de um ambiente que acolhe pessoas debilitadas física e emocionalmente, o conforto ambiental torna-se primordial e indispensável. O uso exclusivo das normativas, no entanto, não garante ambientes humanizados e que contribuam para a cura dos pacientes, sendo necessária a consciência de que os demais aspectos, como, por exemplo, a humanização, não devem ser desconsiderados, mas, sim, somados a elas.[37]

A integração entre interior, exterior, estruturas, pessoas e todos os sistemas é importante no ambiente hospitalar tanto para que os pacientes se sentam bem e se recuperem de forma mais rápida quanto para que os colaboradores desempenhem melhor suas atividades por trabalharem em ambientes mais agradáveis e com menor nível de estresse, assegurando, assim, uma economia significativa devido ao menor tempo de hospitalização dos pacientes e ao consumo mais baixo de medicamentos, política envolve todos os atores e pode ser colocada em prática de imediato por exigir apenas a decisão de mudar a forma de ver o outro.

Recomendações

1. Estabelecer um comitê multiprofissional para a elaboração de novos projetos e a aquisição de tecnologias em saúde.
2. Estabelecer uma área responsável pela avaliação de novas tecnologias de mercado e inovações.
3. Definir uma política de validação e comissionamento de novas tecnologias em saúde.
4. Promover processo educativo para os profissionais da saúde em relação a saúde integrativa, saúde única e saúde planetária, possibilitando que os mesmos transponham esse conteúdo para o ambiente do cuidado.
5. Incluir espaços salutogênicos com foco na biofilia, visando à promoção do bem-estar biopsicossocial.

Referências Bibliográficas

1. Gomes NL, Gonçalves TJP, André KM, Lopes VM. A criança e a hospitalização. Rev. de Pesq.: cuidado é fundamental Online. 2010;2(2):735-745.
2. Tissot JT, Vergara LGL, Ely VHM. Definição de atributos ambientais essenciais para a humanização em quartos de internação. Ambient Constr. 2020:20(3). https://doi.org/10.1590/s1678-86212020000300444
3. Mota RA, Martins CGM, Veras RM. Papel dos profissionais de saúde na política de humanização hospitalar. Psicologia em Estudo, Maringá. 2006;11(2):323-330.
4. Ministério da Saúde. Manual – Conforto Ambiental em Estabelecimentos Assistenciais de Saúde. Brasília: Agência Nacional de Vigilância Sanitária; 2014.
5. Luginaah IN et al. Association of Ambient Air Pollution with Respiratory Hospitalization in a Government-Designated "Area of Concern": the case of Windsor, Ontario. Environ Health Perspect. 2005;113(3):290-296.
6. American Society Heating, Air-Refrigerating And Air-Conditioning Engineers (ASHRAE). Thermal Emvironmental Conditions for Human Occupancy. ASHRAE Addenda. ANSI/ASHRAE Standard 55-2010. Atlanta, 2011.
7. Associação Brasileira de Normas Técnicas. NBR 7256: Tratamento de ar em estabelecimentos assistenciais de saúde (EAS) – Requisitos para projeto e execução das instalações. Rio de Janeiro: ABNT; 2005. 22 p.
8. Hosking S, Haggard L. Healing the hospital environment. Design, management and maintenance of healthcare premises. E & FN SPON. Londres: Taylor and Francis Group; 1999.
9. Resolução da Diretoria Colegiada n 50, de 21 de fevereiro de 2002 (Brasil). Dispõe sobre o Regulamento técnico para planejamento, programação, elaboração e avaliação de projetos físicos de estabelecimentos assistenciais de saúde. [Internet] Ministério da Saúde. 2002. [citado em 9 jun 2022]. Disponível em: https://bvsms.saude.gov.br/bvs/saudelegis/anvisa/2002/rdc0050_21_02_2002.html.
10. Associação Brasileira e Normas Técnicas. NBR 8995-1: Iluminação em ambientes de trabalho. Rio de Janeiro: ABNT; 2013. 46 p.
11. Carpman J, Grant MA. Design that cares. 2 ed. Jossey-Bass; 1993.
12. Grandjean E. Manual de ergonomia: adaptando o trabalho do homem. 4. ed. Porto Alegre: Artes Médicas Sul Ltda.; 1998. 338 p.
13. Ministério do Trabalho. Manual de Aplicação da Norma Regulamentadora nº 17. 2. ed. Brasília: Secretaria de Inspeção do Trabalho; 2002 [citado em 9 jun 2022]. Disponível em: https://www.gov.br/trabalho-e-previdencia/pt-br/composicao/orgaos-especificos/secretaria-de-trabalho/inspecao/seguranca-e-saude-no-trabalho/normas-regulamentadoras/nr-17_manual_de_aplicacao_da_nr_17.pdf.
14. Ministério do Trabalho e Previdência. Norma Regulamentadora nº 32 – Segurança e saúde no trabalho em serviços de saúde. Brasília, 2020 [citado em 9 jun 2022]. Disponível em: https://www.gov.br/trabalho-e-previdencia/pt-br/composicao/orgaos-especificos/secretaria-de-trabalho/inspecao/seguranca-e-saude-no-trabalho/ctpp-nrs/norma-regulamentadora-no-32-nr-32.
15. Associação Brasileira e Normas Técnicas. NBR 9050: Acessibilidade a edificações, mobiliário, espaços e equipamentos urbanos. Rio de Janeiro: ANNT; 2015. 163 p.
16. Ministério da Saúde. Resolução nº 15, de 15 de março de 2012 (Brasil). Dispõe sobre requisitos de boas práticas para o processamento de produtos para saúde e dá outras

providências. [Internet]. Ministério da Saúde. 2012 [citado em 9 jun 2022]. Disponível em: https://bvsms.saude.gov.br/bvs/saudelegis/anvisa/2012/rdc0015_15_03_2012. html.

17. Dinsmore PC. Gerenciamento de projetos: como gerenciar seu projeto com qualidade, dentro do prazo e custos previstos. Rio de Janeiro: Ed. Qualitymark; 2012.

18. Sabbag PY. Gerenciamento de projetos e empreendedorismo. São Paulo: Ed. Saraiva; 2013.

19. RDC nº 50, de 21 de fevereiro de 2002 (Brasil). Dispõe sobre o Regulamento Técnico para planejamento, programação, elaboração e avaliação de projetos físicos de estabelecimentos assistenciais de saúde. Diário Oficial da República Federativa do Brasil. 20 mar 2002.

20. Prates RO, Souza CS, Barbosa SDJ. A Method for Evaluating the Communicability of User Interfaces. Interactions. 2000;7(1):31-38.

21. Preece J, Rogers Y, Sharp E. Interaction design: beyond human-computer interaction. New York, NY: John Wiley & Sons. 2002.

22. Calaprice A. O novo Einstein cotável. New Jersey: Princeton University Press, 2005. p. 206.

23. Karakas T, Yildiz D. Exploring the influence of the built environment on human experience through a neuroscience approach: a systematic review. Frontiers of Architectural Research. 2020;9(1):236-247. Disponível em: https://doi.org/10.1016/j.foar.2019.10.005.

24. Paiva A. Neuroarquitetura e empatia: combustível da criação. São Paulo: Neuroau, 2020. Disponível em: https://www.neuroau.com/post/neuroarquitetura-e-empatia-combust%C3%ADvel-dacria%C3%A7%C3%A3o. Acesso em: 23 de dezembro. 2021.

25. Sartori G. Pesquisas & reflexões #4: a história da ANFA. [Internet]. [place unknown]: Neuroarq Academy; 4 set 2020 [citado em 31 dez 2021]. Podcast: 6:32 min. Disponível em: https://anchor.fm/neuroarqacademy/episodes/4-Pesquisas--Reflexes-Ahistria-da-ANFA-ej4u34.

26. Alves ACS, Souza JA, Ferreira LM et al. A influência da neuroarquitetura no sistema carcerário feminino e sua contribuição para o desenvolvimento humano brasileiro. XII Encontro Internacional de Produção Científica da UNICESUMAR; 2021; Maringá, PR.

27. Villarouco V, Ferrer N, Paiva M et al. Neuroarquitetura: a neurociência no ambiente construído. 1. ed. Rio de Janeiro: Rio Books; 2021.

28. Milaneze GLS. Contribuições para projetos de arquitetura das instituições de longa permanência para idosos (ILPI) com base na análise de instituições em Criciúma – SC [dissertação] – Florianópolis: Universidade Federal de Santa Catarina; 2013.

29. Sampaio AVCF. Arquitetura hospitalar: projetos ambientalmente sustentáveis, conforto e qualidade; proposta de um instrumento de avaliação [tese] São Paulo: FAUUSP – Faculdade de Arquitetura e Urbanismo da Universidade de São Paulo; 2005.

30. Pallasmaa J. Os olhos da pele. A arquitetura e os sentidos. 1. ed. Porto Alegre: Bookman; 2011.

31. 31 Fischer ML, Palodeto MFT, Santos EC. O uso de animais como zooterápicos: uma questão bioética. Hist Cienc Saude Manguinhos. 2018;25:217-243.

32. Salisbury J. The beast within: animals in the middle ages. London: Routledge; 2012.

33. Kellert SR, Wilson EO. The biophilia hypothesis. Washington: Island Press; 1995.

34. Zanatta AA, Santos-Junior RJ, Perini CC, Fischer ML. Biofilia: produção de vida ativa em cuidados paliativos. Saude Debate. 2019;122(43):949-965.
35. López MLA. ¿La terapia asistida con animales influye de una manera positiva en los pacientes que padecen de una enfermedad terminal? [tesis]. Medellín: Marymount School; 2013. 18 p.
36. Sadler CK. Design guidelines for effective hospice gardens using Japanese garden principles. [thesis]. New York: Faculty of Landscape Architecture, Suny College of Environmental Sciences and Forestry Syracuse; 2007.
37. Ramos KM. Edifício hospitalar – a contribuição da arquitetura na cura. IV Encontro Internacional de Produção Científica UNICESUMAR; 2015, Maringá, PR.

11 Criando um Clima Organizacional Motivador e Dirigido pela Educação, Pesquisa e Inovação

Dayane Vilanova
Elisa Nobuko Habiro
Leticia Faria Serpa
Natália Sarraceni Tedesco
Priscila Cruzatti
Renan Minin de Mori
Vanessa Santos Batista

A competitividade do mercado de trabalho e suas profundas e constantes transformações, principalmente quando em situações adversas, como é o caso da pandemia de Covid-19, tornam fundamental que os trabalhadores se reinventem, inovem e adaptem suas formas de trabalho. Esse cenário se caracteriza por uma ruptura epistemológica, já que reorganiza a própria visão de mundo, valores básicos, estrutura econômica, social e política. As consequências dessas transformações permanecem imprevisíveis, uma vez que ainda estão em curso.[1-3]

Como sistemas abertos e dinâmicos, as organizações são diretamente impactadas pelas transformações do mercado, dos processos e das pessoas.[4] Dessa forma, frente à mutabilidade das variantes externas, a perpetuação de uma instituição pode estar relacionada com a capacidade de promover ajustes constantes na adequação do ambiente interno, fortalecendo o acolhimento e o sentimento de pertencimento dos colaboradores. Assim, faz-se necessária a discussão de questões relativas a cultura organizacional, motivação, gestão do clima organizacional, satisfação no trabalho e papel da liderança.

Os colaboradores de uma instituição constituem capital intangível no processo de agregação de valores, contribuindo para a obtenção de vantagem competitiva e alcance dos objetivos organizacionais, portanto trata-se de importante desafio a manutenção de um ambiente potencializador do ativo humano a partir do estímulo ao desempenho e às contribuições individuais.[5]

O clima percebido no ambiente de trabalho pode ser considerado o principal diferencial das empresas. A atmosfera organizacional reflete o modo como os colaboradores interagem com seus colegas de trabalho, com clientes e fornecedores externos e internos, bem como o grau de satisfação com o cenário que os cerca.[6] Assim, é possível concluir-se que o ambiente organizacional possui estreita relação com a motivação e a permanência de um profissional em uma empresa. De acordo com Luz,[7] "o clima retrata o grau de satisfação material e emocional das pessoas no trabalho", fazendo que o comportamento organizacional reflita a forma como o colaborador percebe a instituição. Apesar de estar associado às atitudes tomadas diariamente pelas organizações, o clima também pode sofrer interferência do estado psicológico vigente dos profissionais, constituindo a qualidade ou propriedade do ambiente organizacional que é percebida ou experimentada pelos participantes da empresa e que influencia o seu comportamento.

Um recente estudo brasileiro com trabalhadores da equipe de enfermagem no contexto de um hospital público no Brasil comprovou que existe uma correlação entre o clima organizacional e a satisfação no trabalho, sendo que, quanto maior o valor do escore do clima organizacional, maior o escore de satisfação no trabalho.[8]

Cultura Organizacional: Conceito e Importância

Organizações são formadas por pessoas que se relacionam o tempo todo a fim de atingirem objetivos comuns, e para isso é necessário que essas relações sejam norteadas por diretrizes que irão guiar o dia a dia desse grupo. Dessa forma, entende-se cultura organizacional, como um conjunto de costumes e crenças consolidados por meio de normas, valores, expectativas e atitudes que os colaboradores da organização aprendem a respeitar, seguir e transmitir para novos integrantes por meio das relações interpessoais.

Em um mercado cada vez mais dinâmico, a cultura é extremamente importante para a vantagem competitiva de uma organização, pois ela é a chave para a execução da estratégia organizacional, bem como para a imagem que a organização passa para os seus *stakeholders*, ou seja, acionistas, fornecedores, clientes, parceiros e sociedade.

O conjunto de características que formam a cultura de uma organização, compartilhadas por seus colaboradores, é o que a torna única em relação às demais, proporciona o senso de pertencimento e a busca de objetivos comuns.

Como Construir e Perpetuar a Cultura Institucional

A cultura organizacional tem sua essência no pensamento e na ação de seus fundadores. "Os precursores influenciam a configuração dos valores iniciais de qualquer empreendimento baseados em seus sistemas de valores pessoais."[9]

Existem diversas maneiras de transmitir a cultura organizacional aos colaboradores visando ao fortalecimento e à perpetuação. Para Robbins (2002), os elementos principais para que isso ocorra são: as histórias, os rituais, os símbolos materiais e a linguagem.[10]

A história diz respeito à trajetória da organização e seu fundador, suas maiores dificuldades e conquistas, aos grandes marcos e às principais crenças e aos valores adotados no passado, que se mantêm até os dias atuais.

Os rituais são os hábitos e eventos praticados pela organização que se perpetuaram como reforço dos valores, metas e propósitos.

Os símbolos dizem respeito a estrutura física da organização, mobiliário, vestuário dos colaboradores e ferramentas de trabalho, que são componentes que definem a diferença ou a igualdade entre os colaboradores que fazem parte da organização.

A linguagem é a maneira como a organização se comunica com colaboradores e descreve seus clientes e fornecedores.

A cultura organizacional, apesar de ser influenciada por seus fundadores e líderes desde seu início, pode sofrer mudanças e transformações para acompanhar as estratégias da organização e manter-se competitiva no mercado.

Visão dos Colaboradores: Sinergia e Identificação com a Cultura

O *fit* cultural entre colaboradores e organização é um fator essencial do sucesso, uma vez que será o responsável por refletir a imagem da organização a seus clientes. A cultura organizacional é uma forte aliada na construção de um ambiente de trabalho que promova a motivação, o desenvolvimento e o crescimento dos colaboradores e, consequentemente, o atingimento dos resultados organizacionais.

Para que isso ocorra, a missão, a visão, os valores e os propósitos organizacionais devem estar claros para todos os colaboradores, além de ser vivenciados por todos, independentemente do nível hierárquico no dia a dia de trabalho. Uma forte cultura organizacional promove uma clara compreensão, por parte dos colaboradores, de como a empresa funciona.

Organizações que têm, em seu processo de recrutamento e seleção de novos talentos, a análise estratégica sobre o *fit* cultural, formam times mais coesos e produtivos, comprometidos e alinhados com os seus objetivos. Além disso, profissionais engajados na cultura organizacional tendem a permanecer muito mais tempo em suas funções, resultando, assim, em retenção de talentos. A análise de fit cultural no recrutamento e seleção é, portanto, um fator chave de sucesso e pode ser realizada por meio de testes de perfil comportamental, entrevistas e dinâmicas.

Satisfação com as Relações, os Processos e os Benefícios

O grau de satisfação dos colaboradores com o ambiente de trabalho é o que chamamos de clima organizacional. A melhor maneira de medir a satisfação dos colaboradores com o ambiente de trabalho é por intermédio da pesquisa de clima organizacional, que funciona como um termômetro sobre a percepção dos colaboradores em relação à organização, ao relacionamento com líderes e pares, às oportunidades de carreira, aos benefícios etc.

Thompson e Prottas[11] investigaram a presença de benefícios, autonomia no trabalho e apoio organizacional informal (cultura trabalho-família, apoio ao supervisor e apoio ao colega de trabalho), controle percebido e atitudes dos funcionários e bem-estar. Os autores analisaram dados europeus do Estudo Nacional da Força de Trabalho em Mudança ($n = 3.504$) e constataram que a disponibilidade de benefícios familiares estava associada a estresse, satisfação com a vida e intenções de rotatividade. A autonomia do trabalho e o apoio organizacional informal estiveram associados a quase todos os resultados, incluindo repercussão positiva. O controle percebido mediava a maioria das relações.

Sabemos que as organizações estão em constante transformação, por isso a avaliação do clima organizacional deve ocorrer de forma periódica, possibilitando um diagnóstico sobre os pontos que merecem maior atenção, apoiando a construção de planos de ação de melhoria.

Vale ressaltar que tanto a cultura quanto o clima organizacional impactam diretamente os resultados dos colaboradores, uma vez que aqueles que se identificam com a missão, a visão, os valores e o propósito da organização em que trabalham demonstram maior rendimento. Da mesma maneira, colaboradores satisfeitos com seu ambiente de trabalho também relatam bom relacionamento com gestores e pares.

Um estudo recente examina a relação entre o empoderamento estrutural e psicológico e seus efeitos no bem-estar psicológico, físico e social dos colaboradores.[12] Os autores se basearam no modelo de mediação no qual o empoderamento estrutural prevê o bem-estar dos funcionários por meio do empoderamento psicológico, segundo dados da 6ª Pesquisa Europeia de Condições de Trabalho (EWCS). Os resultados indicaram que o empoderamento estrutural estava positivamente relacionado com o empoderamento psicológico, que, por sua vez, relacionava-se positivamente com a satisfação e o engajamento no trabalho e o bem-estar social.[12]

Organizações que não gerenciam seu clima organizacional correm o risco de sofrer impactos importantes em sua cultura, uma vez que deixam de obter um diagnóstico da percepção dos colaboradores sobre o ambiente de trabalho e as oportunidades de melhoria.

Relacionamento com a Liderança

A liderança é uma forte aliada na construção da mudança e na disseminação da cultura organizacional. Os líderes são exemplos e habitualmente exercem grande influência no comportamento, além de serem importantes canais de comunicação para as equipes. Informar, inspirar e fomentar os colaboradores para a execução da estratégia a fim de atingir os resultados organizacionais é função da liderança.

Muitas são as características do perfil da liderança desejada pelas instituições: democrática, transformacional, transacional, *coaching*, entre outras.

Uma revisão integrativa sobre liderança em saúde mostrou que, com relação às características e habilidades dos líderes, a comunicação foi citada como a chave para o alcance efetivo da liderança em cerca de 80% dos estudos, seguida por confiança, saber ouvir, promover bons relacionamentos interpessoais, motivação dos líderes ante os liderados, maturidade, responsabilidade, experiência profissional, *feedback*, mediação de conflitos, flexibilidade, relação dialógica, inteligência emocional, influenciador de mudanças.[13]

Considerando a importância das práticas de aquisição de conhecimento para as empresas, especialmente porque a concorrência de mercado está se intensificando, foi desenvolvido, no Reino Unido e nos EUA, um estudo com profissionais para a análise do potencial do perfil da liderança e sua contribuição.[14] Os resultados mostram que a liderança *coaching* está positivamente relacionada com a intenção de compartilhamento de conhecimento, e o bem-estar dos colaboradores é um mecanismo mediador nessa relação (liderança *coaching* e intenção de compartilhamento de conhecimento), potencializando a autoeficácia.[14]

Cultura Organizacional – Experiência do Hospital Alemão Oswaldo Cruz

Nos seus125 anos de história, o Hospital Alemão Oswaldo Cruz (HAOC) mantém uma cultura forte e coerente com sua missão, visão, valores e propósito, gerando orgulho não apenas em seus colaboradores, mas em todos os envolvidos em seus marcos históricos.

O que se pratica no dia a dia está diretamente ligado ao que acreditamos, por isso os novos colaboradores do hospital conhecem, em seu primeiro dia de trabalho, as diretrizes do modelo assistencial que traduz os valores do HAOC: acolhimento, verdade, segurança do paciente, protagonismo colaborativo e tradição inovadora em um conjunto de diretrizes, modelos e orientações quanto ao cuidado.

O Modelo Assistencial Hospital Alemão Oswaldo Cruz é referência para os colaboradores quanto ao relacionamento com pacientes e familiares, assim como com os líderes, pares e toda a equipe.

Além disso, o hospital mantém iniciativas que reforçam a nossa missão de sermos precisos e humanos para garantir a melhor experiência e o melhor resultado em saúde para o paciente.

O HAOC possui um Conselho Consultivo de Pacientes e Familiares, uma iniciativa em que os pacientes do hospital têm a oportunidade de dialogar com as lideranças da organização e propor ideias que aperfeiçoem diversos aspectos da instituição, reforçando os valores de verdade e acolhimento.

Outra preocupação que a instituição tem é criar espaços que possibilitem a proximidade dos times com a alta liderança da instituição por meio de um canal aberto de diálogo. Uma de nossas iniciativas, o "Café & Prosa", promove troca de experiências, esclarecimento de dúvidas, compartilhamento de conhecimento e sugestões por meio de um ambiente descontraído. Os encontros acontecem periodicamente e, além da experiência, os colaboradores também recebem um brinde personalizado e uma foto do grupo como recordação do encontro.

Manter os colaboradores atualizados sobre a estratégia e os resultados do hospital é uma prioridade. Para isso são realizadas reuniões periódicas com todos os líderes para acompanhamento do planejamento estratégico, metas, resultados, entre outras decisões. Existem reuniões de demonstração do desempenho operacional, em que diversos temas discutidos são posteriormente desdobrados e divulgados pelos líderes às suas respectivas equipes, promovendo o alinhamento de todos com as diretrizes estratégicas do hospital.

A comunicação deve ser sempre valorizada e os canais de comunicação internos utilizados para informar todo o público da organização.

Pesquisa de Clima Organizacional no HAOC

O modelo de gestão de clima organizacional do HAOC está em constante evolução. Até o ano de 2018, a pesquisa de clima era realizada em conjunto com outros hospitais. Desde 2019 o hospital mensura o clima de forma independente. Nesse período, muitas melhorias foram implementadas a partir do diagnóstico obtido pelas pesquisas e, consequentemente, do índice de confiança dos colaboradores.

Buscando a melhoria contínua, foi adotado o formato de oficinas de clima com a participação dos colaboradores com o objetivo de discutir os resultados da pesquisa e elaborar planos de ação para a melhoria do clima das suas respectivas áreas de atuação. Esse mapeamento foi realizado em 2021 e o desdobramento das ações está ocorrendo ao longo de 2022. Líderes de todos os níveis estão comprometidos para a execução dos planos de clima junto a suas equipes para a construção de um ambiente de trabalho ainda melhor.

Educação contribuindo para a motivação e o clima organizacional

A área da Educação Corporativa tem o papel fundamental de oferecer programas de atualização e desenvolvimento profissional alinhado à estratégia institucional. Em 2021 foi revisada a política de desenvolvimento profissional com base nas competências organizacionais e na análise dos indicadores da área. Para o planejamento estratégico das atividades da área foi realizado um *workshop* envolvendo os atores interessados, com análise do diagnóstico das necessidades de aprendizagem, da pesquisa de clima realizada no ano anterior e interação com a diretoria executiva. O objetivo dessas ações foi identificar as necessidades de desenvolvimento dos colaboradores, líderes e de todas as áreas para a implementação de um programa que contribuísse para resultados mais promissores da instituição, desde o momento em que o colaborador é admitido, e durante toda sua trajetória na instituição, para uma rica experiência profissional. Isso inclui desde treinamentos e novos conhecimentos até o aperfeiçoamento contínuo das habilidades técnicas, científicas e comportamentais. É importante criar uma cultura de aprendizagem na organização, qualificar o conhecimento como um grande diferencial estratégico.

Os líderes têm um papel fundamental na adesão do time aos programas de desenvolvimento. Ao mesmo tempo, devem estar preparados para desempenhar plenamente seus papéis de educadores, formadores e orientadores do cotidiano do trabalho, criando um ambiente onde os membros da equipe sintam-se motivados a utilizar toda sua potencialidade e a buscar sempre elevados padrões de desempenho.[15]

O desenvolvimento humano, enquanto pilar estratégico institucional, é fortemente alavancado a partir do investimento em capacitação de colaboradores desde o início de sua carreira na instituição. Com base nessa premissa, o treinamento de integração de novos colaboradores tem como objetivo inserir o profissional na cultura, missão, visão e valores, além de apresentar-lhe o código de ética e as principais normas e rotinas da organização. Esse momento também é importante para gerar senso de pertencimento, impactando diretamente no clima organizacional. No HAOC, a integração de novos colaboradores é desenvolvida de maneira híbrida, composta por módulos presencial e *on-line*, a fim de diversificar a estratégia de treinamento e respeitar os modelos mentais de aprendizagem dos diferentes profissionais que compõem as equipes do hospital.

Os investimentos e as melhorias desenvolvidas na plataforma de ensino a distância (EaD) foram fundamentais não apenas para manter a qualidade das capacitações diante do cenário adverso da pandemia, mas também para aperfeiçoar a usabilidade da ferramenta. Os aprimoramentos desenvolvidos foram implantados a partir do mapeamento das necessidades dos colaboradores, além da pesquisa das tendências de mercado e do projeto de identidade visual. Hoje, além da inclusão de elementos interativos e objetos de aprendizagem diversificados, os profissionais podem acessar a plataforma EaD a partir de aplicativos *mobile* ou qualquer dispositivo com acesso à Internet e possuem suporte tecnológico sempre que necessário.

Todas as capacitações desenvolvidas pela educação corporativa contam com a parceria de gestores e profissionais especialistas da própria instituição, proficientes no tema abordado, fomentando, assim, a construção colaborativa e a responsabilidade compartilhada no que tange ao desenvolvimento de pessoas. Essa estratégia fortalece o senso de pertencimento e cooperação em toda a instituição por meio da aprendizagem ativa e engajadora.

Trilhas de desenvolvimento profissional para as categorias profissionais, além dos programas de desenvolvimento de competências médicas e de qualidade e segurança institucional – propostas de estratégia de aprimoramento inovadoras, elaboradas como uma ação de desenvolvimento e aprendizado contínuo, dando suporte ao profissional, que atuará como protagonista de sua formação e qualificação, sendo específicas ao cargo e ao local de trabalho do colaborador –, permitem que haja um padrão de qualidade e o alinhamento dos conteúdos necessários para a sua função por meio de atividades sequenciais elaboradas em diferentes metodologias, complementando-se de maneira a construir o conhecimento a respeito de um determinado assunto. Na instituição, as trilhas estão organizadas de forma a direcionar o foco das ações de desenvolvimento e encontram-se à disposição dos colaboradores na plataforma de EaD.

Além das capacitações realizadas no HAOC, outra iniciativa institucional fundamental para o desenvolvimento profissional dos Colaboradores é o Programa de Desenvolvimento Individual Up (PDI Up) ou política de incentivo ao Plano de Desenvolvimento Individual (PDI). Trata-se de um programa de subsídio educacional que representa uma ferramenta estratégica de crescimento profissional dos colaboradores cujo propósito é aprimorar suas competências e habilidades em conformidade com os objetivos da instituição e as expectativas de carreira do colaborador. A avaliação de competências, o dimensionamento orçamentário e o direcionamento estratégico da instituição são critérios considerados para a aprovação do benefício. O hospital subsidia parte do investimento, concedendo-o para cursos regulares (ensinos fundamental, médio, técnico, graduação e pós-graduação – *stricto sensu*, *lato sensu* e MBA), cursos de extensão, congressos, simpósios e jornadas, além de treinamentos e capacitações que estejam diretamente relacionados com a atividade profissional exercida pelo colaborador.

O Programa de Desenvolvimento de Lideranças (PDL) é composto por treinamentos que auxiliem o líder no seu processo de desenvolvimento pessoal e profissional para que construa uma visão sistêmica da instituição, tenha consciência do seu potencial e do potencial da equipe e possa influenciá-la em direção à realização dos objetivos e da conquista dos resultados almejados.

Quando o processo é construído em conjunto com as pessoas envolvidas, elas tendem a se apropriar do processo, gerando confiança e maior comprometimento, resultando em uma equipe mais madura em comparação com o início da jornada.

A maioria das definições de processo faz referência ao sequenciamento lógico de atividades e tarefas voltadas para um resultado. É importante reter essa ideia: processos devem originar resultados e agregar valor. Além disso, precisam ser fluidos e evitar retrabalhos, ou seja, o processo é algo que se estrutura em função de objetivos. O alcance desses objetivos ou a efetividade dos resultados dependem da qualidade dos processos, que devem ser revistos com periodicidade.

Outra questão importante é o desafio de se implantarem mudanças de processos durante a pandemia num cenário de teletrabalho. A comunicação, o cascateamento de orientações e a adesão da equipe podem se dar com o apoio de ferramentas de comunicação imediata como o *Microsoft Teams*, que permite troca de mensagens, realização de reuniões remotas, entre outros recursos. O compartilhamento de informações e de arquivos possibilita que a equipe interaja na construção do conhecimento inerente às tarefas e aos processos diários, o que é de suma importância num contexto de maior rotatividade de recursos humanos em função do aquecimento pelo qual o mercado de pesquisa clínica tem passado devido à pandemia e ao aumento de demandas do setor.

Outro aspecto relevante que contribui para a atualização constante dos profissionais é a presença de estagiários e residentes, oferecendo aos supervisores e preceptores a oportunidade de revisarem conceitos de forma contínua e estarem atualizados em relação às melhores evidências da prática clínica e assistencial e de gestão em saúde.

Contamos também com um laboratório de simulação realística como um importante recurso para a atualização e o desenvolvimento de colaboradores, lideranças e equipe médica, o que lhes dá a oportunidade de treinar competências técnicas e socioemocionais. A metodologia de simulação realística é um tipo de treinamento apoiado pela tecnologia em que são criados cenários que replicam experiências reais, favorecendo um ambiente integrado com a participação dos alunos/profissionais, além da interatividade com simuladores e atores.[16] A grande vantagem é a possibilidade de repetição do cenário realístico várias vezes, possibilitando ao profissional errar, reexaminar o cenário, desenvolver o pensamento crítico, ser orientado e rever a melhor condução clínica sem colocar o paciente em risco.

Pesquisa contribuindo para a motivação da equipe assistencial

A atuação na área de pesquisa, assim como em tantas outras áreas, precisa ser pautada por desenvolvimento de pessoas. É crescente a demanda por plataformas de treinamento e desenvolvimento internos por meio das quais se possam compartilhar conhecimentos essenciais à atuação embasada e segura.

Um passo importante nesse cenário é a determinação das necessidades de capacitação, que pode ser iniciada por observação de problemas diários, sinalização da própria equipe ou, ainda, ferramentas e indicadores implementados, entre outros. As ferramentas para isso são as reuniões de cadência, *feedbacks* individuais e análise das entregas individuais e do grupo.

As reuniões de cadência são encontros periódicos com a equipe ou parte dela para alinhamento com a liderança, sendo uma ótimo ensejo para compartilhar conhecimento e rever perspectivas de melhoria. São habitualmente agendadas no mesmo horário, podendo ter a periodicidade determinada a partir da necessidade de ajustes e demandas que surgirem. Partindo do pressuposto que que uma equipe amadurece ao caminhar junta, essas reuniões são excelentes oportunidades para isso.

Os *feedbacks* individuais são necessários tanto para a correção de curso quanto para o estímulo ao fortalecimento de competências e comportamentos. Devem ser planejados e feitos sem emoção, apenas com base em fatos, com o intuito de construir e desenvolver o indivíduo. O foco deve ser desenvolver e erigir a carreira do indivíduo em conjunto com seu gestor, que nada mais é do que o facilitador desse processo.

As análises das entregas individuais e por equipe devem ser feitas fundamentadas em metas previamente estabelecidades, com métricas tangíveis e mensuráveis. Os indicadores previamente acordados servem como instrumento para mensurar, classificar e definir ações imediatas e futuras, de curto, médio e longo prazos, mas que, sem dúvida alguma, envolverão a equipe como um todo, seguindo na mesma direção, com o mesmo propósito.

O processo de desenvolvimento da equipe da pesquisa é fundamental e deve estar nivelado com o programa de evolução da organização, buscando a evolução da carreira do profissional e do setor. Nesse cenário, pode-se criar conteúdo customizado para uso interno, envolvendo cursos de desenvolvimento na área de pesquisa.

Uma estratégia de engajamento da equipe de pesquisa que pode ser utilizada é a reflexão do time com relação ao futuro da área no cenárrio atual da saúde. É perceptível o envolvimento da equipe nas etapas de identificação das forças, fraquezas, oportunidades e ameaças. Pode ser utilizada a matriz SWOT, uma ferramenta de gestão utilizada no planejamento estratégico de empresas e novos projetos que consiste em identificar as oportunidades e as ameaças no ambiente externo com o qual o setor interage, os pontos fortes e fracos do seu ambiente interno, procurando melhorá-los, de forma a definir uma estratégia para obter vantagens competitivas dentro de seu ramo. Nesse ponto, as competências essenciais desenvolvidas a partir da interação da equipe com o conhecimento teórico-prático construído em conjunto, o uso de tecnologias e ferramentas que aumentam e qualificam ainda mais a interação, as estratégias de expansão do negócio, a liderança participativa e humana, a força e a tradição da marca Hospital Alemão Oswaldo Cruz e políticas de desenvolvimento humano transformam essa interação em vantagem competitiva.

Outro aspecto importante da presença de um centro de pesquisa em uma organização hospitalar é a oportunidade de pacientes e familiares participarem de protocolos de pesquisa, algumas vezes como mais uma possibilidade terapêutica. A divulgação desses protocolos iniciados e em realização em conjunto com os colaboradores das áreas assistenciais e não assistenciais também oferece a oportunidade da indicação de familiares e outras pessoas conhecidas para a participação da pesquisa.

O Centro Internacional de Pesquisa do Hospital Alemão Oswaldo Cruz conta com uma equipe multidisciplinar de pesquisadores, epidemiologistas e estatísticos que apoiam a realização de pesquisas por profissionais da instituição, orientando quanto a processos e submissão do projeto ao Comitê de Ética em Pesquisa, assim como ao desenvolvimento do protocolo de pesquisa dentro da organização.

É centro composto por uma equipe especializada em avaliação de tecnologias em saúde, que também está a serviço das áreas clínicas e assistenciais do hospital, a fim de auxiliar na tomada de decisão quanto à incorporação de uma nova tecnologia e até mesmo à desincorporação pela obsolescência ou por não mais cumprir a função de forma efetiva. Também possibilita que os colaboradores da área assistencial participem de alguns projetos de pesquisa como pesquisadores, o que é uma grande oportunidade de aprendizado e de uma nova carreira para o profissional da assistência.

Intraempreendedorismo para a inovação da assistência

A inovação é a exploração bem-sucedida de novas ideias de forma a agregar valor e certo grau de novidade para a organização, seus fornecedores e clientes. Envolve criatividade, capacidade de criação de conhecimento e sua difusão, habilidade de estabelecer relações, identificar oportunidades e implementar projetos. Para as empresas, a inovação pode ser uma estratégia de competitividade, explorando novas perspectivas no mercado, promovendo seu constante aprimoramento, aumentando receita, reduzindo custos e se diferenciando. Para que isso ocorra, no entanto, é fundamental que as empesas sejam capazes de produzir, selecionar e executar ideias inovadoras.[17]

Existem diferentes formas de categorização da inovação, a qual passa por diversas dimensões. Quanto ao grau de novidade, pode ser caracterizada como incremental (melhoria contínua) ou radical (criação de algo novo ou mudança drástica).[17]

Para Pedroso,[18] o objeto de inovação pode ser classificado em cinco tipos:

1. inovação de processos – quando da implantação de um novo processo ou melhoria dos processos atuais;
2. inovação de produto ou serviço – refere-se ao desenvolvimento de um produto/serviço novo ou à melhoria de algo já existente;
3. inovação de valor – inovação que implica a mudança de percepção de preço e/ou de valor;
4. inovação de gestão – implantação de uma nova prática, estrutura ou técnica em gestão alinhada com os objetivos organizacionais;
5. inovação sistêmica (ou de modelo de negócio) –combina dois ou mais tipos de inovação.

Cultura de inovação corporativa

Cultura é a representação do que acontece de verdade da organização, especialmente nos momentos em que o chefe não está por perto para dar ordens. Assim, podemos definir a cultura de inovação corporativa como a cultura organizacional que valoriza e apoia o intraempreendedorismo, de forma que as pessoas possam explorar sua criatividade e compartilhar conhecimento, propiciando mudanças, fazendo, de fato, a inovação acontecer no dia a dia do trabalho.[17,19]

Para estabelecer uma cultura de inovação, a empresa precisa criar um ambiente propício, com líderes que apoiem o intraempreendedorismo, os processos estruturados e as diretrizes para os empreendimentos, e alinhar as expectativas logo no início do processo.[20] Entre as principais características gerais de um ambiente favorável à inovação podemos citar:

- estímulo a novas ideias;
- permissão para fracassar;
- incentivo para a experimentação (tentativa e erro);
- abordagem de equipe multidisciplinar;
- horizonte de longo prazo;
- apoio da alta administração;
- estrutura administrativa orgânica, com compartilhamento de informações e da estratégia da instituição.

Metodologias

Há uma falso crença de que apenas grandes empresas de tecnologia, como Apple e Amazon, conseguem despertar o potencial inovador dos seus colaboradores. Para despertar a criatividade por meio da inovação são necessários métodos e processos estruturados.[18] Essas ferramentas otimizam esforços e trazem a estratégia de inovação para o operacional do negócio mediante a definição clara do problema e construção da melhor solução.[19] Apresentaremos adiante algumas das principais metodologias utilizadas globalmente e que podem impulsionar a inovação nas organizações de saúde.

Design Thinking

O *design thinking* (DT) é concebido como "uma ideia, uma estratégia e uma forma de ver o mundo".[19] Essa abordagem traz premissas, processos e princípios a partir do chamado "modelo mental do designer" para a compreensão e solução de problemas.

A abordagem aplica o desenvolvimento colaborativo e centrado na perspectiva do cliente para a inovação, permitindo um olhar de ponta a ponta para o desenvolvimento de soluções assertivas e que atendam aos requisitos do consumidor. Nessa aplicação, há cinco fases:[20]

1. imersão: utiliza a empatia para o aprendizado junto ao cliente, entendendo suas "dores" e necessidades;

2. análise: define e identifica os principais problemas que precisam ser solucionados;

3. ideação: a partir das problemáticas, as ideias são concebidas, visando a atender os pontos destacados e mapeados;

4. prototipação: fase de experimentação e "mão na massa" em que ocorre a construção do protótipo (mais simples e adaptável possível do que se pensa que possa ser a solução);

5. validação: testes do protótipo com foco na experiência do usuário, pontuando o que atende ou não às suas expectativas.

Dentro do ferramental do DT há um diagrama ou *framework* de trabalho chamado de "duplo diamante".21 Esse processo consiste em dois momentos nos quais se devem divergir e conceber ideias (sem restrição e vieses), de forma a abranger todo o espectro de possibilidades e outros dois momentos em que é importante convergir e filtrar tudo que foi "colocado à mesa", sendo resolutivo tanto quanto ao problema quanto `q solução ideal para ele.

O primeiro diamante aborda o problema concentrando-se, como citado anteriormente, no uso da "empatia", o que consiste na criação de uma conexão com a realidade do entrevistado/cliente/público-alvo, e não simplesmente em uma coleta de dados, permitindo uma conversa aberta que possa induzir a descobertas inesperadas (divergir). O segundo diamante focaliza o desenvolvimento da solução, com base na colaboração e exploração.[21] A principal ferramenta é o *brainstorm*, no qual os participantes do projeto devem expor **todas** as suas ideias (divergir), sem amarras, com a colaboração e a abertura de todo o grupo para a exploração das iniciativas. A próxima etapa é elencar as sugestões e iniciativas que o grupo entende como mais viáveis e factíveis. Com a melhor solução escolhida, avança-se para a etapa de prototipação e, por fim, a fase de testes/validação.

Canvas

Em 2004, Alexander Osterwalder desenvolveu o trabalho denominado *Business Model Oncology*, que tratava da concepção, a partir de uma abordagem de *design* científico, da ontologia dos modelos de negócio das empresas, ou seja, uma forma de identificar e descrever, de modo preciso, os elementos que constituem esses modelos.[22] Ele estabeleceu que os modelos de negócio, em sua definição, eram constituídos por quatro pilares: produto, interface com o cliente, gestão da infraestrutura e aspectos financeiros. A partir dessas áreas, ele construiu o que hoje conhecemos como "Canvas de Modelo de Negócio" (originalmente, em inglês, *Business Model Canvas*), que é composto por nove blocos, os quais contemplam os quatro pilares anteriormente citados.[23]

Os nove blocos representam os pontos-chave para a organização, de forma objetiva e estratégica:[23]

1. atividades-chave: atividades executadas pela empresa de forma a entregar valor ao seu cliente;
2. recursos-chave: recursos da empresa necessários para a execução das suas atividades;
3. parceiros-chave: partes interessadas que são importantes e necessárias na cadeia da empresa;
4. proposta de valor: retrata o grande diferencial da empresa para o cliente e frente aos seus competidores;
5. segmento de clientes: público-alvo;
6. canais: maneiras como a empresa atinge o seu segmento de clientes, seja para distribuição, propaganda, comunicação etc.;
7. relacionamento com o cliente: maneira como é feita a gestão do relacionamento com o seu público e com o cliente individualmente;
8. estrutura de custos: custos para a operação da empresa entre sua proposta de valor;
9. fluxos de receitas: entrada de recursos para empresa a partir da entrega de valor.

Lean Canvas

Inspirado na filosofia de gestão do Sistema Toyota de Produção, o *lean manufacturing* (manufatura enxuta) é um método focado na redução de desperdícios, tempo e custos, ao mesmo tempo em que melhora a qualidade de processos.[24] O termo *lean* foi cunhado em 1990, mas popularizou-se no livro *A mentalidade enxuta nas empresas lean thinking*, de Womack e Daniel T. Jones.[25]

Em 2009, após ler o *best seller Business Model Generation*, Ash Maurya aplicou os conceitos do pensamento *lean* para conceber uma derivação do *Business Model Canvas*, denominado Lean Canvas. Ele traz uma abordagem enxuta para o consolidado Canvas de Modelo de Negócio, focando na aprendizagem inicial e no desenvolvimento da ideia a partir de conceitos fundamentais[26]

O Lean Canvas enfatiza quatro pontos estratégicos:[26]

1. parcerias-chave – problema: a mentalidade lean, de maneira geral, enfoca o mapeamento eficaz do problema, de forma a construir a solução adequada. Eric Ries, em seu livro *Startup Enxuta*,[27] ressalta que o principal erro

das empresas é levar a mercado soluções que não resolvem problema algum;

2. atividades-chave – solução: síntese da solução elaborada, concentrando-se no mínimo esforço possível para sua validação, também conhecida como MVP;

3. recursos-chave – métricas: métricas-chave fundamentais para validar se a solução obteve sucesso;

4. relacionamento – vantagem diferencial: ilustra o que pode ser a barreira de entrada para um concorrente no seu mercado, destacando a companhia das soluções já existentes.

Design Sprint

Criado em 2010, o conceito de *design sprint* foi desenvolvido por funcionários do Google e se popularizou no livro *Sprint: o método usado no Google para testar e aplicar novas ideias em apenas cinco dias*.[28]

O método utiliza a base e os conceitos do *design thinking* para o desenvolvimento e os testes de novos produtos, serviços, tecnologias ou inovações incrementais/novas funcionalidades em soluções já existentes, visando à experiência do usuário final.[19]

O processo estabelecido para o *design sprint* pode ser executado dentro de qualquer empresa que possua qualquer produto ou serviço, sendo dividido em cinco dias:[28]

- dia 1 (definição): entender profundamente o problema abordado e seus impactos, principalmente estratégicos;

- dia 2 (divergir): momento em que todas as ideias da equipe são consideradas, evitando vieses (ferramenta: *brainstorm*);

- dia 3 (decisão): discutem-se as ideias trazidas no dia 2, com foco nos resultados e impactos que elas podem trazer ante o esforço de desenvolvimento;

- dia 4 (prototipação): desenvolvimento de um modelo inicial da ideia sugerida, com a proposta de teste e validação no "dia 5";

- dia 5 (testes e validação): dia de testes e estabelecimento de métricas de sucesso ou fracasso do protótipo.

Muito similar ao *framework* do *design thinking*, o *design sprint* tenta, em cinco dias, abordar todo o processo de criação, desde o entendimento do problema até o desenvolvimento da solução, por meio de uma metodologia concentrada em times multidisciplinares, diversos e na interação entre eles e o usuário final.

Podemos ressaltar alguns exemplos de integração com as áreas clínica e assistencial a partir de casos que contribuem para a melhoria do cuidado ao paciente.

Caso 1 – Fabrik: Plataforma de Intraempreendedorismo

Semelhante a uma rede social, o Fabrik é uma plataforma na qual os colaboradores das áreas administrativa e assistencial podem interagir com ideias e sugestões de projetos que considerarem relevantes e capazes de trazer benefícios para diferentes áreas da instituição, bem como ideias para serem exploradas ao nível de mercado, fora dos "muros" do hospital. O Fabrik disponibiliza ferramentas para que os colaboradores possam estruturar os projetos (Canvas de proposta de valor, Lean Canvas, elaboração de *pitches*, conteúdos sobre inovação e empreendedorismo etc.).

Concepção do projeto

O Hospital Alemão Oswaldo Cruz tem como um dos seus valores a "Tradição Inovadora: Preservação da cultura e dos marcos históricos de um hospital centenário, mas que sabe se reinventar para evoluir continuamente". Tendo sido observada a necessidade de uma movimentação estratégica por parte da instituição para incentivar o intraempreendedorismo e fomentar a cultura de inovação, enxergamos nisso, mais do que um problema, a oportunidade de explorar a expertise dos colaboradores, os quais estão diretamente inseridos no ambiente de saúde, elencando as dores e propondo soluções, que podemos direcionar tanto internamente quanto externamente.

Objetivos da iniciativa

Oferecer um ambiente estruturado no qual o colaborador se sinta livre e amparado para sugerir melhorias e ideias. A construção desse ambiente estruturado se inicia com a contemplação do objetivo tangível de elaboração e execução de projetos e produtos que sejam fruto da interação na plataforma, produzindo resultados que abrangem a satisfação do cliente, a melhora da jornada do paciente e o aspecto financeiro. Em 2021 foi lançado o primeiro desafio da plataforma – experiência do paciente e a transição do cuidado – para a busca de soluções para a melhor experiência do paciente, com a consequente execução dos projetos avaliados e aprovados.

Resultados

No primeiro desafio proposto, oito ideias foram selecionadas para a etapa final, a qual consistiu na apresentação de um *pitch* para os gestores. De forma intangível, essa penetração da plataforma começou a fomentar a cultura de inovação, resultando na proposição de ideias por parte de diversos setores do hospital: médicos, fisioterapeutas, funcionários da área administrativa, enfermeiros, entre outros. Em 2021, ao todo, foram 95 ideias postadas na plataforma.

Criação da cultura de inovação

O HAOC tem uma estratégia que visa à geração de conhecimento dentro do campo da inovação e de criatividade com os colaboradores, a qual consiste em postagens semanais, nas redes sociais, de conteúdos e ensinamentos, cursos de capacitação, distribuição de material e reportagens. Ademais, um parâmetro para a avaliação da maturidade das ideias será implementado a fim de mantermos e monitorarmos os resultados em níveis quantitativo e qualitativo.

Caso 2 – Etiqueta de Identificação para Restrição de Ingesta Hídrica

Alguns pacientes internados têm restrição de líquidos devido à sua condição clínica (p. ex., aqueles com insuficiência renal) e necessitam de um rigoroso controle do balanço hídrico diário.

Esse equilíbrio consiste em mensurar e registrar o total de ganho de líquidos ingeridos e administrados em relação às perdas, que são os líquidos eliminados no período de 24 horas.

A equipe médica é responsável por inserir na etiqueta a condição de restrição hídrica e o volume total de líquidos, permitido via prescrição médica, enquanto o paciente se mantém na condição de restrição hídrica, com base no cálculo dos líquidos que já serão administrados via sondas, acessos periférico/central (dietas, medicações, soros e hemocomponentes) e ingestão oral, se aplicável.

Para pacientes com ingestão oral permitida, é realizado um plano entre nutricionista e enfermeiro, levando em consideração a preferência do paciente, como, por exemplo, o quanto irá ingerir de suco e o quanto irá beber de água mineral a ser disponibilizada no leito.

Atualmente, as garrafas pet de água mineral são de 1,5 litro. Antes de ser deixada no leito, a equipe de enfermagem despreza o valor excedente e identifica com uma etiqueta o total em mililitros que o paciente pode fazer consumo.

Entendendo a necessidade

Para identificar a garrafa pet de água mineral, a equipe de enfermagem retira da impressora uma etiqueta em branco e faz a identificação manuscrita utilizando caneta esferográfica.

Geração da ideia

Notando retrabalho ao transcrever informações que já se encontram no sistema da instituição e também para disponibilizar ao paciente/acompanhante melhor estética e legibilidade da informação, um enfermeiro da unidade de internação inseriu, via plataforma de intraempreendedorismo (Fabrik), uma sugestão para imprimir essas informações do sistema na etiqueta.

Analisando a ideia para planejamento da execução

Para realizar a impressão da etiqueta com os dados do sistema ERP, seria necessário elaborar um relatório no qual fossem consolidados todos os dados.

Para ter a solução completa dessa informação seriam necessárias várias customizações no sistema, inclusive elevando o custo, o que não estava previsto em orçamento.

Prototipação e execução

Uma vez que a ideia estava estruturada, utilizou-se como referência a etiqueta de identificação de soluções intravenosas, que já era um relatório construído e muitas informações já coletadas poderiam ser reaproveitadas, ganhando-se tempo na execução.

Após definição do *layout* com o idealizador, foi consultada a área de práticas assistenciais para análise da aplicabilidade em todas as unidades hospitalares. A aprovação foi imediata e, assim, foi direcionada a construção do relatório juntamente à equipe de Tecnologia da Informação e Comunicação.

Entregando a solução

A equipe de enfermagem já está habituada a emitir a etiqueta no sistema sem dificuldades, portanto não foi necessário um treinamento e, sim, apenas a comunicação às equipes assistenciais.

Verificação da solução pós-entrega

Após quatro meses da entrega, conversamos com o idealizador para verificar se a solução estava em utilização e ele realizou visita aos quartos em que havia pacientes com restrição hídrica, sendo percebida a adesão da equipe de enfermagem.

Refletindo sobre a entrega

Ao realizar uma entrega, a reflexão com o grupo de trabalho ocorre de uma forma bem simplificada. São discutidos os seguintes itens: "que bom" (os acertos), "que pena" (os erros e pontos a serem trabalhados) e "que tal" (o que aprendemos e podemos fazer diferente).

- Que bom

Geração de etiquetas de identificação com informações padronizadas e legíveis, demonstrando ao paciente ou acompanhantes uma melhor apresentação da informação.

- Que pena

Poder-se-ia ter reduzido mais o tempo de análise da busca de automação do cálculo da restrição hídrica. A informação, na origem, não tinha boa qualidade.

- Que tal

Levantamento do impacto (volumetria de pacientes em restrição hídrica) em não ter a informação automatizada da quantidade em mililitros de água para o paciente antes de um esforço maior na busca da solução 100% automatizada.

Disparar novamente o comunicado da entrega por mais meios de comunicação que os colaboradores da ponta tenham acesso e despertar neles ideias para melhorias dessa solução ou novas necessidades, proporcionando também divulgação e valorização do idealizador.

Caso 3 – Placa de Banho

Ideia originada no primeiro desafio da plataforma Fabrik, "A experiência do paciente e a transição do cuidado", a placa de banho foi sugerida por uma colaboradora da equipe de enfermagem e trata da concepção de placas de sinalização para as portas dos leitos de pacientes com restrição de mobilidade durante o momento do banho, de forma que não haja a quebra da privacidade dos mesmos e garanta melhor experiência durante a sua jornada.

Uma inovação em processo focada na jornada do paciente, com melhoria pontual que se reflete diretamente no cuidado e na assistência.

Geração da ideia

Existe sinalização luminosa acima das portas dos quartos, em que uma das cores poderia ser utilizada como identificação de que o paciente está em horário de banho, porém essa sinalização passa despercebida e requer entendimento não só da equipe que presta atendimento ao paciente, mas também dos visitantes. Visto que esse sinal luminoso não é efetivo, uma placa na maçaneta parecia ser uma ótima solução, já que, para entrar no quarto, é necessário usar a maçaneta. Além disso, essa modalidade de sinalização já se aplica em hotéis com a mensagem "não perturbe", que é clara a todos os públicos.

Assim, foi produzido o primeiro protótipo a ser utilizado em uma unidade de internação como piloto antes de se efetuar a compra de uma quantidade maior de placas.

Independentemente de a ideia ter sido ganhadora do desafio, se ela foi viável, receberá o apoio da equipe do Centro de Inovação e Saúde Digital para execução.

Considerações Finais

Estamos vivenciando grandes mudanças em todo o mercado da saúde, portanto precisamos ter a capacidade de adaptação de forma dinâmica, promover ajustes constantes e adequação do ambiente interno, fortalecendo o acolhimento, apoiando as adequações necessárias ao novo cenário, acolhendo e reforçando o sentimento de pertencimento dos colaboradores.

Faz-se necessária também a discussão de questões relacionadas com a cultura organizacional, que é uma forte aliada na construção de um ambiente de trabalho que promova a motivação, o desenvolvimento e o crescimento dos colaboradores, a satisfação no trabalho e, consequentemente, o atingimento dos resultados organizacionais.

A liderança tem um papel fundamental no desenvolvimento das competências técnicas e comportamentais dos seus colaboradores, estimulando a participação nos programas de treinamento, acompanhando a sua evolução e criando um ambiente de trabalho no qual os membros da equipe se sintam motivados a utilizar toda a sua potencialidade e buscar sempre padrões elevados de desempenho.

A inovação deve ser uma estratégia de competitividade da instituição, devendo fomentar reflexões, instigar a criatividade, envolver os colaboradores na busca de soluções para os problemas da prática diária, além de criar ideias que possam melhorar continuamente os processos e as novas possibilidades, oferecendo experiências de cuidado mais alinhadas com as expectativas e necessidades dos pacientes, de seus familiares e dos profissionais da saúde do século XXI.

Recomendações

1. Compreender a importância de um excelente clima organizacional para a satisfação profissional e, consequentemente, para o cliente/paciente e todos os atores envolvidos.

2. Reconhecer a percepção dos colaboradores quanto ao ambiente de trabalho e identificar as oportunidades de melhoria.

3. Investir em treinamento e desenvolvimento profissional, criando uma cultura de aprendizado na instituição para promover o conhecimento como um diferencial estratégico.

4. Criar um ambiente que propicie a inovação, pois pode ser uma estratégia de competitividade e diferenciação, revendo e aprimorando continuamente os processos, explorando novos oportunidades no mercado, aumentando a receita e reduzindo os custos.

Referências Bibliográficas

1. Druker PFN. Sociedade pós-industrial. São Paulo: Pioneira; 1993.
2. Ianni O. Teorias da globalização. 5. ed. Rio de Janeiro: Civilização Brasileira; 1998.
3. Singer P. Globalização e desemprego: diagnósticos e alternativas. 2. ed. São Paulo: Contexto; 1998.

4. Katz D, Khn R. Psicologia social das organizações. São Paulo: Atlas; 1985.
5. Figueiredo JC. O ativo humano na era da globalização. São Paulo: Negócio Editora; 1999.
6. Chiavenato I. Gerenciando pessoas: passo decisivo para a administração participativa. São Paulo: Makron Books; 1992.
7. Luz RS. Clima organizacional. Rio de Janeiro: Qualitymark; 1995.
8. Yamassake RT, Baptista PCP, Albuquerque VA, Abi Rached CD. Satisfação no trabalho versus clima organizacional: estudo transversal em profissionais de enfermagem brasileiros. Rev Enferm UERJ. 2021;29:e62718.
9. Zanelli JC, Borgers A, Jairo E, Bastos AVB. Psicologia, organizações e trabalho no Brasil. In: Silva N, Zanelli JC. Cultura Organizacional. Porto Alegre: Artmed; 2004.
10. Robbins SP. Comportamento organizacional. Reynaldo Marcondes, tradutor. 9. ed. São Paulo: Prentice Hall; 2002.
11. Thompson CA, Prottas DJ. Relationships among organizational family support, job autonomy, perceived control, and employee well-being. J Occup Health Psychol. 2006;11(1):100-18.
12. Marin-Garcia JA, Bonavia T. Empowerment and employee well-being: a mediation analysis study. Int. J. Environ. Res. Public Health. 2021;18:5822.
13. Roquete FF, Aguiar RLO, Tiensoli SD, Vieira A. Liderança em saúde: uma revisão integrativa [Internet]. XII Simpósio de Excelência em Gestão e Tecnologia: Otimização de recursos e desenvolvimento; 2015; resende, RJ. [citado em 24 abr2022]. Disponível em: 16622252.pdf (aedb.br).
14. Wang W, Kang S-W, Choi SB. Effects of employee well-being and self-efficacy on the relationship between coaching leadership and knowledge sharing intention: a study of UK and US employees. Int J Environ Res Public Health. 2021;18:10638.
15. Eboli MP. Papéis e responsabilidades na gestão da educação corporativa. In: Educação corporativa: fundamentos, evolução e implantação de projetos. São Paulo: Atlas; 2010.
16. Scalabrini Neto A et al. Simulação realística e habilidades na saúde.1. ed. Rio de Janeiro: Atheneu; 2019.
17. H Dyer J, Gregersen H, M. Christensen C. The Innovator's DNA. Harvard Business Review[Internet]. 2009; 87. [citado em abr 2022]. Disponível em: https://hbr.org/2009/12/the-innovators-dna.
18. Nakata C. Design thinking for innovation: considering distinctions, fit, and use in firms. Business Horizons. 2020;63(6):763-72.
19. Brown T. Design thinking: uma metodologia poderosa para decretar o fim das velhas ideias. Ro de Janeiro: Alta Books; 2017. 272 p.
20. Linke R. Design thinking, explained[Internet]. [citado em 28 mar 2022]. Disponível em: https://mitsloan.mit.edu/ideas-made-to-matter/design-thinking-explained
21. Design Council. What is the framework for innovation? Design Council's evolved Double Diamond | Design Council [Internet]. [cited 2022 Mar 28]. Disponível em: https://www.designcouncil.org.uk/our-work/skills-learning/tools-frameworks/framework-for-innovation-design-councils-evolved-double-diamond/
22. Osterwalder A. The business model ontology a proposition in a design science approach [dissertação] [Internet]. Laussane: Université de Lausanne; 2004. [citado

em 5 abr 2022]. Disponível em: http://www.hec.unil.ch/aosterwa/PhD/Osterwalder_PhD_BM_Ontology.pdf

23. Osterwalder A, Pigneur Y. Business model generation: inovação em modelos de negócios. 1. ed. Alta Books; 2011. 300 p.

24. F. Krafcik J. Triumph of the lean production system. Sloan Management Review [Internet]. 1988 [citado em 5 abr 2022];30(1):41-52. Disponível em: https://www.lean.org/downloads/MITSloan.pdf

25. Womack JP, Jones DT, Rodrigues AB, Celeste PMC. A mentalidade enxuta nas empresas lean thinking: elimine o desperdício e crie riqueza. 2004 [citado em 5 abr 2022];408. Disponível em: https://books.google.com.br/books/about/A_mentalidade_enxuta_nas_empresas.html?id=a26Bw1PE3_AC&redir_esc=y

26. Maurya A. The Solution Interview – Running Lean. Iterate from Plan A to a Plan That Works. 2012;167-93.

27. Ries E. The Lean Startup: How Constant Innovation Creates Radically Successful Businesses: How Relentless Change Creates Radically Successful Businesses [English]. 2011 [citado em 5 abr 2022];336. Disponível em: http://www.amazon.de/The-Lean-Startup-Innovation-Successful/dp/0670921602

28. Knapp J, Zeratsky J, Kowitz B. Sprint: o método usado no Google para testar e aplicar novas ideias em apenas cinco dias. Rio de Janeiro: Intrínseca; 2017. p. 206.

Índice Remissivo

Obs.: números em *itálico* indicam figuras; números em **negrito** indicam tabelas e quadros.

A

Abordagem sociotécnica, 2
Acessibilidade, 182
Acessos, 185
Acreditação
   movimento de, 157
   processo de, 157
Ambiente
   construído, saúde e conforto, 175
   de cuidado, assistência contribuindo na
     engenharia e arquitetura do, 194
   de cuidado e cura, 190
Análise
   do resultado,147
   SWOT, **133**
Aplicativo de mensagens instantâneas, 105
Aprender fazendo, 63
Arte de cuidar, 33
Assistência, gestão matricial de, 4
Assistente social, papel na equipe
   interdisciplinar, 121
Atenção em saúde com foco no cuidado
   integral, integrado e integrativo, 112
Atos considerados violência no ambiente
   de trabalho, **95**
Autocuidado, 163

B

Balance scorecard, 153
   estruturação do
     criação do mapa estratégico, 138
     definição de indicadores
       e metas, 138
     definição dos objetivos, 137
     elaboração do plano de
       implementação, 139
   perspectivas, *128*
Bauman, Zygmunt, 47
Benchmarking, 151
Bosque Bem Estar, 193
Brainstorm, 211
Business intelligence, 156
Business Model Ontology, 211

C

Canvas, 211
Case Management, 7
Centro de cuidado, conhecendo o perfil
   do paciente e da família para colocá-los
   no, 79
Certificação
   de qualidade, 158
   de serviços de saúde, 156
   processo de, 157
Ciência da melhoria, 152
Cinco forças de Porter, 134
Clarificação, 89
Clima organizacional motivador, criando, 199
Compaixão, 64
Competência
   ao longo da estrutura institucional
     desdobramento e interfaces, 63

ao longo da trajetória profissional, desenvolvimento de, 65
de um líder, 63
gestão por, 48
individuais, 53
nas organizações, 49
organizacionais, 50
do Hospital Alemão Oswaldo Cruz, 53
níveis de, **52**
seletivas, 50
relacionais, 50
impulsionadoras do modelo Assistencial Hospital Alemão Oswaldo Cruz, mapa de, **55-58**
técnicas, 54
Competitividade do mercado de trabalho, 190
Comportamento que contribuem para o processo de comunicar
clarificação, 89
escuta ativa, 88
validação, 89
Comunicação
de más notícias, 88
e a educação do paciente no preparo para alta e retorno para a sociedade, 78
efetiva na assistência, instrumentos para promover a, 87
em saúde, 169
escrita, 97
iatrogênica, 89
na área de cuidado, 102
não verbal, 92
não violenta, 95
componentes, 96
necessitar, necessidade, compreender, 96
observar, observação, ouvir, 96
pedir, pedido, argumentar, 97
sentir, sentimento, indagar, 96
processos de, 92
sonora, 182
tátil, 182
virtual, 182
ética em, 102

Conforto
acústico, 177
ambiental, 175
ergonômico, 180
higrotérmico, 177
olfativo, 182
visual, 179
Conquista comemorar, 75
Consciência, domínio supramental da, 113
Conselho Consultivo de Pacientes e Familiares, 81
Conspiração do silêncio, 91
Consumerismo na saúde, conceito de, 164
Conversas difíceis, 89
Cores, 180
Cuidado
baseado no relacionamento, 73
centrado no paciente e na família, ambientes dedicados ao, 193
centrado no paciente e na família, 73
dentro do leito do paciente, 117
integral, integrado e integrativo, 112
interdisciplinar, coordenação do, 111
personalizado, estratégia de, 117
planejamento personalizado do, 116
Cuidar requer competências, 52
Cultura
institucional, 73
como construir e perpetuar a, 200
como criar uma, 73
organizacional, 73, 200, 201, 203
experiência do Hospital Alemão Oswaldo Cruz, 203
que coloque o paciente e a família no centro de cuidado, como organizar uma equipe para o movimento de transformação e manutenção de uma, 82
sinergia e identificação com a, 201
transformando a prática para vivenciar a, 75
autonomia e compartilhamento de decisões, 77
escalas com profissionais fixos nos setores assistenciais, 75

Índice Remissivo

fortalecer a comunicação e a educação do paciente no preparo para alta e retorno para a sociedade, 78

valorizar pedidos e comemorar conquistas, 75

Cybercrime, 103

D

Decisões compartilhadas, 116

Desenvolvimento organizacional, 3

Design sprint, 213

Design thinking, 210

Desmame de fármacos vasoativos, 122

Dia assistencial na área hospitalar, dia assistencial podem ser aplicadas à rotina do, 23

Dimensão nas organizações, 49

Diretriz para registro no prontuário do paciente, **99**

Diretriz(es)

para o processo de comunicação de más notícias

autorização para a informação, 90

expressão emocional, 90

informação, 90

nivelamento de informações, 90

prepare-se para o processo de comunicação, 90

síntese e estratégia, 90

para registro no prontuário do paciente, **99**

Doença, concepção de, 115

Duplo diamante, 211

E

E -mail corporativo, 104

Educação contribuindo para a motivação e o clima organizacional, 204

Eficiência energética em ambientes hospitalares, 177

Empatia, 90

Empoderamento, 168

Enfermeiro

navegador, 77

papel na equipe interdisciplinar, 120

Ensino a distância, 205

Entrevista

preparando-se para maior conexão ao longo do processo de, 61

técnica, 62

Envelhecimento da população mundial,112

Equipamentos hospitalares, equipes envolvidas

departamento de compras, 188

enfermagem, 187

engenharia clínica, 187

equipe médica, 188

profissionais da área de padronização de materiais, 188

Equipe

de controle de infecção hospitalar, papel na equipe interdisciplinar, 121

disciplinar, construção para o alto desempenho, 110

interdisciplinar, 119

Era da informação, 3

Escala com profissionais fixos nos setores assistenciais, 75

Escuta ativa, 88

Espiritualidade, 113

Estratégia

de *benchmarking*, 153

de Omnichannel, 79

desdobramento da, 137

genéricas de Porter, 136, **136**

para classificação dos indicadores, *153*

Ética em comunicação virtual, 102

E-mail corporativo, 104

lei geral de proteção de dados, 103

segurança da informação, 102

Etiqueta de identificação para restrição de ingesta hídrica, caso, 215

analisando a ideia para planejamento da execução, 216

entendendo a necessidade, 215

entregando a solução, 216

execução, 216

geração da ideia, 215

prototipação, 216

refletindo sobre a entrega, 216
verificação da solução
pós-entrega, 216

F

Fabrik, Plataforma de
Intraempreendedorismo, caso, 214
concepção do projeto, 214
criação da cultura de inovação, 215
objetivos da iniciativa, 214
resultados, 214
Farmacêutico, papel na equipe
interdisciplinar, 120
Fayol, Henry, 2
Fisioterapeuta, papel na equipe
interdisciplinar, 120
Fit cultural, 201
Forças de Porter, **133-134**
Fordismo, 2
Formulação estratégica, 135
estratégias genéricas de Porter, 135, **136**
matriz de Ansoff, 133, **135**
Functional Method, 7

G

Gerenciamento de caso, 7
Gestão
de indicadores, 145
de projeto, 183
dos serviços de saúde, 3
matricial de assistência, 4
paperless, 101
benefícos da, *102*
por competências, 48
Gestor de serviços de saúde, 4

H

Habilidade de comunicar-se, 96
Horta, Wanda Cardoso de Aguiar, 25
Hospices, 193
Hospital Alemão Oswaldo Cruz, pesquisa
de clima organizacional no, 204
Hospitalização, 175
Humanização
do atendimento, 73
hospitalar, 175

I

Iluminação, 179
Importância *health literacy* no processo de
educação do paciente, 166
Incidência de lesão por pressão, 154
Indicador(es)
atributos na escolha dos, 150
de desempenho intistucional, premissas
para elaboração de, 147
elaboração de um, 148
estratégias para classificação dos, 153
balance scorecard, 153
estratégias de *benchmarking*, 153
Índice
de glosas, 154
de rotatividade de enfermagem, 154
Informação
acesso para a tomada de decisão, como
proporcionar
ao paciente, 167
direito a, 167
disseminação de, 100, 101
ecologia da, 100
segurança da, 102
transferência da, via serviços de
informações, 10
visual, 181
Inovação, 209
corporativa, cultura de, 210
de gestão, 209
de processos, 209
de produto ou serviço, 209
de valor, 209
disruptiva, 48
sistêmica, 209
Instrumentos para promover a
comunicação efetiva na assistência, 87
Integralidade em saúde, **113**
Interdisciplinaridade, 114
Importância da, 123
Interface entre máquinas e profissionais, 188
Intraempreendedorismo para inovação da
assistência, 209

J

Jornada MAGNET, 16

Índice Remissivo

L

Lean Canvas, 212
Learning by doing, 63
Legislação de acessibilidade, 185
Lei Geral de Proteção de Dados, 103
Letramento funcional, 166
    pesquisas em, 166
Líder, competências de um, 63
Liderança
    bases de toda boa, 64-65
    coaching, 203
    no custo total, 136
    relacionamento com a, 202
Linguagem, 201
Luz, função terapêutica da, 179

M

Magnet Recognition Program, 16
Manuais de orientação para o paciente, 82
Mapa estratégico, criação do, 138
Más notícias, 89
    processo de comunicação de, diretrizes
        para, 90
Matriz de Ansoff, 135, **135**
Medicina baseada em evidências, 115
Médico, papel na equipe interdisciplinar, 120
Mensagens instantâneas, aplicativos de, 105
Modelo
    assistencial de excelência, atraindo e
        selecionando profissionais altamente
        qualificados e alinhados a um, 59
    assistencial Hospital Alemão Oswaldo
        Criuz, 6, 7, *14*, 23
        implantação e manutenção do, 1
        história do, 7
    assistencial, mensuração da
        aplicabilidade do, 82
    de atenção centrado no cuidado do
        paciente, 123
    de equipes, 7
    de gestão vs. modelo assistencial, 17
    funcional, 7
    tradicionais de gestão, 1
    na área hospitalar, 3

Motivação da equipe assistencial, pesquisa
    contribuindo para, 207
Multidimensionalidade, concepção da, 113
Mundo BANI, 47

N

National Database of Nursing National
    Database of Nursing, 154
Neuroarquitetura, 190, 192
Nutricionista, papel na equipe
    interdisciplinar, 121

O

Observatório ANAHP, 155
Omnichannel, 79
Orem, Dorothea, 29, 171
Osterwalder, Alexander, 211
Ouvidoria hospitalar, 81

P

Paperless, 101
Paradigma em saúde, 112
Paralinguagem, 93
Passagem de plantão, 99
Pedidos, valorizar os, 75
Percepção, 192
Perfil de excelência, elaboração de um, 60
Pesquisa contribuindo para a motivação da
    equipe assistencial, 207
Placa de banho, caso, 217
    geração da ideia, 217
Planejamento estratégico, 132
    assistencial, elaboração do, 131
    da área assistencial, 140
Primary Nursing, 7, 112
Processo
    avaliativo, 146
    de cuidado, 35
        conhecer, **36,** 37
        e sua aplicação prática, **36**
        estar com, **36,** 37
        fazer com, **36**, 37
        manter a crença, **36**, 37
        possibilitar/capacitar, **36**, 38
    de comunicar, 88

de educação do paciente, importância da Health Literacy, 166
de enfermagem, 31
de entrevista
preparando-se para maior conexão ao longo do, 61
educacionais voltados a pacientes e familiares, 163
Programa
de desenvolvimento de lideranças, 206
do compromisso com a qualidade hospitalar, 154
Projeto
de arquitetura, 184
gestão de, 183
Prontuário, 167
do paciente
diretrizes para registro no, **99**
itens obrigatórios, **98**
eletrônico, 97, 104 , 168
Psicólogo, papel na equipe interdisciplinar, 121
Psiconeuroimunologia, conceitos de, 117

Q

Quadro de Referência do Cuidado, 82
do Hospital Aemão Oswaldo Cruz, *118*
Qualidade
conceito, 189
do ar interior, 177

R

Relacionamento interdisciplinar, essência do, 110
Resultado(s)
assistenciais, essência na busca po, 109
mensurando, 67
Rituais, 201

S

Satisfação com as relações, processos e benefícios, 201
Saúde
concepção de, 115
direito à, 167
integrativa, 192

SBAR, aplicabilidade do, 100
Segurança
avaliação da, 146
da informação, 102
Sensibilidade ao sofrimento dos outros, 76
Sensorialidade, 192
Silêncio, conspiração do, 91
Símbolos, 201
Sinalização, 181
SINHA (Sistema de Indicadores Hospitalares), 154
Sistemas integrados, 80
Sustentabilidade, 154, 176
Swanson, teoria do cuidado d e Kristen, 34
Swanson, Kristen, 34

T

Taylor, Frederick Winslow, 1
Taylorismo, 1
Team and Modular Nursing, 7
Técnica *teach-back*, 170
Técnico de enfermagem, papel na equipe interdisciplinar, 120
Tecnologia
da informação e comunicação, 164
da informação e comunicação em saúde, 168
digitais, benefício do uso, 189
incorporação de, 156
Template de avaliação inicial, revisão de, 82
Tendência gráfico de, *152*
Teoria
clássica da administração, 2
comportamental, 3
da administração científica, 1
da contingência, 3
da enfermagem, de Dorothea Orem, 171
das necessidades humanas básicas de Wanda Horta, 25
das relações humanas, 2
de cuidado, 23
do autocuidado de Dorothea Orem, 29

Índice Remissivo

do cuidado de Kristen Swanson, 34
do cuidado transpessoal de Jean
   Watson, 32
do déficit de autocuidado de
   enfermagem, 30
dos sistemas, 2
dos sistemas de enfermagem, 31
estruturalista, 2
neoclássica, 2
Times de Melhores Práticas
   Assistenciais, 170
Tomada de decisão compartilhada, 115
Total Patient Care Nursing, 6
Transdisciplinaridade, 114
Transformação digital, 101

U

Unidade de Terapia Intensiva, 119
   safety huddle, 122

V

Validação, 89
Violência
   conceituação, 95
   no ambiente de trabalho, atos
      considerados no, 95
   no trabalho, 95
Visita(s)
   mulstidisciplinar
      à UTI do Hospital Alemão Oswaldo
         Cruz, *checklist*, **127-129**
      na unidade de terapia intensiva, 119
   multiprofissionais nas unidades de
      internação, fortalecimento das, 82
VUCA, acrônimo, 47

W

Watson, Jean, 32